······<<< 中医核心知识点一ホ

中医内科学

核心知识点全攻略

主编　王新月　朱　立

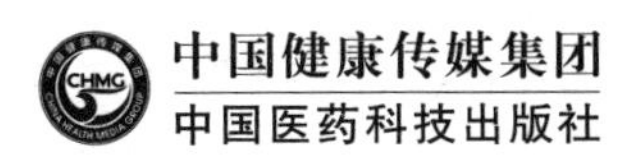

中国健康传媒集团
中国医药科技出版社

内容提要

本书以现行五年制中医药类教材《中医内科学》为蓝本，通过各类图表形式的运用，将所学教材内容进行归纳整理，使其条理清晰、简明扼要、知识点突出，并附有习题及答案，方便掌握。本书适合中医院校学生和中医爱好者、自学者、自考者学习参考。

图书在版编目（CIP）数据

中医内科学核心知识点全攻略／王新月，朱立主编．—北京：中国医药科技出版社，2019.11
（中医核心知识点一本通系列）
ISBN 978－7－5214－1237－6

Ⅰ.①中…　Ⅱ.①王…②朱…　Ⅲ.①中医内科学　Ⅳ.①R25

中国版本图书馆CIP数据核字（2019）第133517号

美术编辑　陈君杞
版式设计　南博文化

出版　**中国健康传媒集团**｜中国医药科技出版社
地址　北京市海淀区文慧园北路甲22号
邮编　100082
电话　发行：010－62227427　邮购：010－62236938
网址　www.cmstp.com
规格　880×1230mm 1/32
印张　13
字数　365千字
版次　2019年11月第1版
印次　2019年11月第1次印刷
印刷　三河市航远印刷有限公司
经销　全国各地新华书店
书号　ISBN 978－7－5214－1237－6
定价　38.00元

获取新书信息、投稿、为图书纠错，请扫码联系我们。

丛书编委会

编委会

出版说明

近年来，国家高度重视中医药事业的发展，中医药在人们健康生活中充当了越来越重要的角色，更多的人愿意选择中医中药，从而使更多的人愿意从事中医药行业的工作。为了帮助读者系统、快速了解中医药学科体系，帮助中医药院校学生、自学应考者，以及中医爱好者和初学者学习重点和去伪存真，我社特别策划出版了本套丛书。

本书的编写单位主要锁定在相关国家级精品课程的公认的重点中医药院校，主编多为国家级或省级精品课程的学科带头人，参编人员为多年从事教学、有丰富教学经验的资深教授，在本学科有一定的影响力，对各种考试考点非常熟悉的教学一线人员。从而，保证了本丛书内容的权威性和专业性。

本套丛书的编写形式以图和表为主，原则为：能用图表说明的一律采用图表形式；可以分条论述的不要成段地罗列论述，使核心知识点一目了然。为方便中医药相关人员准备中医执业医师资格考试、研究生入学考试、中医药院校在校生结业考试、卫生专业资格考试、规培资格考试、继续教育考试，本书中特设置【考点重点点拨】栏目，根据教材本身的特点放于不同位置，书后附有【巩固与练习】，方便读者随学随练，并达到自测的目的。

最后，祝愿使用这套书的中医药考生和爱好者，能有收获！

出版者

2019 年 5 月

前言

中医内科学为临床之基石，乃中医基础理论与临床实践的纽带，其辨证论治思维的逻辑性和条理性对医学工作者尤为重要。中医内科学是中医基础课程，也是核心课程，其思维模式贯穿中医内、外、妇、儿、骨伤、针灸等各级学科。

本书以统编教材为蓝本，所列共四十九个病证，均为临床常见病、多发病、基础病，病名选取经专家广泛商讨勘正统一，病证分七章即七个系统编写，以利学习和掌握。每个病证，分别从考点重点点拨、概念、病因病机、诊断、鉴别诊断、辨证论治、转归预后、预防护理、历代文献述要及巩固与练习等方面论述。其中病因病机部分，文图结合，在传统文字描述基础上高度概括并加诸提炼，以图表方式清晰、直观地呈现出病机演变过程，病机分析思路连贯明确；鉴别诊断、辨证论治部分采用表格形式，以最简明的文字横纵比较，便于读者理解、分析和掌握；历代文献述要逐条分述，列举最具代表性的文献书摘，使读者可以直观感受历代医家对病证的理解评述；最后，提出应掌握的问题，提纲挈领，重点突出，首尾呼应，思路连贯。本书适用于中医院校学生及中医爱好者参考使用。

本书的编写查阅了大量著作和期刊，广求博采，结合临床实践，多次组会探讨，终成此书。

本书在编撰过程中难免有不足之处，恳请同仁不吝指正，以期更加准确，不断完善。谨此致以衷心感谢！

编　者

2019 年 1 月

目录

第一章　肺系病证

第一节　感　　冒

【考点重点点拨】

1. 掌握感冒的概念、病因病机、鉴别诊断、辨证要点、治则治法及分证论治。

2. 熟悉感冒的诊断。

3. 了解感冒的转归预后、预防护理及历代文献述要。

一、概念

1. 主症：以鼻塞，流涕，喷嚏，咳嗽，头痛，恶寒，发热，全身不适、脉浮为主要临床表现。

2. 病机要点：卫表不和。

3. 在一个时期广泛流行，证候多相似者，称为时行感冒。

二、病因病机

感冒的病因有外因和内因。外因包括六淫和时行疫毒，内因主要是正气虚弱，肺卫功能失常。病位主要在肺卫，而又以卫表最为关键。其基本病机是卫表不和。

1. 外感六淫，风为主因

外邪从口鼻、皮毛入侵，肺卫首当其冲。风袭肺卫，卫表不和。风性轻扬，多犯上焦。肺处上焦，外合皮毛，职司卫外。感邪之后，病邪从表自上而入，内合于肺，故尤以卫表不和为其主要方面。

2. 时行疫毒伤人

时行疫毒是具有强烈传染性的致病因素，多由于四时之令不正，非其时而有其气所产生。

正气虚弱，肺卫功能失常，卫外不固，易为外邪所侵而发病。卫气的强弱是外邪侵袭人体是否发病的关键。

若气候突变，寒温失常，或生活起居不当，寒温失调，或过度劳累，可使肌腠不密，易受外邪侵袭。若体虚之人，气血阴阳不足，腠理不固，正气无力托邪外出，易形成体虚感冒。

总之，感冒的病因不同，病变过程有所区别。由于四时六气不同，以及人体素质的差异，故临床表现的证候有风寒、风热和暑湿兼夹之证，在病程中且可见寒与热的转化或错杂。如感受时行疫毒则病情多重，甚或有变生他病者。

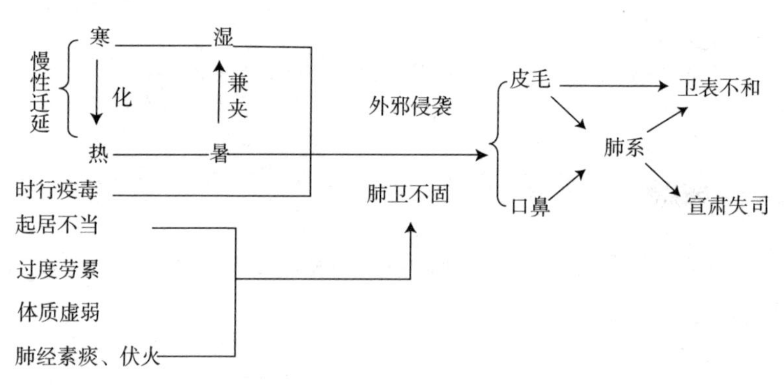

图 1－1－1　感冒病因病机要点示意图

三、诊断

1. 临床表现：初起多见鼻窍和卫表症状。鼻痒、咽痒，鼻塞，流清涕，喷嚏，声重而嘶，头痛，恶风等。继而恶寒发热、咳嗽、咽痛、肢节酸重不适等。若风邪夹暑、夹湿、夹燥、还可兼见相关症状。

3. 病程较短，一般 3～7 天，普通感冒不传变。

4. 时行感冒多呈流行性，在同一时期发病人数剧增，且症状相似，多突然发病。其恶寒、发热、周身酸痛、疲乏无力等症状较普通感冒为重。甚则寒战、高热，且可化热入里，变生它病。

四、鉴别诊断

1. 风热感冒与风温初起症状颇相似，需要鉴别。

表1-1-1　感冒与风温鉴别

	感冒	风温
主症	恶寒发热较轻或无，汗出后身凉脉静	必有发热且较高，或寒战；汗出后热虽暂降，但脉数不静，身热旋即复起
次症	鼻塞，流涕，多嚏，咽痒，咽痛，周身酸楚不适	周身酸痛、疲乏无力，甚至出现神志昏迷、惊厥、谵妄等
预后	病情较轻，不传变，预后良好	病势急骤，病情较重，可传变入里

2. 普通感冒须与时行感冒相鉴别

表1-1-2　普通感冒与时行感冒鉴别

	普通感冒	时行感冒
病情	轻	重
全身症状	轻	重
传染性	无	有
传变	少	多，可化热入里，继生他病

五、辨证论治

（一）辨证要点

1. 辨风寒感冒与风热感冒

表1-1-3　辨风寒感冒与风热感冒

	风寒感冒	风热感冒
恶寒发热	恶寒重，发热轻	恶寒轻，发热重
口渴	口不渴	口渴
出汗	无汗	少汗或有汗
咽痛	无	多有

续表

	风寒感冒	风热感冒
舌苔	薄白	薄黄
脉	浮紧	浮数

2. 辨兼夹证

表1－1－4　辨感冒兼夹证

	好发时机	症状特点
夹湿	梅雨季节	身热不扬，头胀如裹，骨节疼痛，胸闷口淡或黏
夹暑	炎夏之际	身热有汗，心烦口渴，小便短赤，苔黄腻
夹燥	秋天	身热头痛，鼻燥咽干，咳嗽无痰或少痰，口渴，舌红
夹食	过食之后	身热，脘胀纳呆，恶心腹泻，苔腻，脉滑

（二）治则治法

感冒的基本治疗原则是解表达邪。感冒的病位在卫表肺系，治疗应因势利导，从表而解，遵“其在皮者，汗而发之”之义。

风寒感冒治以辛温解表，风热感冒治以辛凉解表，暑湿杂感者又当清暑祛湿解表。

虚人感邪则应扶正与解表并施。外邪入里，表里证均见者当解表清里。时行感冒多为风热重症，除辛凉解表外，应重用清热解毒之品。

感冒——解表达邪
- 风寒——辛温解表
- 风热——辛凉解表
- 暑湿——清暑祛湿解表
- 虚人——扶正解表

（三）分证论治

1. 风寒束表证

【主症】鼻塞声重，鼻痒喷嚏，时流清涕；恶寒重，发热轻，无汗，头痛，肢节酸痛。

【兼次症及舌脉】咽痒，咳嗽，吐稀薄痰色白，口不渴或渴喜热饮，舌苔薄白而润，脉浮或浮紧。

【病机要点】风寒束表，肺卫失和。

【治法】辛温解表，宣肺散寒。

【代表方】荆防达表汤，或荆防败毒饮。

2. 风热犯表证

【主症】发热者，微恶寒，汗出不畅，头胀痛，流黄浊涕，口干而渴，咽喉红肿疼痛。

【兼次症及舌脉】咳嗽，痰黄黏稠，咽燥，舌边尖红，舌苔薄白或微黄，脉浮数。

【病机要点】风热犯表，邪郁肌腠，卫表失和，肺失清肃。

【治法】辛凉解表，清肺透邪。

【代表方】银翘散。

3. 暑湿伤表证

【主症】发于夏季，身热，汗出热不解，微恶风，头昏重胀痛，鼻塞流浊涕。

【兼次症及舌脉】面垢，心烦口渴，胸闷欲呕，肢体酌重或疼痛，小便短赤，舌红苔薄黄而腻，脉濡数。

【病机要点】暑湿伤表，表卫不和，肺气不清。

【治法】清暑祛湿解表。

【代表方】新加香薷饮。

附：体虚感冒

（1）气虚感冒

【主症】恶寒较甚，发热，无汗，头痛鼻塞，气短懒言，反复发作，稍有不慎则发病。

【兼次症及舌脉】年老或多病，恶风，易汗出，舌质淡，苔薄白，脉浮而无力。

【病机要点】正虚邪侵，卫表不固，气虚托邪无力。

【治法】益气解表。

【代表方】参苏饮。

（2）阴虚感冒

【主症】身热，微恶风，无汗或微汗。

【兼次症及舌脉】阴虚体质或病后常有盗汗，头晕心悸，心烦，口干不欲饮，干咳痰少，舌质红，苔剥落或无苔，脉细数。

【病机要点】阴虚燥热，卫表不和，肺失清肃。

【治法】滋阴解表。

【代表方】加减葳蕤汤。

六、转归预后

1. 一般而言，感冒本属轻浅之疾，只要能及时而恰当地护理和治疗，即可控制症状，较快痊愈。

2. 老幼体弱患者，以及时行感冒，必须加以重视，注意有无夹杂其他疾病，防止发生传变。

七、预防护理

1. 发病期间注意休息，防御外邪，以防复感；适当多喝水，忌食油腻。

2. 平时注意锻炼身体，室内经常通风。

3. 冬春时节注意防寒保暖，在气候冷热变化时，随时增减衣服，避免受凉淋雨。

4. 在本病流行期间，尤当重视预防，除上述注意事项外，应少去公共场所，可预防性用药。

八、历代文献述要

1. 《内经》已认识到感冒主要是外感风邪所致。

2. 《伤寒论》所述中风、伤寒之证，包括了感冒。

3. 隋代《诸病源候论》指出了感冒的“时行”特点。

4. 北宋《仁斋直指方》首次提出了“感冒”之名。

5. 元代《丹溪心法》明确指出感冒的病变部位属肺，根据辨证常规，确立了辛温和辛凉两大类治法。

6. 林佩琴《类证治裁》提出了“时行感冒”的名称。

巩固与练习

一、选择题

（一）A型题

1. “感冒”一词首见于以下那部医学古籍：（　　）

A.《景岳全书》　B.《内外伤辨惑论》　C.《仁斋直指方》

D.《千金方》　E.《医学正传》

2. 下列哪项不是时行感冒的特点（　　）

A. 为非时之气夹时行疫毒伤人

B. 全身症状明显

C. 易入里化热，变生他病

D. 具有传染性和流行性

E. 仅发生于冬春两季

3. 患者张某，男性，42岁，发热恶寒，肢体关节疫痛，头痛，鼻塞声重，咳嗽轻微，咯吐白稀痰，苔薄白，脉浮。临床上最可能诊断（　　）

A. 风寒感冒　B. 风热感冒　C. 时行感冒

D. 气虚感冒　E. 阴虚感冒

（二）B型题

A. 银翘散　B. 华盖散　C. 新加香薷饮

D. 荆防败毒散　E. 参苏饮

4. 刘某，女性，46岁，清洁工，2012年7月因发热就诊。身热，微恶风，汗少，肢体疫重，头昏重胀痛，鼻流浊涕，胸闷，泛恶，小便短赤，舌苔薄白而腻，脉濡。治疗宜选用（　　）。

5. 张某某，女性，23岁。3天来身热恶风，汗出不畅，咳嗽不重，咯吐黄黏痰，咽喉肿痛，口渴，舌苔微黄，脉浮数。治疗宜选用（　　）。

A. 藿香、佩兰　B. 苍术、黄芩　C. 沙参、石斛

D. 附子、黄芪　E. 滑石、赤茯苓

6. 感冒暑湿伤表证患者，若兼见湿困卫表，肢体酸重疼痛较甚者，常可于方剂中加入(　　)。

7. 感冒暑湿伤表证患者，若兼见小便短赤者，常可于方剂中加入(　　)。

A. 身热不扬，头胀如裹，骨节疼痛，胸闷，口淡

B. 身热有汗，心烦口渴，小便短赤，舌苔黄腻

C. 身热头痛，鼻燥咽干，咳嗽无痰或少痰，口渴

D. 恶寒轻，发热重，咽痛，黄涕，痰黄，舌红苔薄黄

E. 恶寒重，发热轻，咽痒，痰白，清涕，舌淡

8. 感冒加湿的特征是(　　)。

9. 风热感冒的特征是(　　)。

（三）X 型题

10. 感冒的病机包括(　　)

A. 邪犯肺卫　　B. 肺气不宣　　C. 卫表不和

D. 气机不畅　　E. 肺气上逆

二、名词解释

11. 时行感冒

12. 感冒

三、问答题

13. 普通感冒如何分证论治?

14. 感冒的概念是什么?

15. 感冒的基本病机是什么?

16. 普通感冒与时行感冒如何鉴别?

17. 感冒与风温初起如何鉴别?

18. 风寒感冒与风热感冒如何区别?

19. 感冒的治疗原则是什么?

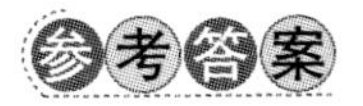

一、选择题

1. C　2. E　3. A　4. C　5. B　6. A　7. E　8. A　9. D　10. AC

其他题型答案参见本章相关内容。

第二节　咳　　嗽

【考点重点点拨】

1. 掌握咳嗽的概念、病因病机、辨证要点、治则治法及分证论治。
2. 熟悉咳嗽的诊断。
3. 了解咳嗽的转归预后、预防护理及历代文献述要。

一、概念

1. 咳嗽是指发出咳声或伴咯痰的一种肺系病证。

2. 有声无痰为咳，有痰无声为嗽，一般多为痰声并见，故以咳嗽并称。

3. 病机要点：肺失宣降，肺气上逆。

二、病因病机

咳嗽的病因有外感、内伤两大类。外感为六淫邪气侵袭肺系；内伤为脏腑功能失调，内邪干肺。凡外感、内伤等因素均可导致肺气宣肃失常，肺气上逆，发生咳嗽。

1. 外感六淫

起居不慎，寒温失宜，风、寒、暑、湿、燥、火六淫之邪从口鼻或皮毛而入，侵袭肺系，肺气被郁，肺失宣降，肺气上逆而为咳。外感咳嗽常以风为先导，以夹寒、夹热、夹燥居多。

2. 肺脏虚弱

常由肺系疾病迁延不愈，耗气伤阴，肺不能主气，肃降无权，上逆作咳；或肺气虚不能布津而成痰，肺阴虚，虚火灼津而为痰，痰浊阻肺，肺失肃降，上逆作咳。

3. 饮食所伤

饮食不当，恣食肥甘辛辣，或嗜好烟酒，以致火热内生，熏灼脾胃，灼津生痰；或生冷不节，损伤脾胃，痰浊内生，上阻于肺，而致肺气上逆作咳。

4. 情志不遂

情志不畅，郁怒伤肝，肝失条达，气机不畅，日久气郁化火，气火循经犯肺，肺失宣肃，发为咳嗽。

5. 肾脏亏虚

久病及肾，肾气虚衰，肾失摄纳，气机上逆或肾阳不振，气不化水，水饮上凌犯肺而咳。或肾阴亏虚，虚火上炎，灼金而咳，或虚火炼液成痰，痰阻气滞，肺气不利，而发咳嗽。

咳嗽的主要病机是邪犯于肺，肺气上递。外感咳嗽属于邪实，为六淫外邪犯肺，肺气壅遏不畅所致，内伤咳嗽可由于肺脏在本脏自病导致，也可由于他脏腑病变涉及于肺引起。内伤咳嗽的病理因素主要是“痰”与“火”，而痰有寒热之别，火有虚实之分。痰火可互为因果，外感咳嗽与内伤咳嗽也可相互为肺病，互为因果。

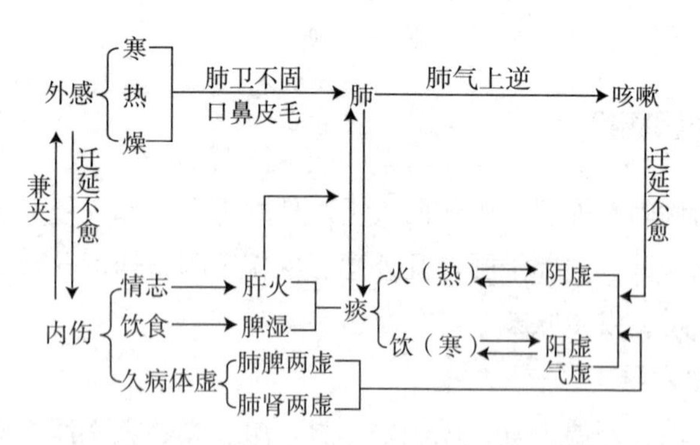

图 1－2－1　咳嗽病因病机要点示意图

三、诊断

1. 咳嗽，伴或不伴咯痰。

2. 外感咳嗽，起病急，病程短，常伴肺卫表证；内伤咳嗽，常反复发作，病程长，多伴其他兼证。

四、鉴别诊断

1. 咳嗽需与喘证相鉴别

表 1-2-1 咳嗽与喘证鉴别表

	咳嗽	喘证
证候特征	仅以咳嗽为主要临床表现，或咳而有声，或咯吐痰涎，或两者兼见	以呼吸困难为主要临床表现，甚则张口抬肩，鼻翼煽动，不能平卧
兼证	不伴喘证	可兼咳嗽

2. 咳嗽需与肺痈相鉴别

表 1-2-2 咳嗽与肺痈鉴别表

	咳嗽	肺痈
证候特征	仅以咳嗽为主要临床表现，或咳而有声，或咯吐痰涎，或两者兼见	咳嗽，胸痛，发热，咳吐腥臭脓血痰
病机	肺失宣肃，肺气上逆	热壅血瘀，蕴毒成脓

五、辨证论治

（一）辨证要点

1. 辨外感内伤

表 1-2-3 外感咳嗽与内伤咳嗽鉴别表

	外感咳嗽	内伤咳嗽
病程、病势	多为新病，起病急，病程短	多为久病，常反复发作，病程长
兼夹症	常伴恶寒、发热、头痛等肺卫表证	可伴它脏兼证
证候虚实	一般均属邪实	多为虚实夹杂，本虚标实

2. 咳嗽特点的鉴别

表1-2-4 咳嗽的时间、节律、性质和声音特点鉴别表

	时间	节律	性质	声音
风寒、风热或风燥	白天多于夜间	咳嗽时作	咳而急剧、咽痒则咳作	声重、咳声嘶哑
痰湿或痰热咳嗽	早晨咳甚	阵发加剧	痰浊或黄、痰出咳减	咳嗽连声重浊
阴虚肺燥	午后或黄昏咳甚	夜间时有单声咳嗽	痰少质黏、不易咯出	咳声轻微短促

3. 痰的色、质、量、味鉴别

表1-2-5 痰的色、质、量、味鉴别表

	色	质	量	味
寒	白	清稀	多	无
热	黄	黏稠	多	腥
湿	白	稠厚	多	甜
燥	白或黄	黏连成丝	少	无

（二）治则治法

1. 外感咳嗽，多属邪实，应祛邪利肺为主，按病邪性质分风寒、风热、风燥论治。

2. 内伤咳嗽，多属邪实正虚，标实为主者，治当祛邪止咳；本虚为主者，治宜扶正补虚。

3. 咳嗽除直接治肺外，还应从整体出发，注意治脾、治肝、治肾等。

4. 咳嗽初期一般忌敛涩留邪，当因势利导，肺气宣畅则咳嗽自止；咳嗽日久，祛邪止咳，扶正补虚，标本兼顾，应防宣散为主。

咳嗽
- 外感咳嗽——祛邪利肺
- 内伤咳嗽
  - 标实为主——祛邪止咳
  - 本虚为主——扶正补虚
  - ——标本兼顾（治脾、治肝、治肾）

（三）分证论治

1. 外感咳嗽

（1）风寒袭肺证

【主症】咳嗽声重，气急咽痒，咯痰稀薄色白。

【兼次症及舌脉】鼻塞，流清涕，头痛，肢体酸楚，或见恶寒发热，无汗，舌苔薄白，脉浮或浮紧。

【病机要点】风寒袭肺，肺气失宣。

【治法】疏风散寒，宣肺止咳。

【代表方】三拗汤、止嗽散加减。

（2）风热犯肺证

【主症】咳嗽频剧，声重气粗或咳声嘶哑，咽喉燥痛，咯痰不爽，痰黏稠或黄，咳时汗出。

【兼次症及舌脉】鼻流黄涕，口渴，头痛，或见恶风，身热，舌苔薄黄，脉浮数或浮滑。

【病机要点】风热犯肺，肺失清肃。

【治法】疏风清热，宣肺止咳。

【代表方】桑菊饮。

（3）风燥伤肺证

【主症】干咳，连声作呛，无痰或痰少而黏，不易咯出，或痰中带有血丝。

【兼次症及舌脉】喉痒，咽喉干痛，唇鼻干燥，口干，初起或伴鼻塞，头痛，畏寒，身热等表证，舌质红干而少津，苔薄白或薄黄，脉浮数。

【病机要点】风燥伤肺，肺失清润。

【治法】疏风清肺，润燥止咳。

【代表方】桑杏汤。

2. 内伤咳嗽

（1）痰湿蕴肺

【主症】咳声重浊，痰多，因痰而嗽，痰出咳减，痰黏腻或稠厚成块，色白或带灰色，每于早晨或食后咳甚痰多，进甘甜油腻食物加重。

【兼次症及舌脉】胸闷，脘痞，呕恶，食少，体倦，大便时溏，舌苔白腻，脉象濡滑。

【病机要点】脾湿生痰，上渍于肺，壅遏肺气。

【治法】燥湿化痰，理气止咳。

【代表方】二陈平胃散合三子养亲汤加减。

（2）痰热郁肺证

【主症】咳嗽，气息粗促，或喉中有痰声，痰多质黏或稠黄，咯吐不爽，或有热腥味，或咯血痰。

【兼次症及舌脉】胸胁胀满，咳时引痛，面赤，或有身热，口干而黏，欲饮水，舌质红，舌苔薄黄腻，脉滑数。

【病机要点】痰热壅肺，肺失肃降。

【治法】清热化痰，肃肺止咳。

【代表方】清金化痰汤加减。

（3）肝火犯肺证

【主症】上气咳逆阵作，常感痰滞咽喉而咯之难出，量少质黏，或痰如絮条。

【兼次症及舌脉】咳时面赤，胸胁胀痛，咳时引痛，症状可随情绪波动而增减，舌红或舌边红，舌苔薄黄少津，脉弦数。

【病机要点】肝郁化火，上逆侮肺。

【治法】清肺平肝，化痰止咳。

【代表方】黛蛤散合加减泻白散加减。

（4）肺阴亏耗证

【主症】干咳，咳声短促，痰少黏白，或痰中带血丝，或声音逐渐嘶哑，口干咽燥，或午后潮热。

【兼次症及舌脉】颧红，盗汗，日渐消瘦，神疲，舌质红少苔，脉细数。

【病机要点】肺阴亏虚，虚热内灼，肺失润降。

【治法】养阴润肺，化痰止咳。

【代表方】沙参麦冬汤。

六、转归预后

1. 外感咳嗽多急性起病，病程短、病情较轻、容易治愈。

2. 若迁延日久，失治、误治则耗损正气，转为内伤咳嗽，多易于反复发作，并耗伤肺脾肾之气，预后较差，往往迁延难愈。

3. 外感咳嗽与内伤咳嗽的转归，从疾病性质上讲，主要是由实转虚的变化；从脏腑影响的角度来说，主要是肺、脾、肾之间的相互影响，一般来讲，病在肺较轻，病在脾较重，病在肾尤重。

七、预防护理

1. 加强身体锻炼，增强抗病能力，提高机体卫外功能。

2. 调摄起居，注意气候变化，重视防寒保暖，避免感冒。

3. 戒烟、限酒；保持室内空气流通，避免接触刺激性气体，调畅情志。

4. 饮食有节，忌食生冷、肥甘、辛辣、过咸食物。

八、历代文献述要

1. 咳嗽病名最早见于《内经》，该书对咳嗽的病因、病位、症状、证候分类、病机转归及治疗等问题作了较系统的论述，提出“五脏六腑皆令人咳，非独肺也”。

2. 金元时期刘河间提出咳与嗽的区别，“咳谓无痰而有声，肺气伤而不清也。嗽谓无声而有痰，脾湿动而为痰也”。治疗咳嗽重视痰与气，提出“咳嗽者治痰为先，治痰者下气为上”。

3. 明代张介宾将咳嗽分为外感、内伤两大类。

4. 清·喻昌《医门法律》论述了燥的病机及其伤肺为病而致咳嗽的证治，创立温润、凉润治咳之法。

巩固与练习

一、选择题

（一）A 型题

1. “五脏六腑皆令人咳，非独肺也。”此语出于(　　)

A. 《素问》　B. 《诸病源候论》　C. 《景岳全书》
D. 《医学三字经》　E. 《河间六书》

2. 外感咳嗽属于(　　)

A. 邪实正虚　B. 邪实　C. 正虚
D. 邪实正不虚　E. 邪不实正虚

3. 治疗咳嗽，除以治肺为主外，还应注意治(　　)

A. 肝、脾、肾　B. 心、肝、肾　C. 心、脾、肾
D. 心、肝、脾　E. 肝、胃、肾

4. 首次将咳嗽分为外感、内伤的医家是(　　)

A. 叶天士　B. 李东垣　C. 刘河间
D. 张景岳　E. 李中梓

5. 外感咳嗽与内伤咳嗽，下列哪项无鉴别诊断意义(　　)

A. 感邪的不同　B. 起病的缓急　C. 病程的长短
D. 属实属虚的不同　E. 咳痰的多少

（二）B 型题

A. 咳嗽之肺阴亏耗证　B. 咳嗽之风燥伤肺证
C. 咳嗽之痰热郁肺证　D. 咳嗽之痰湿蕴肺证
E. 咳嗽之肝火犯肺证

6. 咳嗽气粗，或喉中有痰声，痰多质黏腻或黄稠，咳吐不爽，或有热腥味，舌质红，舌苔黄腻，脉滑数。辨证为(　　)。

7. 咳嗽少痰，鼻干咽燥，喉痒时连声作呛，头痛微寒，身热，舌苔薄黄，脉浮数，辨证为(　　)。

二、名词解释

8. 咳嗽

三、简答题

9. 外感咳嗽与内伤咳嗽如何鉴别。

10. 简述咳嗽的治疗原则。

四、问答题

11. 咳嗽的病因分为哪两大类?

12. 咳嗽的基本病机是什么?

13. 外感咳嗽和内伤咳嗽如何分证论治?

14. 如何理解“五脏六腑皆令人咳，非独肺也”?

参考答案

一、选择题

1. A 2. B 3. A 4. D 5. E 6. C 7. B

其他题型答案参见本章相关内容。

第三节 哮 病

【考点重点点拨】

1. 掌握哮病的概念、病因病机、鉴别诊断、辨证要点、治则治法及分证论治。

2. 熟悉哮病的诊断。

3. 了解哮病的转归预后、预防护理及历代文献述要。

一、概念

1. 哮病是一种发作性的痰鸣气喘疾患。发作时喉中有哮鸣声，呼吸气促困难，甚则喘息不能平卧。

2. 病机要点：痰阻气道，气道挛急，肺失肃降，肺气上逆。

二、病因病机

哮病的发生为宿痰伏肺，复因外邪侵袭、饮食不当、情志刺激、体虚劳倦等诱因引动，以致痰阻气道，气道挛急，肺失宣降，哮鸣有声。

1. 外邪侵袭

外感风寒或风热之邪，未能及时表散，邪郁于肺，壅遏肺气，气不布津，聚液生痰；或吸入花粉、烟尘、异味气体等，累及肺系，肺失宣降，导致津液凝聚，痰气上涌，发生哮喘。

2. 饮食不当

贪食生冷，脾阳受困，寒饮内停，或嗜食酸咸肥甘，积痰蒸热，或因进食海膻鱼虾蟹等发物，而致脾失健运，饮食不归正化，水湿不运，痰浊内生，上干于肺，壅阻肺气而发哮病。

3. 情志失调

情志不遂，肝气郁结，枢机不利，则肝气不能升发，肺气难以肃降；郁怒伤肝，肝气亢旺，不受金制，反侮肺金；或肝郁化火，木火刑金，或肝郁化风，或肝之阴血不足，血燥生风，阴虚风动，内风自伏，皆可上扰肺金，使肺肃降无权。此外肝气郁结，疏泄失职，木不疏土，或木旺乘土，均可导致脾失健运，津聚为痰，上贮于肺，痰气搏结，发为哮病。

4. 体虚病后

素体禀赋薄弱，体质不强，或病后体弱导致肺、脾、肾虚损，痰浊内生，成为哮病之因。若肺气耗损，气不化津，痰饮内生；或阴虚火盛，热蒸液聚，痰热胶固；脾虚水湿不运，肾虚水湿不能蒸化，痰浊内生，均成为哮病之因。一般体质不强多以肾虚为主，多见于幼儿，故有“幼稚天哮”之名；病后所致者以肺脾虚为主。

总之，哮病病位主要在肺，关系到脾肾，分发作期和缓解期。该病以寒热为纲，风、痰、气、瘀、虚为目。发作期以肺为主，痰为该病宿根，遇外感引触，风鼓痰涌，气郁气逆，痰随气升，气因痰阻，痰气搏结，壅塞喉管，故喉中哮鸣有声。缓解期表现为肺脾肾虚。痰为本病主要病理因素，日久可兼夹血瘀。若大发作，邪实与正虚错综并见，肺肾两虚而痰浊壅盛。甚至可发生“喘脱”危候。

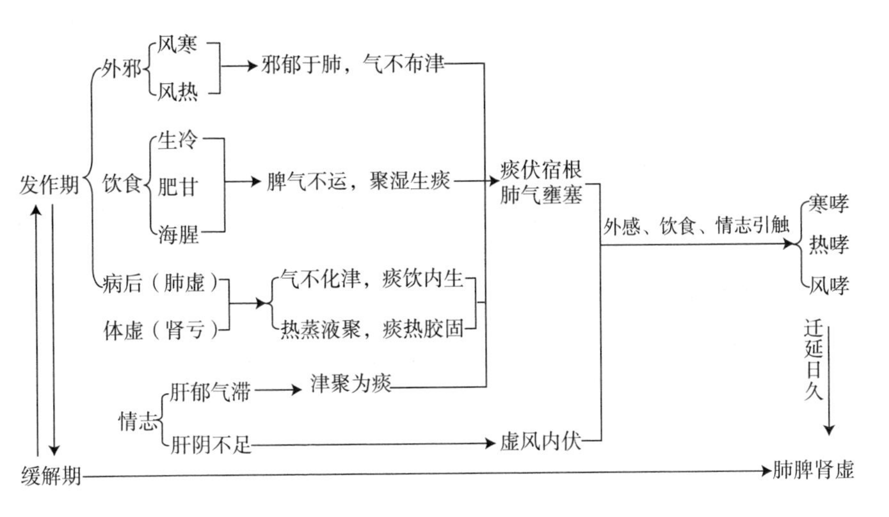

图 1－3－1　哮病病因病机要点示意图

三、诊断

1. 发作时常多突然，可见鼻痒、喷嚏、咳嗽、胸闷等先兆，发时喉中有哮鸣声，呼吸气促困难，甚则喘息不能平卧。

2. 呈反复发作性，多与先天禀赋有关，每因外邪、异味或情志刺激、劳累等诱发。

3. 多有过敏史或家族史。

四、鉴别诊断

哮病需与喘证相鉴别

表 1－3－1　哮病与喘证鉴别表

	哮病	喘证
相同	都有呼吸急促、困难的表现	
不同	哮是一种反复发作的独立性疾病	喘是多种肺系急慢性疾病的一个症状
	哮指声响言，喉中哮鸣有声	喘指气息言，为呼吸气促困难
	哮必兼喘	喘未必兼哮

五、辨证论治

（一）辨证要点

哮病总属邪实正虚之证。发作时以邪实为主，缓解时以正虚为主。

1. 发作期辨寒、热、风哮

表1-3-2 发作期哮病寒、热、郁、风辨别表

	寒哮	热哮	风哮
病因	寒痰	热痰	风痰
病机特点	寒痰伏肺	痰热蕴肺	风邪作乱
症状	喉中哮鸣有声，痰清稀而多泡沫	喉中痰鸣如吼，气粗息涌，面赤，痰黏稠厚，咯吐不利	哮喘骤然发作，发时喉中干鸣无痰，胸胁胀闷，因起居不慎或情志因素或嗅闻异味诱发，止时有如常人

2. 缓解期辨肺脾肾虚

表1-3-3 哮病缓解期脏腑病位辨别表

	肺虚	脾虚	肾虚
脏腑	肺	脾	肾
病机	哮病日久，肺虚不能主气，肺气失宣，肺窍不利	哮病久发，脾失健运，中气不足	哮病迁延，肾虚精亏，摄纳无权
主症	气短声低，喉中时有轻度哮鸣，痰清稀色白，常由气候变化诱发	短气息促，纳呆食差，咯痰量多质黏，每因饮食不当引发	短气息促，动则尤甚，多由劳累诱发
兼症	平素自汗，怕风，常易感冒，舌质淡，苔薄白，脉细弱	面色萎黄，畏寒肢冷，便溏乏力，或少腹坠胀、脱肛	腰膝酸软，头晕耳鸣，畏寒肢冷或烦热汗出

（二）治则治法

1. 发作期当攻邪治标，祛痰利气，寒痰宜温化宣肺，热痰当清化肃肺，风哮当祛风化痰平喘。寒热错杂者，当温清并施，表证明显者兼以解表，反复日久，正虚邪实者，又当攻补兼施。

2. 缓解期应扶正治本，阳气虚者应予温补，阴虚者则予滋养，分别采取补肺、健脾、益肾等法，以冀减轻、减少或控制其发作。

发作期——攻邪治标：
- 寒哮——温化宣肺
- 热哮——清化肃肺
- 风哮——祛风化痰

缓解期——扶正治本：
- 肺虚——补肺
- 脾虚——健脾
- 肾虚——益肾

（三）分证论治

1. 发作期

（1）冷哮证

【主症】呼吸急促，喉中哮鸣有声，胸膈满闷如塞。

【兼次症及舌脉】咳不甚，痰色白而有泡沫。口不渴或渴喜热饮，形寒怕冷，天冷或受寒易发，面色青晦，舌苔白滑，脉弦紧或浮紧。

【病机要点】寒痰伏肺，遇感触发，痰升气阻。

【治法】温肺散寒，化痰平喘。

【代表方】射干麻黄汤、小青龙汤。

（2）热哮证

【主症】喉中痰鸣如吼，气粗息涌，胸高胁胀。

【兼次症及舌脉】咳呛阵作，咯痰色黄或白，黏浊稠厚，咯吐不利，口苦，口渴喜饮，汗出，面赤，或有身热，舌苔黄腻，质红，脉滑数或弦滑。

【病机要点】痰热蕴肺，壅阻气道，肺失清肃。

【治法】清热宣肺，化痰定喘。

【代表方】定喘汤、越婢加半夏汤加减。

（3）寒包热哮

【主症】喉中鸣息有声，咯痰不爽，痰黏色黄，或黄白相间。

【兼次症及舌脉】胸膈烦闷，呼吸急促，烦躁，发热恶寒，无汗身痛，口干欲饮，大便偏干，舌苔白腻罩黄，舌边尖红，脉弦紧。

【病机要点】痰热壅肺，复感风寒，客寒包火，肺失宣降。

【治法】解表散寒，清化痰热。

【代表方】小青龙加石膏汤。

（4）风痰哮证

【主症】喉中痰涎壅盛，声如曳锯，或鸣声如吹哨笛，喘急胸满，但坐不能卧，咳痰黏腻难出。

【兼次症及舌脉】起病多急，常倏忽来去，发病前自觉鼻、咽、眼、耳发痒，喷嚏鼻塞，胸部憋塞，随即发作。面色青暗，舌苔厚浊，脉滑实。

【病机要点】痰浊伏肺，风邪引触，肺气郁闭，升降失司。

【治法】祛风涤痰，降气平喘。

【代表方】三子养亲汤加味。

（5）虚哮证

【主症】喉中哮鸣如鼾，声低，气短息促，动则喘甚，发作频繁，甚则持续喘哮，口唇爪甲青紫，咳痰无力，痰涎清稀或质黏起沫。

【兼次症及舌脉】面色苍白或颧红唇紫，口不渴或咽干口渴，形寒肢冷或烦热，舌质红或偏红，或紫暗，脉沉细或细数。

【病机要点】哮病久发，痰气瘀阻，肺肾两虚，摄纳失常。

【治法】补肺纳肾，降气化痰。

【代表方】平喘固本汤

2. 缓解期

（1）肺脾气虚证

【主症】气短声低，喉中时有轻度哮鸣，痰多质稀色白。

【兼次症及舌脉】自汗，怕风，常易感冒，倦怠无力，食少便溏，舌质淡，苔白，脉濡软。

【病机要点】哮病日久，肺虚不能主气，脾虚健运无权。

【治法】健脾益气，补土生金。

【代表方】六君子汤加减。

（2）肺肾两虚证

【主症】短气息促，动则为甚，吸气不利，咳痰质黏起沫。

【兼次症及舌脉】脑转耳鸣，腰膝酸软，心慌，不耐劳累。或五心烦热，颧红，口干，舌红少苔，脉细数。或畏寒肢冷，面色苍白，舌淡苔白质胖，脉沉细。

【病机要点】哮病久发，精气亏乏，肺肾摄纳失常，气不归原，津凝为痰。

【治法】补肺益肾。

【代表方】生脉地黄汤合金水六君煎。

六、转归预后

哮病的转归与患者的年龄、体质、病程、治疗护理等因素有关。

1. 部分儿童、青少年患者，随年龄增长到成年时，肾气日盛，肺气渐充，可自行停止发作；而中老年患者，体弱病久，肾气渐衰，往往不能根除。

2. 病程较短，体质较强患者，发病以邪实为主，治疗较易取效，但哮病反复发作，易由实转虚；病程较长，体质虚弱患者，发病以正虚邪实为主，往往病情缠绵，迁延难愈。

3. 冷哮日久，长期过用温燥之剂，寒痰、湿痰可化燥化火，转为热哮，或寒热错杂；热哮日久，寒凉用药不当，伤及中阳，亦可转化为寒哮；无论寒哮、热哮，治疗不当，皆可反复发作，经久不愈。

4. 病程日久，大发作持续不已，可有喘脱危候。

七、预防护理

1. 注意保暖，防止感冒，避免烟尘异味、寒冷空气的刺激而诱发。

2. 饮食宜清淡，忌肥甘油腻、辛辣、甘甜，防止生痰生火，慎食海膻发物。

3. 保持心情舒畅，避免不良情绪的影响。

4. 根据身体情况，做适当的体育锻炼，逐步增强体质，以提高抗病能力，但要劳逸适当，防止过度疲劳。

八、历代文献述要

1.《内经》无哮病之名，但有关于哮病症状、病因病机的记载。如《素问·阴阳别论》曰“……起则熏肺，使人喘鸣”。

2. 汉·张仲景明确指出了哮病发作时的特征及治疗方法，并从病理上将其归属于痰饮病中的“伏饮”证，提出了治疗方药。

3. 元·朱丹溪首创哮喘病名，把本病从笼统的“喘鸣”、“上气”中分离出来。阐明病机专主于痰，提出“未发以扶正气为主，既发以攻邪气为急”的治疗原则。

4. 明·虞抟《医学正传》则进一步对哮与喘作了明确的区别，指出“哮以声响言，喘以气息言”。

5. 清·李用粹《证治汇补》精辟地论述了哮病病机特点，“因内有壅塞之气，外有非时之感，膈有胶固之痰，三者相合，闭拒气道，搏击有声，发为哮病。”

巩固与练习

一、选择题

（一）A 型题

1. 将“哮”与“喘”明确分开的医家是(　　)

A. 张仲景　　B. 朱丹溪　　C. 张景岳
D. 虞抟　　E. 李用粹

2. 哮证发作的主要因素是(　　)

A. 伏痰　　B. 外感　　C. 饮食
D. 情志　　E. 劳倦

（二）B 型题

A. 二陈汤　　B. 苏子降气汤　　C. 定喘汤
D. 射干麻黄汤　　E. 平喘固本汤

3. 患者，男，42 岁。呼吸气促，喉中哮鸣有声，胸闷如窒，口不渴，形寒肢冷，面色晦暗，舌苔白滑，脉弦紧。治疗应首选

4. 女性，27岁。既往为冷哮患者，用小青龙汤治疗后，表解而哮喘渐平，现喘则面白汗出，四肢不温，疲惫无神，气短难续，舌质淡胖，脉沉弱。治疗宜选

（三）X型题

5. 哮病的临床特征包括(　　)

A. 辨证先分已发与未发

B. 诊断当与喘证鉴别

C. 哮以气息言

D. 以呼吸困难、喉中哮鸣为主要症状

E. 治疗当首分虚实

二、名词解释

6. 哮病

7. 虚哮

三、问答题

8. 哮病的概念是什么？

9. 哮病的病机特点是什么？

10. 哮病和喘证如何鉴别？

11. 哮病的治疗原则是什么？

12. 哮病的发作期如何辨证治疗？

参考答案

一、选择题

1. D　2. A　3. D　4. B　5. ABD

其他题型答案参见本章相关内容。

第四节　喘　　证

【考点重点点拨】

1. 掌握喘证的概念、病因病机、鉴别诊断、辨证要点、治则治法

及分证论治。

2. 熟悉喘证的诊断。

3. 了解喘证的转归预后、预防护理及历代文献述要。

一、概念

1. 主症：以呼吸困难，甚至张口抬肩，鼻翼煽动，不能平卧为典型临床表现。

2. 病机要点：肺失宣降，肺气上逆，或肺肾出纳失常。

二、病因病机

喘证由多种疾病引起，病因较为复杂，但归纳起来，不外外感与内伤两端。外感为六淫侵袭，内伤由饮食、情志，或劳欲、久病所致。病理性质有虚实两方面，有邪者为实，因邪壅于肺，宣降失司所致；无邪者属虚，因肺不主气，肾失摄纳而成。

1. 外邪侵袭

风寒侵袭肺卫未能及时表散，内遏肺气，肺气失于宣降，上逆作喘。或外寒未解，内已化热，或肺热素盛，寒邪外束，热不得泄，则热为寒遏，肺失宣降，亦气逆作喘。或因风热外袭，内犯于肺，肺气壅实，清肃失司；甚则热邪蒸液成痰，痰热壅阻肺气，升降失常，发为喘逆。

2. 饮食不当

过食生冷、肥甘，或因嗜酒伤中，脾运失健，水谷不归正化，聚湿生痰，痰浊上干于肺，升降不利，发为喘促。若湿痰久郁化热，或肺火素盛，痰受热蒸，则痰火交阻，肺之清肃之令不行，肺气为之上逆为喘。如复加外感诱发，可见痰浊与风寒、邪热等内外合邪的错杂情况。

3. 情志所伤

情志不遂，忧思气结，肺气痹阻，气机不利；或郁怒伤肝，肝气上逆于肺，肺气不得肃降，升多降少，则气逆而喘。

4. 劳欲久病

久病肺虚，咳伤肺气，肺之气阴不足，以致气失所主而短气喘促。若肺病日久，肺之气阴亏耗，不能下荫于肾，则肺虚及肾，或劳欲伤肾，精气内夺，伤及真元，根本不固，则气失摄纳，上出于肺，出多入少，逆气上奔而为喘。若肾阳虚衰，肾不主水，水邪泛滥，凌心射肺，肺气上逆，心阳不振亦致喘促。此外，中气虚弱，肺气失于充养，亦可导致气虚而为喘。

喘证的病变部位主要在肺和肾，与肝、脾、心有关，病理性质有虚实之分，在病情发展的不同阶段，虚实之间常互相转化，可出现虚实夹杂之错综局面。一般实喘在肺，乃外邪、痰浊、肝郁气逆，邪壅肺气而致宣降不利；虚喘责之肺、肾，为精气不足，气阴亏耗而致肺肾出纳失常，尤以气虚为主。临床常见上实下虚并见，或正虚邪实，虚实夹杂之证。

本证的严重阶段，不但肺肾俱虚，在孤阳欲脱之时，可病及于心。因心脉上通于肺，肺朝百脉，肺气治理调节心血的运行，宗气赖呼吸之气以生而贯心肺，肾脉上络于心，心肾既济，心阳又根于命门之火，故心脏阳气之盛衰，与先天肾气及后天呼吸之气密切相关。故肺肾俱虚，肺虚不助心主治节，宗气生成不足，肾阳无以温煦心阳，可导致心气、心阳衰惫，鼓动血脉无力，血行瘀滞，见面色、唇舌、指甲青紫，甚则喘汗致脱，出现亡阴、亡阳之危笃病情。

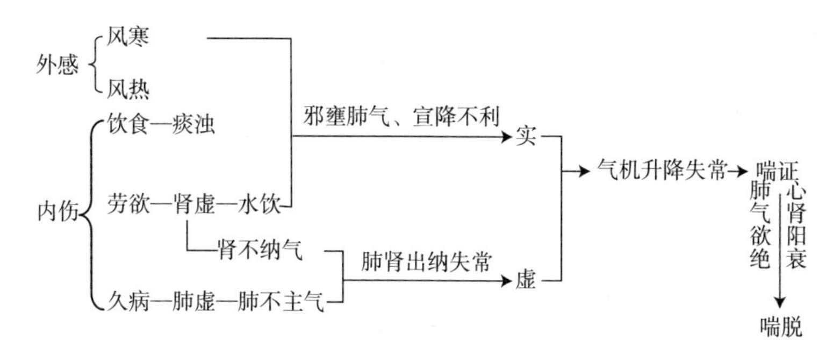

图1-4-1 喘证病因病机要点示意图

三、诊断

1. 以喘促短气，呼吸困难，甚至张口抬肩，鼻翼煽动，不能平卧，口唇青紫为特征。

2. 多有慢性咳嗽、哮病、肺痨、心悸等病史，每遇外感及劳累而诱发。

四、鉴别诊断

1. 喘证须与气短相鉴别

表 1-4-1 喘证与气短鉴别表

	喘证	气短
相同	呼吸异常	
不同	呼吸困难，张口抬肩，甚则不能平卧	亦即少气，主要表现呼吸浅促，或短气不足以息，似喘而无声，可平卧

2. 喘证须与哮病相鉴别

表 1-4-2 喘证与哮病鉴别表

	喘证	哮病
相同	呼吸困难	
不同	喘指气息言，为呼吸气促困难，是多种肺系急慢性疾病的一个症状	哮指声响言，喉中哮鸣有声，是一种反复发作的独立性疾病

五、辨证论治

（一）辨证要点

1. 辨虚实

表 1-4-3 喘证虚实鉴别表

	实喘	虚喘
呼吸	呼吸深长有余，呼出为快，气粗声高	呼吸短促难续，深吸为快，气怯声低
咳嗽	伴有痰鸣咳嗽	少有痰鸣咳嗽

续表

	实喘	虚喘
脉象	脉数有力	脉象微弱或浮大中空
病势	病势多急	病势徐缓，时轻时重，遇劳则甚

2. 实喘辨外感内伤

表 1-4-4 实喘外感内伤鉴别表

	病因病机	病症特点
外感	邪壅肺气，宣降不利	起病急，病程短，多有表证
内伤	肺肾亏虚，气失摄纳	病程久，反复发作，无表证

3. 虚喘辨脏腑

表 1-4-5 虚喘脏腑病位鉴别表

	肺虚	肾虚	心阳虚衰
主症	劳作后气短不足以息，喘息较轻	静息时亦有气喘，动则更甚	喘息持续不已
兼症	常伴有面色㿠白，自汗，易感冒	伴有面色苍白，颧红，怕冷，腰酸膝软	伴有紫绀，心悸浮肿，脉结代

（二）治则治法

1. 喘证的治疗应分清邪正虚实。

2. 实喘治肺，以祛邪利气为主，区别寒、热、痰、气的不同，分别采用温宣、清肃、祛痰、降气等法。

3. 虚喘治在肺肾，治予培补摄纳为主，针对脏腑病机，采用补肺、纳肾、温阳、益气、养阴、固脱等法。

4. 虚实夹杂，下虚上实者，当祛邪与扶正并举，但要分清主次，权衡标本，有所侧重。

喘证
- 实喘——祛邪利气
- 虚喘——培补摄纳
- 虚实兼杂——扶正祛邪

（三）分证论治

1. 实喘

（1）风寒壅肺证

【主症】喘息，呼吸急促，胸部胀闷。

【兼次症及舌脉】咳嗽，痰多稀薄色白，头痛，鼻塞，喷嚏，流清涕，恶寒，或有发热，口不渴，无汗，苔薄白而滑，脉浮紧。

【病机要点】风寒袭肺，肺失宣降。

【治法】宣肺散寒。

【代表方】麻黄汤合华盖散加减。

（2）表寒肺热证

【主症】喘逆上气，胸胀或痛，息粗，鼻煽。

【兼次症及舌脉】咳而不爽，咯痰黏稠，形寒，身热，烦闷，身痛，有汗或无汗，口渴，溲黄，便干。舌质红，苔薄白或黄，脉浮数或滑。

【病机要点】外寒里热，热郁于肺，肺气上逆。

【治法】宣肺泄热。

【代表方】麻杏石甘汤。

（3）痰热遏肺证

【主症】喘咳气涌，胸部胀痛。

【兼次症及舌脉】痰多质黏色黄，或痰中夹有血。胸中烦闷，身热，有汗，口渴而喜冷饮，面赤，咽干，小便赤涩，大便秘结。舌质红，舌苔薄黄或腻，脉滑数。

【病机要点】邪热蕴肺，蒸液成痰，痰热壅肺。

【治法】清泄痰热。

【代表方】桑白皮汤。

（4）痰浊阻肺证

【主症】喘而胸满闷塞，甚则胸盈仰息。

【兼次症及舌脉】咳嗽痰多黏腻色白，咯吐不利，或脘闷，呕恶，纳呆，口黏不渴。舌苔白腻，脉象滑或濡。

【病机要点】中阳不运，积湿生痰，痰浊壅肺。

【治法】化痰降逆。

【代表方】二陈汤合三子养亲汤。

（5）肝气乘肺证

【主症】每遇情志刺激而诱发，突然呼吸短促，息粗气憋。

【兼次症及舌脉】胸闷胸痛，咽中如窒，但喉中痰声不著，或无痰声。平素忧思抑郁，失眠，心悸，不思饮食，大便不爽，或心烦易怒，面红目赤。舌质淡或红，苔薄白或薄黄，脉弦或弦数。

【病机要点】肝郁气逆，上冲犯肺，肺气不降。

【治法】开郁降气平喘。

【代表方】五磨饮子。

2. 虚喘

（1）肺气虚耗证

【主症】喘促短气，气怯声低，喉有鼾声。

【兼次症及舌脉】咳声低弱，痰吐稀薄，自汗畏风，或呛咳痰少质黏，烦热口干，咽喉不利，面色潮红；或痰多，兼食少，食后腹胀不舒，便溏或食后即便，肌肉瘦削。舌淡红，或舌红苔花剥，脉软弱或细数。

【病机要点】肺气亏虚，气失所主，或肺阴亏虚，虚火上炎，肺失清肃。

【治法】补肺益气养阴。

【代表方】生脉散合补肺汤。

（2）肾虚不纳证

【主症】喘促日久，气息短促，呼多吸少，动则尤甚，气不得续。

【兼次症及舌脉】形瘦神惫，咳而小便失禁或尿后余沥，面青唇紫，汗出肢冷，跗肿；或干咳，面红烦躁，口咽干燥，足冷，汗出如油。舌淡苔白或黑润，脉微细或沉弱；或舌红少津，脉细数。

【病机要点】肺病及肾，肺肾俱虚，气失摄纳。

【治法】补肾纳气。

【代表方】金匮肾气丸合参蛤散。

（3）正虚喘脱证

【主症】喘逆剧甚，张口抬肩，鼻煽气促，端坐不能平卧，稍动则喘剧欲绝。

【兼次症及舌脉】心慌动悸，烦躁不安，肢冷，面青唇紫，汗出如珠。脉浮大无根，或见歇止，或模糊不清。

【病机要点】心肾阳衰，肺气欲绝。

【治法】扶阳固脱，镇摄肾气。

【代表方】参附汤加紫石英、灵磁石、沉香、蛤蚧。

六、转归预后

喘证的预后与病程的长短、病邪的性质、病位的深浅有关。

1. 喘证初起多为实证，其病位主要在肺，治疗较易，治疗以祛邪为主，邪去则喘平，预后良好。

2. 虚喘为气衰失其摄纳，根本不固，补之未必即效，且易感邪诱致反复发作，往往喘甚而致喘脱，故难治。

3. 若实喘邪气闭肺，喘息上气，胸闷如窒，呼吸窘迫，脉急数者，或虚喘呼吸急促，气不接续，足冷头汗，汗出如油，脉浮大急促无根者，为阴阳离决，气息将绝之危候，预后不良。

4. 喘证的证候之间存在着一定的联系，虚与实、寒与热常发生转化，形成虚实转化、寒热相兼。反复发作，日久不愈，使肺脏受损，肺燥津伤，或肺气虚冷，可转化为肺痿；若肺、脾、肾三脏受损，还可向肺胀转化。

七、预防护理

1. 平时要慎风寒，尤其在季节交替之时，注意增减衣服，避免外邪入侵。加强体育锻炼，增强体质，提高机体的抗病能力。

2. 因情志致喘者，要怡情悦志，使气血冲和。

3. 忌烟酒，饮食应清淡而富有营养，少食黏腻和辛热刺激之品，以免助湿生痰化热。

4. 应注意早期防治，积极治疗，力求根治。

八、历代文献述要

1. 喘证之名、症状表现和病机描述最早见于《内经》。书中提出肺为主病之脏，亦涉及心、肝、脾、肾等，同时指出喘证病因既有外感，也有内伤，病机有虚实之别。

2. 汉代张仲景《金匮要略》总结了喘证的治疗经验，并列方治疗。病因为外感六淫，内伤七情，饮食不当以及久病体虚所致。

3. 金元时期，朱丹溪认识到七情、饱食、体虚等皆可成为内伤致喘之因。

4. 明代张景岳把喘证归纳成虚实两大证候，指出了喘证的辨证纲领。

5. 清代叶天士明确指出实喘、虚喘病位之所在，“在肺为实，在肾为虚”。这些论点，对临床实践具有重要指导意义。

巩固与练习

一、选择题

（一）A 型题

1. 喘证的病位在(　　)

A. 心、肺　　B. 肺、肾　　C. 心、肾
D. 脾、肾　　E. 肺、脾

2. 喘证“在肺为实，在肾为虚”之说出自(　　)

A.《诸病源候论》　　B.《丹溪心法》
C.《临证指南医案》　　D.《医宗金鉴》
E.《景岳全书》

（二）B 型题

A. 喘急胸闷，伴有咳嗽流涕
B. 喘急气促，伴有鼻煽身热

C. 喘咳痰多而黏，咯出不爽

D. 喘促，呼多吸少，动则更甚

E. 喘促短气，言语无力

3. 痰浊阻肺型喘证的临床表现是(　　)

4. 肾虚喘证的临床表现是(　　)

(三) X 型题

5. 关于喘证的论述，描述正确的是(　　)

A. 实喘病位在肺和肾

B. 虚喘病位在肺

C. 以呼吸困难为主要表现

D. 辨证先分虚实，再分寒热

E. 需辨已发还是未发

二、名词解释

6. 喘证

7. 喘脱

三、简答题

8. 简述哮病与喘证如何鉴别。

9. 简述喘证实证如何辨证。

四、问答题

10. 在临床上，喘证如何辨别虚实？

11. 喘证的主要病机要点是什么？

12. 试述实喘如何分证论治？

13. 试述虚喘如何分证论治？

参考答案

一、选择题

1. B　2. C　3. C　4. D　5. CD

其他题型答案参见本章相关内容。

第五节　肺　　痈

【考点重点点拨】

1. 掌握肺痈的概念、病因病机、鉴别诊断、辨证要点、治则治法及分证论治。

2. 熟悉肺痈的诊断。

3. 了解肺痈的转归预后、预防护理及历代文献述要。

一、概念

1. 主症：以咳嗽、胸痛、发热、咯吐腥臭浊痰，甚则脓血相兼为诊断本病的主要依据。

2. 病机要点：热壅血瘀，壅滞于肺，以致肺叶生疮，形成脓疡。

二、病因病机

肺痈主要由风热火毒，壅滞于肺，热盛血瘀，酝酿成痈，血败肉腐化脓，肺络损伤而致，热壅血瘀是成痈化脓的病理基础。

1. 感受外邪

风热上受，自口鼻或皮毛入肺；或风寒袭肺，未得及时表散，内蕴不解，郁而化热入里，肺脏受热邪熏灼，肺气失于清肃，血热壅聚而成。

2. 痰热内盛

平素嗜酒太过，或恣食辛辣煎炸炙煿厚味，酿湿蒸痰化热，熏灼于肺。或有其他宿疾，肺经及它脏痰浊瘀热蕴结日久，熏蒸于肺血瘀则热聚血败内腐成脓。

本病病位在肺，由于邪热壅肺、邪阻肺络，肺损络伤而发病。本病的发生与机体内在因素密切相关。如正气内虚，或肺经痰热素盛，复加外感风热，内外合邪，则更易引发本病。

肺痈的病理演变过程，根据病情的发展表现为初期、成痈期、溃脓期、恢复期四个阶段。

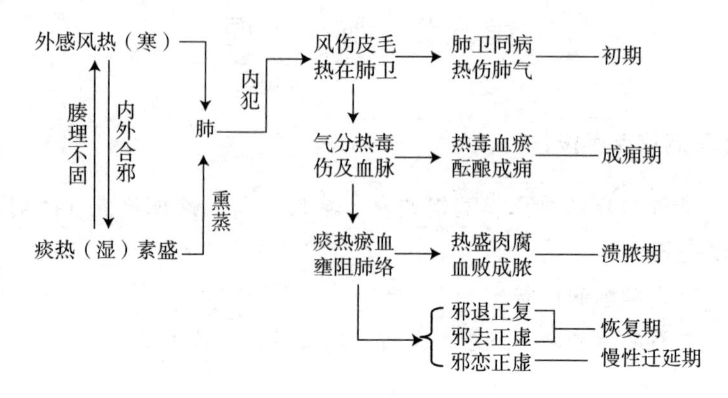

图 1－5－1　肺痈病因病机要点示意图

三、诊断

1. 发病多急，常见寒战高热，咳嗽胸痛，咳吐大量腥臭浊痰，甚则脓血相兼。若脓血大量排出，可热退症减，数周恢复；若脓毒不净，导致正虚邪恋，转入慢性过程。

2. 多有感受外邪的病史，以及起病急骤的发病特点。

3. 脓血浊痰吐入水中，沉者是痈脓，浮者是痰；古代有口啖生黄豆或生豆汁不觉有腥味者，便为肺痈。

四、鉴别诊断

肺痈须与肺痿相鉴别

表 1－5－1　肺痈与肺痿鉴别表

病名	肺痈	肺痿
病因病机	风热犯肺，热壅血瘀，蕴毒化脓	虚热灼津或肺气虚冷，肺叶痿弱不用
病程	短	长
形体	多实，消瘦不明显	多虚，肌肉消瘦
痰	脓血腥臭	咳唾涎沫
脉象	数实	数虚

五、辨证论治

(一) 辨证要点

1. 辨病程阶段

肺痈的病程分为四个阶段，根据临床表现、证候特点、病性、发热特点辨病程阶段。

表 1-5-2 肺痈辨病程阶段表

分期	发热特点（证候）	痰（证候）	病性
初期	发热恶寒（卫表不和）	色白或黄，量少，质黏，无特殊气味（病在肺卫）	表实证
成痈期	壮热振寒（气分炽热）	黄绿色，量多，质黏稠，味腥臭（热毒蕴肺，酿毒成痈）	里、实、热证
溃脓期	身热面赤（热毒炽盛）	脓血痰，量较多，质如米粥，腥臭异常（血败肉腐，溃脓外泄）	实证为主，可见虚中夹实
恢复期	身热渐退（邪毒已去）	色较黄，量减少，质清稀，臭味减轻（邪去正复）	虚证为主

(二) 治则治法

1. 肺痈属实热证，治疗以祛邪为总则，清热解毒、化瘀排脓是治疗肺痈的基本原则。

2. 初期清肺散邪；成脓期则清热解毒，化瘀消痈；溃脓期排脓解毒；恢复期对阴伤气耗者治以养阴益气，如久病邪恋正虚者，当扶正祛邪，补虚养肺。

3. 整个肺痈病程的治疗当中，始终贯穿“清”字。

4. 治疗注重通腑泄热，保持大便通畅。因肺与大肠相表里，腑气通则有助热邪外泄。

(三) 分证论治

1. 初期

【主症】恶寒发热，咳嗽，胸痛，咳则痛甚。

【兼次症及舌脉】咯白色黏痰，痰量日渐增多，呼吸不利，口干鼻燥。舌苔薄黄，脉浮数而滑。

【病机要点】风热外袭，卫表不和。

【治法】疏散风热，清肺散邪。

【代表方】银翘散。

2. 成痈期

【主症】身热转甚，时时振寒，继则壮热，胸满作痛，转侧不利，咳吐浊痰，呈黄绿色，自觉喉间有腥味。

【兼次症及舌脉】咳嗽气急，口干咽燥，汗出而热不解。舌红苔黄腻，脉滑数。

【病机要点】热毒蕴肺，热壅血瘀，蕴酿成痈。

【治法】清肺解毒，化瘀消痈。

【代表方】千金苇茎汤合如金解毒散。

3. 溃脓期

【主症】咳吐大量脓血痰，或如米粥，或痰血相兼，腥臭异常，有时咯血，胸中烦满而痛，甚则气喘不能卧。

【兼次症及舌脉】身热面赤，烦渴喜饮。舌红或绛，苔黄腻，脉滑数。

【病机要点】热壅血瘀，血败肉腐，成脓外泄。

【治法】排脓解毒。

【代表方】加味桔梗汤。

4. 恢复期

【主症】身热渐退，咳嗽减轻，咯吐脓痰渐少，臭味转淡，痰液转为清稀。

【兼次症及舌脉】精神渐振，食纳好转，或胸胁隐痛，不耐久卧，气短、自汗、盗汗，低热，午后潮热，心烦，口燥咽干，面色不华，形体消瘦，精神萎靡；或见咳嗽，咯吐脓血痰日久不净，或痰液一度清稀而复转臭浊，病情时轻时重，迁延不愈。舌质红或淡红，脉细或细数无力。

【病机要点】邪毒已去，阴伤气耗；或气阴两伤，邪恋正虚。

【治法】益气养阴清热，或扶正托邪。

【代表方】沙参清肺汤或桔梗杏仁煎。

六、转归预后

1. 转归预后与热毒的轻重，正气的强弱，诊治是否及时，辨治是否准确等因素有关。

2. 溃脓期是病情顺和逆的转折点，其关键在于脓液能否通畅排除。

3. 极少数患者若出现大量脓血，应注意其是否阻塞气道，避免突然窒息。若脓溃后流入胸腔，为严重的危候。

七、预防护理

1. 注意寒温适度，起居有节，以防受邪致病。一旦发病，则当及早治疗，力求在未成脓前得到消散，或减轻病情。

2. 发热时应卧床休息，脓溃后体温正常时可嘱患者下床活动，促进排痰。溃脓期可根据病变的部位，进行体位引流。

3. 详细观察痰液的性质、颜色、量、特殊的腥臭味、咯血量等的变化，以判断疾病的病期和变化。

4. 患者的饮食宜清淡，忌烟酒油腻厚味，禁食辛辣刺激和海鲜发物。

八、历代文献述要

1. 肺痈病名首见于《金匮要略》。《金匮要略》对肺痈的病因病机、临床特征已有明确认识，并提出葶苈大枣泻肺汤、桔梗汤。

2. 唐代医家补充了治疗肺痈方剂，其中以《千金要方》的苇茎汤、《外台秘要》的桔梗白散为代表，为后世治疗肺痈的要方。

3. 明、清期间，对肺痈的认识更为深入，在临床症状观察、吉凶预后的判断、治疗原则的确立，以及治疗方药的扩充等方面，都有较全面的论述。

巩固与练习

一、选择题

（一）A 型题

1. 患者李某，女性，56 岁。咳嗽发热，胸痛，咳时尤甚，吐痰腥臭，咯吐脓血，应诊断为(　　)

A. 风热咳嗽　　B. 痰热咳嗽　　C. 肝火犯肺咳嗽
D. 肺痈　　E. 虚热肺痿

2. 肺痈之成痈期的主要病理是(　　)

A. 热伤肺气　　B. 热壅血瘀　　C. 肉腐血败
D. 热毒留恋　　E. 痰热内盛

3. 肺痈之溃脓期的主要病理是(　　)

A. 风邪伤表，内壅于肺　　B. 热毒壅肺，热壅血瘀
C. 热毒炽盛，血败肉腐　　D. 阴伤气耗，邪去正虚
E. 邪气入里，正邪交争

4. 男性，52 岁。肺痈后期，身热渐退，咳嗽减轻，脓血渐少，臭味亦减，此时治宜(　　)

A. 养阴清肺　　B. 滋阴润肺　　C. 清肺化痰
D. 益气养阴　　E. 养阴补肺

（二）B 型题

A. 肺虚津气亏损，失之濡养之虚热证
B. 气滞血瘀之实证
C. 痰热瘀血蕴结、血败肉腐之实热证
D. 阳微阴盛之虚实夹杂证
E. 本虚标实之证

5. 从病理性质上讲，肺痈是(　　)

6. 从病理性质上讲，痰饮是(　　)

二、名词解释

7. 肺痈

三、简答题

8. 肺痈的证候特征是什么？

9. 肺痈溃脓期临床表现如何?

10. 肺痈的基本治疗原则是什么?

四、问答题

11. 肺痈的临床主要特征是什么?

12. 肺痈的病机要点是什么?

13. 肺痈与肺痿如何鉴别?

14. 如何判断肺痈证候的顺逆?

15. 肺痈的治则治法是什么?

16. 肺痈如何分期论治?

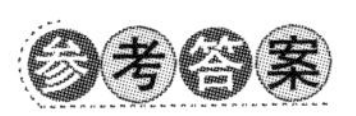

一、选择题

1. D　2. B　3. C　4. A　5. C　6. D

其他题型答案参见本章相关内容。

第六节　肺　　痨

【考点重点点拨】

1. 掌握肺痨的概念、病因病机、鉴别诊断、辨证要点、治则治法及分证论治。

2. 熟悉肺痨的诊断。

3. 了解肺痨的转归预后、预防护理及历代文献述要。

一、概念

1. 主症:以咳嗽、咯血、潮热、盗汗、消瘦、乏力为主要临床特征。

2. 本病是具有传染性的慢性疾病。

3. 病机要点:痨虫蚀肺,耗损肺阴,致阴虚火旺,或气阴两伤,甚则阴损及阳,阴阳两虚。

二、病因病机

（一）病因

肺痨内因正气虚弱，外因痨虫入侵。痨虫传染是发病不可缺少的外因，正虚是发病的基础，是痨虫入侵和发病的主要内因。

1. 感染“痨虫”—外因

痨虫传染是形成本病的惟一因素，而直接接触本病患者是导致痨虫传染的条件。

2. 正气虚弱—内因

（1）先天不足　先天素质不强，小儿发育未充，“痨虫”入侵致病。

（2）酒色劳倦　青壮之年，摄生不当者，酒色过度，耗损精血；或劳倦太过，忧思伤脾，脾虚肺弱，痨虫入侵。

（3）病后失调　大病或久病后失于调治；或胎产之后，失于调养等。

（4）营养不良　生活贫困，营养不充，体虚不能抗邪而感受痨虫。

（二）病机

本病的病位在肺，可传及脾肾、涉及心肝。病机主要为痨出乘虚，侵袭肺脏，腐蚀肺叶，而致肺失清肃。病理属性以肺阴虚为主，可导致气阴两虚，甚则阴损及阳。夹实者，以痰浊、瘀血多见。传至它脏，肺肾同病，兼及心肝，致阴虚火旺；或肺脾同病，气阴两伤。后期肺脾肾三脏交亏，阴损及阳，趋于阴阳两虚的严重局面。

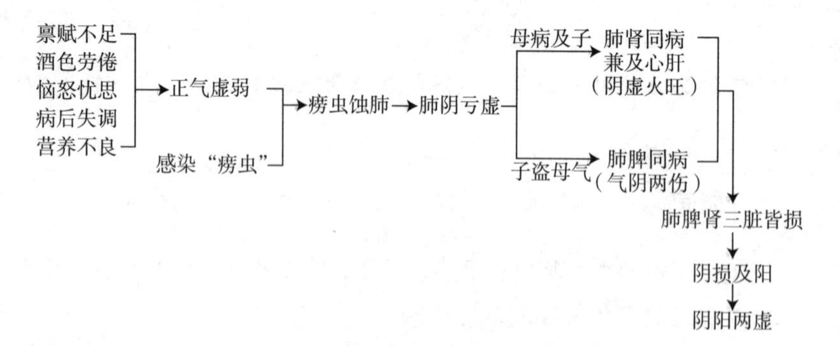

图1-6-1　肺痨病因病机要点示意图

三、诊断

1. 以咳嗽、咯血、潮热、盗汗及形体消瘦为主要临床表现。
2. 初期病人仅感疲劳乏力、干咳、食欲不振，形体逐渐消瘦。
3. 有与肺痨病人密切接触史，但无明确接触史者不能排除。

四、鉴别诊断

1. 肺痨须与虚劳相鉴别

表 1-6-1　肺痨与虚劳鉴别表

	肺痨	虚劳
疾病特点	独立的具有传染性的慢性虚损性疾病	多种慢性疾病虚损证候的总称
传染性	有	没有
病位	肺	五脏并重，以肾为主
病性	阴虚为主	气血阴阳俱虚

2. 肺痨须与肺痿相鉴别

表 1-6-2　肺痨与肺痿鉴别表

	肺痨	肺痿
疾病特点	独立的具有传染性的慢性疾病	多种慢性肺系疾病后期转来
传染性	有	没有
临床主症	咳嗽、咳血、潮热、盗汗，形体消瘦	干咳、咳吐涎沫等
二者联系	肺痨久不愈，后期可以转为肺痿	

五、辨证论治

（一）辨证要点

1. 辨病位、病性

表 1-6-3 肺痨辨病性、病位表

	病位	病性
早期	肺	阴虚为主
中期	肺、脾	气阴两伤
	肺、肾（肝）	阴虚火旺
晚期	肺脾肾等多脏	阴阳两虚

2. 辨证候顺逆

表 1-6-4 肺痨辨证候顺逆表

	表现	病机
顺证	无气短不续；无大热或低热转轻；无痰壅咯血；脉来有根	元气未衰，胃气未伤
逆证	大肉脱陷，骨蒸发热，潮热持续不解；大量咯血，反复发作；短气不续，动则大汗，声音低微；脉来浮大无根，或细而数疾	元气衰败，胃气大伤

（二）治则治法

1. 治疗当以补虚培元和抗痨杀虫为原则，根据体质强弱分别主次，尤须重视补虚培元，增强正气，以提高抗病能力。

2. 调补脏器重点在肺，同时补益脾肾，尤须重视补脾。

3. 治疗大法以滋阴为主，火旺者兼以降火，如合并气虚、阳虚见证者，当同时兼顾。用药当以甘寒养阴为主，酌配苦寒降火之品，注意中病即止。

4. 抗痨杀虫，是肺痨的重要治法，在辨证论治的基础上应十分重视抗痨药物的使用。

（三）分证论治

1. 肺阴亏损证

【主症】干咳，咳声短促，少痰或痰中带有血丝，色鲜红。

【兼次症及舌脉】午后自觉手足心热，或见少量盗汗，口干咽燥，胸闷隐痛，舌质红，苔薄少津，脉细或兼数。

【病机要点】痨虫蚀肺，阴津受伤，阴虚肺燥。

【治法】滋阴润肺杀虫。

【代表方】月华丸。

2. 虚火灼肺证

【主症】呛咳气急，痰少质黏，反复咯血，量多色鲜。

【兼次症及舌脉】五心烦热，颧红，口渴心烦，或吐痰黄稠量多，胸胁掣痛，失眠多梦，男子梦遗，女子月经不调，骨蒸潮热，盗汗量多，形体日益消瘦，舌红绛而干，苔薄黄而剥，脉细数。

【病机要点】肺肾阴虚，虚火灼肺。

【治法】滋阴降火。

【代表方】百合固金汤合秦艽鳖甲散。

3. 气阴耗伤证

【主症】咳嗽无力，痰中偶或夹血，血色淡红，气短声低。

【兼次症及舌脉】神疲倦怠，午后潮热，身体消瘦，食欲不振，面色㿠白，颧红。或伴有畏风怕冷，自汗与盗汗可并见，纳呆神缺，便溏。舌质嫩红，边有齿印，苔薄，脉细弱而数。

【病机要点】气阴耗伤，肺脾同病。

【治法】养阴润肺，益气健脾。

【代表方】保真汤或参苓白术散。

4. 阴阳两虚证

【主症】痰中或见夹血，血色暗淡，咳逆喘息少气，形体羸弱，劳热骨蒸，面浮肢肿。

【兼次症及舌脉】潮热，自汗，盗汗，声嘶或失音，心慌，唇紫，肢冷，形寒，或五更泄泻，口舌生糜，男子遗精阳痿，女子经少、经闭。舌质光红少津，或舌质淡体胖，边有齿痕，脉细而数，或虚大无力。

【病机要点】阴阳两虚。

【治法】滋阴补阳。

【代表方】补天大造丸。

六、转归预后

1. 本病的预后，主要取决于体质的强弱，病情的轻重，治疗的迟早。

2. 肺阴亏虚证多发生在病程的早期，治疗及时，预后良好；阴虚火旺及气阴两虚的患者，积极诊治一般预后也可。

3. 阴损及阳导致的阴阳两虚证，多数是本病的晚期阶段，预后多为不良。

七、预防护理

1. 本病具有传染性，应予隔离治疗或专科治疗。嘱患者切勿随地吐痰。病室环境应该安静整洁，阳光充足，空气新鲜。加强病室及患者的用具、排泄物的清洁消毒。

2. 肺痨患者，应安静卧床休息，不要高声讲话或剧烈咳嗽；大量咳血时绝对卧床休息，痰血阻于喉间须及时咳出。

3. 患病之后，不仅要耐心治疗，更应重视摄生，戒酒色，节起居，禁恼怒，慎寒温，适当进行体育锻炼，如太极拳、气功等。

4. 饮食调养，可吃甲鱼、雌鸡、老鸭、牛羊乳、蜂蜜以及白木耳、百合、山药、藕、枇杷之类，以补肺润燥生津，忌辛辣之物。

八、历代文献述要

1. 历代对于本病的病名记载有多种，大概分为两类：一类是以其具有传染性而定名的，如尸注、虫疰、传尸、鬼疰等；一类是以其症状特点而定名的，如骨蒸、劳嗽、肺痿疾、伏连、急痨等。《内经》、《金匮要略》对于肺痨的临床表现有比较详细的记载。

2. 华佗《中藏经·传尸》已认识到本病具有传染的特点。宋·许叔微《普济本事方·诸虫尸鬼注》提出本病是由“肺虫”引起。

3. 元·葛可久《十药神书》收载十方，为治疗肺痨我国现存的第一部专著。

4. 明·虞抟提出“杀虫”和“补虚”的两大治疗原则。

巩固与练习

一、选择题

（一）A 型题

1. 肺痨发病的关键是（　　）

A. 痨虫传染　　B. 正气虚弱
C. 与肺痨患者有密切接触　　D. 内伤久病
E. 营养不良

2. 以下哪一项不是肺痨的四大主症（　　）

A. 咳嗽　　B. 消瘦　　C. 咳血
D. 潮热　　E. 盗汗

3. 患者，男，27 岁。干咳少痰，咳声短促，痰中带血，五心烦热，时有盗汗，形体消瘦，胸部闷痛隐隐，舌红少苔，脉细数。痰中找到抗酸杆菌。其诊断是（　　）

A. 内伤咳嗽，肺阴亏耗　　B. 肺痨，肺肾阴虚
C. 肺痨，肺阴亏损　　D. 喘证，肺虚
E. 虚劳，肺阴虚

（二）B 型题

A. 保真汤　　B. 月华丸　　C. 八珍汤
D. 补天大造丸　　E. 补肺汤

4. 肺痨之气阴耗伤证最适宜的方剂是（　　）
5. 肺痨之阴阳虚损证最适宜的方剂是（　　）

二、名词解释

6. 肺痨
7. 痨瘵

三、简答题

8. 肺痨的病因是什么。
9. 肺痨的证候特征是什么。
10. 肺痨的治疗原则是什么。

四、问答题

11. 肺痨的主要症状有哪些?
12. 肺痨的主要病机要点是什么?
13. 肺痨的主要治则治法是什么?
14. 肺痨如何分证论治?

一、选择题

1. B　2. B　3. C　4. A　5. D

其他题型答案参见本章相关内容。

第七节　肺　　胀

【考点重点点拨】

1. 掌握肺胀的概念、病因病机、鉴别诊断、辨证要点、治则治法及分证论治。
2. 熟悉肺胀的诊断。
3. 了解肺胀的转归预后、预防护理及历代文献述要。

一、概念

1. 主症：咳嗽、咳痰、喘息气促、胸部膨满、憋闷如塞，甚或唇甲紫绀，心悸浮肿等为主要临床表现，严重者常并见高热、昏迷、痉厥、出血以及喘脱等危候；其中咳嗽、咳痰、喘憋、胸膺胀满为本病的主要临床诊断依据。

2. 病机要点：肺脾肾三脏虚损，痰瘀阻结，气道不畅，肺气壅滞，胸膺胀满，不能敛降。

二、病因病机

肺胀因久病肺虚，痰浊（水饮）、瘀血内停于肺，复感外邪，诱使病情加剧。久病肺虚是发病基础，感受外邪为病情反复、加重的诱因。痰浊、水饮、瘀血是肺胀的主要致病因素，虚、痰（饮）、瘀贯穿肺胀发病始终。

1. 久病肺虚

内伤久咳、久哮、久喘、肺痨等多种慢性肺系疾患迁延失治，或长期吸烟、吸入粉尘等伤肺，使肺之体用俱损。久病肺虚，成为发病基础。

2. 感受外邪

肺虚卫外不固，易致六淫外邪反复乘袭。反复感邪诱发本病，是肺胀日益加重的主要原因，六淫之中尤以风寒常见，故肺胀冬春寒冷时节最易复发。

肺胀病变首先在肺，继则影响脾、肾，后期病及心肝。外邪从口鼻、皮毛入侵，每多首先犯肺，致肺失宣降，肺气上逆而为咳，升降失常则为喘。若肺病及脾，子耗母气，脾失健运，则可导致肺脾两虚。肺肾金水相生，若金不生水，肺伤及肾，致肺肾俱虚，肺不主气，肾不纳气，气喘日益加重，呼吸短促难续，动则尤甚。宗气贯于心肺，心阳根于命门真火，故肺肾虚衰，可进一步导致心肾阳衰，而出现喘脱危候。肺与心肝经脉相通，肺气辅佐心脏运行血脉，肺虚痰浊阻滞，肺之治节失职，则血行涩滞，血瘀肺脉，病久肺病及心，心主血，损及心之气血。肝藏血、主疏泄，为调血之脏。心脉不利，肝失疏调，血郁于肝，瘀结胁下，则致癥积；痰浊壅盛，或痰热内扰，蒙蔽心窍。心神失主，则意识朦胧、嗜睡或烦躁，甚至昏迷；若肝郁化火刑金、火郁化风可见震颤、肉瞤，甚则抽搐痉厥；气虚不能摄血、血瘀痰阻、血不归经或痰热迫血妄行，则见咳血、吐血、便血等；病情进一步发展可阴损及阳，出现肢冷、汗出、脉微弱等元阳欲脱、阴阳消亡之象。

肺胀的病理因素主要为痰浊水饮与血瘀互为影响，兼见同病；痰饮的产生，病初由肺气郁滞，脾失健运，津液不归正化而成；渐因肺虚不能化津，脾虚不能转输，肾虚不能蒸化；或肺阴亏虚，虚火灼津为痰。瘀血的产生，主要因肺气郁滞和/或痰浊内阻、气滞血瘀；久因肺虚不能助心主治节而血行不畅，心之阳气虚损，血失推动，脉失温煦所致。其病理因素之间也可相互影响和转化，如痰从寒化则成饮；饮溢肌表则为水；痰浊久留，肺气郁滞，心脉失畅则血郁为瘀；瘀阻血脉，“血不利则为水”，但一般早期以痰浊为主，渐而痰瘀并见，终至痰浊、血瘀、水饮错杂为患。

本病病理性质多属标实本虚，但有偏实、偏虚的不同，主要以肺、脾、肾虚损为本虚一方，以痰浊、水饮、气滞、血瘀为标实一面，形成本虚与邪实相互为患，相互夹杂，伤及气血，损及五脏的病理过程。感邪则偏于邪实，平时偏于本虚。本虚早期多属气虚、气阴两虚，由肺而及脾、肾；晚期气虚及阳，以肺、肾、心为主，或阴阳两虚，但纯阴虚者罕见。正虚与邪实每多互为因果，如阳气不足，卫外不固，易感外邪，痰饮难蠲；阴虚者则外邪、痰浊易从热化，故虚实证候常夹杂出现，每致愈发愈频，甚则持续不已，难以缓解。

总之，肺胀的基本病机要点是久病肺虚，复感外邪，痰浊、水饮、瘀血内停，壅阻肺气，肺气胀满，不能敛降，发为肺胀。

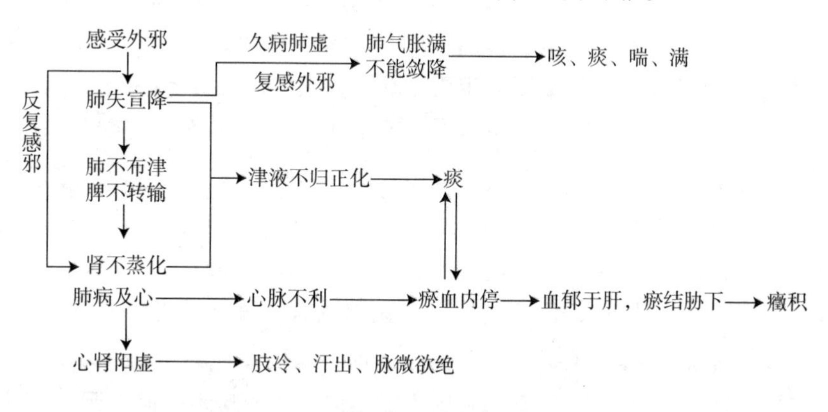

图 1－7－1 肺胀病因病机要点示意图

三、诊断

1. 有慢性肺系疾病病史。反复发作，时轻时重，病久难愈。

2. 必备的临床表现有：喘息气促，咳嗽，咯痰，胸部膨满，憋闷如塞；甚者可见面色、唇甲青紫，心悸，肢体浮肿；严重者常并见发热、昏迷、抽搐、出血等喘脱危重证候。可概括为喘、咳、痰、满；

绀、悸、肿；热、汗、昏、血、脱三期十二候。

3. 查体可见肺气肿体征，肺部哮鸣音或痰鸣音及湿性啰音。

4. 常因外感而诱发，其他因素，如劳倦过度，情感刺激等也可诱发。

四、鉴别诊断

肺胀须与喘证、哮病相鉴别

表1-7-1 肺胀与哮病、喘证鉴别表

	肺胀	喘证	哮病
特点	独立的肺系疾病	多种肺系疾病的一个临床症状	独立的肺系疾病
临床表现	除咳嗽、咳痰、喘息外，尚有胸部膨满、憋闷如塞等特征	呼吸困难，甚则张口抬肩，鼻翼煽动，不能平卧	发作性的痰鸣气喘，缓解如常人
发病特点	多种慢性肺系疾病反复迁延的最终结局	可见于多种急慢性疾病发病过程中	常突然发病，迅速缓解
病因病机	痰浊、水饮、瘀血内停，壅阻肺气，肺气胀满，不能敛降	实喘：邪壅于肺，宣降失司 虚喘：肺不主气，肾失摄纳	邪引伏痰，搏击气道
联系	哮病和喘证反复发作，迁延不愈，最终可以发展为肺胀		

五、辨证论治

（一）辨证要点

1. 辨标本虚实

表1-7-2 肺胀标本虚实鉴别表

标实本虚		症状
标实	痰浊	黏痰、浊痰壅塞，不易咯出
	痰热	痰黄量多或难咯出
	气滞	气逆胸中，胸膨胀满更甚
	瘀血	面色晦暗，唇舌紫暗，爪甲青紫
	外邪	有寒热之表证，且喘咳上气、胸闷胀满诸症皆因之加剧

续表

标实本虚		症状
本虚	肺虚	平素自汗，怕风，常易感冒，气短声低，面色㿠白，咯痰清稀色白，每因气候变化而诱发
	脾虚	平素食少脘痞，痰多常呈泡沫状，气短不足以息，少气懒言，常因饮食不当或劳累而诱发。面色萎黄，倦怠乏力，便溏，或食油腻易腹泻
	肾虚	平素气短息促，动则为甚，吸气不利，不耐劳累，腰酸腿软。或畏寒肢冷，面色苍白、自汗，或颧红，烦热，脑转耳鸣，汗出黏手
	心虚	心悸、面唇青紫

2. 辨脏腑阴阳

表1-7-3 脏腑阴阳鉴别表

证型	症状	舌脉	脏腑病位
气虚	气短，少气懒言，倦怠，纳差，便溏	舌体胖，舌质淡，脉濡细	肺、脾
阴虚	口干咽燥，五心烦热	舌红苔少或少津，脉细数	肺、脾、肾
阳虚	怯寒肢冷，心悸，小便清长或尿少	舌淡胖，脉沉迟	肺、肾、心
阴阳两虚	同时有阴虚合阳虚症状	舌淡胖，脉沉迟	肺、肾、心
阴竭阳脱	神志昏迷，汗出肢冷	脉浮大无根或见歇止	五脏

3. 辨证候轻重

表1-7-4 证候轻重鉴别表

程度	表证有无	症状	病情分期
轻	多无外邪侵袭	仅见喘咳上气，胸闷胀满，动则加重	稳定期
中	可兼见寒热表证	鼻煽气促，张口抬肩、目胀欲脱，烦躁不安，痰多难咯	加重期
重	多数患者寒热表证已祛	心慌动悸，面唇紫绀，肢体浮肿，吐血、便血、谵妄、嗜睡昏迷，抽搐或厥脱等候	病情危重，需急救处理

（二）治则治法

1. 根据“感邪时偏于标实，平时偏于本虚”的不同，有侧重地选用扶正与祛邪的不同治则。

2. 标实者，以外邪、痰浊、水饮、瘀血等为突出表现，根据病邪的性质，分别采取祛邪宣肺（辛温、辛凉），降气化痰（温化、清化），温阳利水（通阳、淡渗），活血祛瘀，甚或开窍、息风、止血等法。

3. 本虚者，当以补养心肺，益肾健脾为主，或气阴兼调，或阴阳兼顾。正气欲脱时则应扶正固脱，救阴回阳。

4. 虚实夹杂者，应扶正与祛邪共施，根据标本缓急，扶正与祛邪当有所侧重。

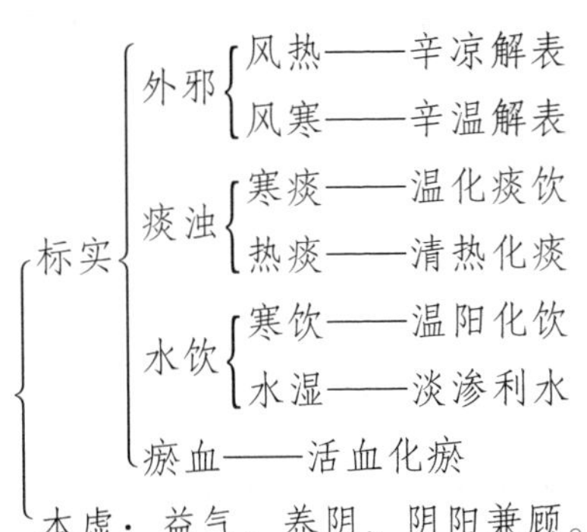

根据脏腑病位补肺、健脾、滋肾、调肝、养心。

（三）分证论治

1. 痰浊阻肺证

【主症】胸满，咳嗽痰多，色白黏腻或呈泡沫，短气喘息，稍劳即著。

【兼次症及舌脉】怕风易汗，脘腹痞胀，纳少，泛恶，便溏，倦怠乏力，腰疼膝软。舌质偏淡或淡胖，苔薄腻或浊腻，脉象细滑。

【病机要点】痰浊蕴肺，肺失宣降。

【治法】化痰降逆。

【代表方】苏子降气汤合三子养亲汤。

2. 痰热郁肺证

【主症】咳逆喘息气粗，胸满，咯痰黄或白，黏稠难咯。

【兼次症及舌脉】身热，烦躁，目睛胀突，溲黄，便干，口渴欲饮，或发热微恶寒，咽痒疼痛，身体酸楚，出汗，舌质红或边尖红，舌苔黄或黄腻，脉滑数或浮滑数。

【病机要点】痰热壅肺，肺气上逆。

【治法】清肺化痰，降逆平喘。

【代表方】越婢加半夏汤或桑白皮汤。

3. 痰蒙神窍

【主症】意识朦胧，表情淡漠，嗜睡，或烦躁不安，或昏迷，谵妄，撮空理线。

【兼次症及舌脉】或肢体瞤动，抽搐。咳逆喘促，咯痰黏稠或黄黏不爽，或伴痰鸣，唇甲青紫。舌质暗红或淡紫，或紫绛，苔白腻或黄腻，脉细滑数。

【病机要点】痰浊上扰，蒙蔽清窍。

【治法】涤痰，开窍，息风。

【代表方】涤痰汤。

4. 肺肾气虚

【主症】呼吸浅短难续，甚则张口抬肩，倚息不能平卧，咳嗽，痰白如沫，咯吐不利，胸满闷窒。

【兼次症及舌脉】声低气怯，心慌，形寒汗出，面色晦暗，或腰膝酸软，小便清长，或尿后余沥，或咳则小便自遗。舌淡或暗紫，苔白润，脉沉细虚数无力，或有结代。

【病机要点】肺失宣肃，肾不纳气。

【治法】补肺纳肾，降气平喘。

【代表方】补肺汤合平喘固本汤。

5. 阳虚水泛

【主症】喘咳不能平卧，咯痰清稀，胸满气憋。

【兼次症及舌脉】面浮，下肢肿，甚则一身悉肿，腹部胀满有水，尿少，脘痞，纳差，心悸，怕冷，面唇青紫。舌胖质暗，苔白滑，脉沉细滑或结代。

【病机要点】脾肾阳虚，水湿泛滥。

【治法】温肾健脾，化饮利水。

【代表方】真武汤合五苓散。

六、转归预后

其转归预后与患者体质、年龄、病程、病情、环境及治疗及时与否等诸多因素有关。

1. 凡体质强，年龄轻，病程短，病情轻，环境较好，治疗及时得当，摄生有方者，可使病情基本稳定而带病延年。

2. 发病后若不及时控制，极易发生变端。病程中如见气不摄血，咳吐泡沫血痰，或吐血、便血；或痰迷心窍，肝风内动，谵妄昏迷，震颤，抽搐；或见喘脱，神昧，汗出，肢冷，脉微欲绝者，均为病情危重，如不及时救治，则预后不良。

七、预防护理

1. 重视原发病的治疗。防治反复感冒、慢性咳喘是预防本病的关键。

2. 既病之后，应注意保暖，尤其秋冬季节、气候变化时节，注意避免感受外邪，致使病情加剧。

3. 重视缓解期的综合治疗，尤其教育患者在缓解期加强呼吸训练和体能锻炼。服用扶正固本的方药提高抗病能力。

4. 戒烟酒，饮食应富有营养且易消化。

5. 练习有效咳嗽，昏迷病人尤其重视排痰，保持呼吸道通畅。

八、历代文献述要

1.《内经》首次提出了“肺胀”病名，指出了本病虚满的基本性质和典型症状。

2. 汉·张仲景《金匮要略》指出了本病的主症，也论及该病治法。提示肺胀与支饮既有区别又有联系。

3. 隋·巢元方《诸病源候论》记载了肺胀的发病机制，突出论述肺胀病机为肺虚反复为邪所乘，久病肺虚是其发病的基础。

4. 元·朱丹溪《丹溪心法》提出该病病理因素主要是“痰夹瘀血碍气”所致。

巩固与练习

一、选择题

（一）A 型题

1. 记载“肺胀而咳，或左或右不得眠，此痰挟瘀血碍气而病”者，是哪一书？（　　）

A.《诸病源候论·咳逆短气候》

B.《金匮要略·肺痿肺痈咳嗽上气病》

C.《金匮要略·痰饮咳嗽病》

D.《灵枢·胀病》

E.《丹溪心法·咳嗽》

2. 肺胀的病理因素，主要责之于：（　　）

A. 肺肾两虚，气失摄纳

B. 心肾阳虚，水气凌心

C. 痰浊水饮与血瘀互为影响，兼见同病

D. 痰气交阻，伤及肺脾肾，本虚标实

E. 阴盛阳微，本虚标实

3. 患者咳喘多年，神志恍惚，谵语，烦躁不安，咳逆喘促，咯痰不爽，继则嗜睡，昏迷，抽搐，舌质暗红，苔白腻，脉细滑数。其治法是：（　　）

A. 豁痰熄风定痫　　B. 熄风通络镇痉　　C. 清热化痰开窍

D. 涤痰开窍熄风　　E. 豁痰顺气平肝

（二）X 型题

4. 出现下列哪些症状时，提示肺胀病情危重？

A. 心慌动悸　　B. 面唇紫绀　　C. 肢体浮肿

D. 咳吐脓血　　E. 嗜睡昏迷

二、名词解释

5. 肺胀

三、简答题

6. 肺胀与哮病、喘证如何鉴别。

四、问答题

7. 肺胀的主要临床表现有哪些？

8. 肺胀的病机要点是什么？

9. 肺胀与哮病、喘证如何鉴别？

10. 肺胀如何分证论治？

一、选择题

1. A　2. C　3. D　4. ABCE

其他题型答案参见本章相关内容。

第二章　心脑病证

第一节　心　　悸

【考点重点点拨】

1. 掌握心悸的概念、病因病机、鉴别诊断、辨证要点、治则治法及分证论治。

2. 熟悉心悸的诊断。

3. 了解心悸的转归预后、预防护理及历代文献述要。

一、概念

1. 主症：以病人自觉心中急剧跳动，惊慌不安，不能自主，或脉见参伍不调为诊断本病的主要依据。

2. 病机要点：气血阴阳亏虚，或痰饮瘀血阻滞，致心失所养，心脉不宁。

二、病因病机

心悸的病因较为复杂，既有因体质、饮食劳倦或情志所伤，亦有因感受外邪或药治失当所致。病机包括虚实两方面，虚为气血阴阳亏虚，引起心失所养；实为痰浊、瘀血、水饮导致心脉不畅。

1. 体虚劳倦

禀赋不足，素体亏虚；久病失治失养；劳倦过度或房事不节，年老体弱，不善调摄，皆可使气血阴阳不足，心失所养，发为心悸。

2. 七情所伤

平素心虚胆怯，暴受惊恐，易致心气不敛；思虑过度，劳伤心脾，暗耗阴血，心失所养；长期抑郁，肝郁气滞，而致心神不宁，心脉不畅；暴怒伤肝，肝火上炎，上扰于心；凡此种种，皆可致心脉紊乱而心悸。

3. 感受外邪

感受风湿热邪，或风寒湿邪，或瘟病、疫毒，邪毒内侵于心，引起心悸。如春温、风温、暑温、瘟疫、白喉、梅毒等等。

4. 药食不当

嗜食膏粱厚味，煎炸炙煿，蕴热化火生痰，痰火扰心，发为心悸。饮食不节，损伤脾胃，水湿运化失常，闭阻心脉，而致心悸。某些药物用量大或因本身有毒性作用出现毒副作用，药毒损心，引发心悸。西药如洋地黄、氨茶碱、异丙肾上腺素、麻黄素；中药如附子、乌头、麻黄、细辛。

总之，心悸的病位主要在心，与脾、肾、肺、肝四脏功能失调有关。病性为本虚标实，其本为气血不足，阴阳亏虚；其标为血瘀、痰浊、水饮、毒邪，临床表现多虚实并见。

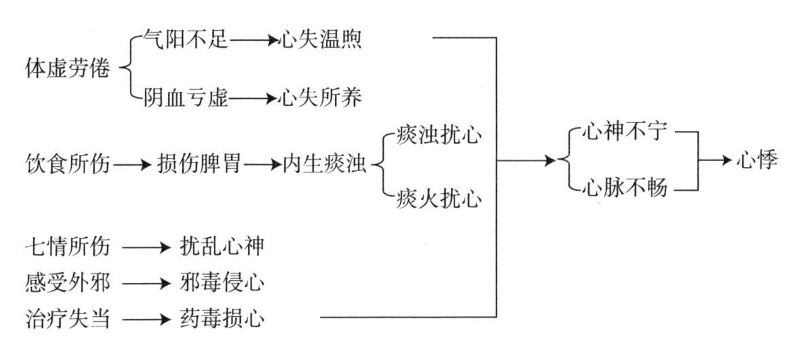

图 2－1－1　心悸病因病机要点示意图

三、诊断

1. 自觉心慌不安，心跳剧烈，不能自主，伴有胸闷不适，气短乏力，头晕，甚至喘促，肢冷汗出，或见晕厥。

2. 脉象可有数、疾、促、结、代、沉、迟等变化。

3. 常由情志刺激、惊恐、紧张、劳倦过度、饮酒饱食等因素而诱发。重者可无诱因，静息即发。

四、鉴别诊断

1. 心悸须与奔豚相鉴别

表 2-1-1 心悸与奔豚鉴别表

	心悸	奔豚
病因	可因情志所伤，但多由饮食、劳倦内伤、外邪、药毒所致	情志不遂，惊恐得之
病机要点	心神不宁或/和心脉不畅	肝气机逆乱
症状	心跳心慌、不能自主，或/和脉象参伍不调	气从少腹上冲咽喉，呈发作性，不发作如常人

2. 心悸须与胸痛相鉴别

表 2-1-2 心悸与胸痛鉴别表

	心悸	胸痛
病因	体质虚弱、饮食劳倦或情志所伤，感受外邪，药物中毒	寒邪内侵，饮食不节，情志内伤，肾气亏虚
病机要点	心神不宁或/和心脉不畅	心脉挛急或/和心脉闭阻
主证	心跳心慌、不能自主，或/和心脉参伍不调	膻中部或左胸膺部发作性或持续性疼痛，分别表现为厥胸痛和真胸痛
兼症	头晕、胸闷、疲乏、气短、严重者喘促、晕厥、甚或猝死	真胸痛常出现心悸、喘脱、昏厥甚至厥脱

五、辨证论治

（一）辨证要点

1. 辨惊悸与怔忡

表 2-1-3 惊悸与怔忡鉴别表

	惊悸	怔忡
病因	情志诱发，因惊而悸	无惊自悸，多由饮食、劳倦内伤、外邪、药毒所致
发病情况	多阵发性，病程短	悸动不已，稍劳加重，常持续心悸
心脉痼疾	无	多有

续表

	惊 悸	怔 忡
全身情况	较好，实证居多	较差，虚实夹杂，虚证为多
转化	病情轻，可自行缓解，部分转为怔忡	病程长或病情较重，某些类型易发生猝死

2. 结合辨病辨证

表 2－1－4 辨病辨证表

疾 病	病 机
功能性心律失常	心虚胆怯，心神动摇
冠心病	阳虚血瘀，火痰瘀交阻
病毒性心肌炎	初多风温热邪杂至，继之热毒犯心，随后气阴两虚，瘀阻络脉
病态窦房结综合征	心阳不振，心搏无力
肺源性心脏病	虚实兼夹为患，多心肾阳虚为本，水饮内停为标
风心病	风湿热邪杂至，合而为痹，痹阻心脉

3. 辨心悸常见脉象

表 2－1－5 心悸脉象辨别表

类 别	脉 象
快速性心悸	数脉、疾脉、极脉、脱脉、浮合脉
缓慢性心悸	迟脉、缓脉、损脉、败脉、夺精脉
不齐性心悸	结脉、代脉、促脉、雀啄脉、解索脉、涩脉、屋漏脉

（二）治则治法

1. 在脏腑辨治方面，治心为主，兼及它脏。要区分虚实治疗。

2. 由脏腑气血阴阳亏虚、心神失养所致者，治当补益气血，调理阴阳，以求气血调畅，阴平阳秘，配合应用养心安神之品，促进脏腑功能的恢复。

3. 因痰浊、水饮、瘀血等实邪所致者，治当化痰、涤饮、活血化瘀，配合应用重镇安神之品，以求邪去正安，心神得宁。

4. 对于怔忡，主要使用扶正、活血、化瘀、利水、逐饮等方法。

对于惊悸，主要使用镇潜安神、养心安神、疏肝理气等方法。

（三）分证论治

1. 心虚胆怯

【主症】心悸，善惊易恐，稍惊即发，劳则加重。

【兼次症及舌脉】胸闷气短，自汗，坐卧不安，恶闻声响，少寐多梦而易于惊醒。舌质淡红，苔薄白，脉动数，或细弦。

【病机要点】心气不足，胆气怯弱。

【治法】益气养心，镇惊安神。

【代表方】安神定志丸加减。

2. 心血不足

【主症】心悸气短，失眠多梦，头晕目眩。

【兼次症及舌脉】神疲乏力，健忘，面色无华，口唇色淡，纳少腹胀，大便溏薄。舌质淡，苔薄白，脉细弱。

【病机要点】心脾两虚，气血不足，心失所养，心神不宁。

【治法】补血养心，益气安神。

【代表方】归脾汤加减。

3. 阴虚火旺

【主症】心悸失眠，五心烦热，思虑劳心则甚。

【兼次症及舌脉】形瘦，潮热盗汗，腰酸膝软，视物昏花，两目干涩，咽干口燥，筋脉拘急，肢体麻木，急躁易怒。舌红少津，苔少或无，脉细数。

【病机要点】肾水亏虚，水不涵木，心火内动，扰动心神。

【治法】滋阴清火，养心安神。

【代表方】天王补心丹合朱砂安神丸加减。

4. 心阳不振

【主症】心悸不安，动则尤甚，形寒肢冷。

【兼次症及舌脉】胸闷气短，面色㿠白，自汗，畏寒喜温，或伴胸痛。舌质淡，苔白，脉虚弱，或沉细无力。

【病机要点】久病体虚，损伤心阳，心失温养。

【治法】温补心阳。

【代表方】桂枝甘草龙骨牡蛎汤合参附汤加减。

5. 水饮凌心

【主症】心悸眩晕，肢面浮肿，下肢为甚，甚者咳喘，不能平卧。

【兼次症及舌脉】胸脘痞满，纳呆食少，渴不欲饮，恶心呕吐，形寒肢冷，小便不利。舌质淡胖，苔白滑，脉弦滑，或沉细而滑。

【病机要点】阳虚不能化水，水饮内停，上凌于心。

【治法】振奋心阳，化气行水。

【代表方】苓桂术甘汤。

6. 瘀阻心脉

【主症】心悸，心胸憋闷，胸痛时作。

【兼次症及舌脉】两胁胀痛，善太息，形寒肢冷，面唇青紫，爪甲青紫。舌质暗或有瘀点、瘀斑，脉涩或结或代。

【病机要点】气机郁滞或阳气亏虚，心血瘀阻，心脉不畅。

【治法】活血化瘀，理气通络。

【代表方】桃仁红花煎。

7. 痰火扰心

【主症】心悸气短，心胸痞闷，烦燥失眠。

【兼次症及舌脉】食少腹胀，恶心呕吐，口干口苦。舌苔白腻或黄腻，脉弦滑。

【病机要点】痰浊阻滞，郁而化热，心脉不畅。

【治法】理气化痰，宁心安神。

【代表方】黄连温胆汤。

8. 邪毒犯心

【主症】心悸，胸闷，气短，左胸隐痛。

【兼次症及舌脉】发热，恶寒，咳嗽，神疲乏力，口干渴。舌质红，少津，苔薄黄，脉细数或结代。

【病机要点】外感风热，邪毒犯心，耗伤气阴，心神失养。

【治法】清热解毒，益气养阴。

【代表方】银翘散合生脉散。

六、转归预后

1. 心悸仅为偶发，短暂阵发者，一般易治或不药而解。

2. 反复发作，或长时间持续发作者，较为难治。

3. 心悸预后主要取决于本虚标实的程度，邪实轻重、脏损多少，治疗当否及脉象变化情况。

4. 脉象促、过迟、频发结代、乍疏乍数者，治疗颇为棘手。

5. 心悸合并晕厥、喘促、水肿、真胸痛、厥脱等变证，预后极差，若不及时抢救，可能发生猝死。

七、预防护理

1. 治疗引起心悸的基础疾病。

2. 精神调摄，保持心情舒畅，提高抗病能力。

3. 饮食有节，忌过饥、过饱、烟酒、浓茶，宜低脂、低盐饮食。

4. 起居有常，轻症可从事适当体力活动，以不觉劳累、不加重症状为度，避免剧烈活动。

八、历代文献述要

1. 《内经》无惊悸、怔忡的病证名称，但有关于惊悸、怔忡临床证候、病因病机及脉象的一些论述。

2. 汉·张仲景在《金匮要略》中，正式以惊悸为病名，阐明心悸可由阴血亏虚、水饮凌心、惊恐而致。

3. 宋·严用和《济生方·惊悸怔忡健忘门》分别对惊悸、怔忡的病因病机、病情演变、治法方药等，做了比较详细的论述。

4. 明·虞抟《医学正传·惊悸怔忡健忘证》对惊悸、怔忡两者的区别做了具体叙述。

5. 清·王清任对瘀血导致的心悸作了补充，指出可用血府逐瘀汤治疗此类心悸，开创了活血化瘀法治疗心悸的先河。

巩固与练习

一、选择题

（一）A型题

1. 对惊悸、怔忡的区别与联系有详尽的描述的中医古籍是(　　)
   A.《伤寒杂病论》　B.《黄帝内经》　C.《医林改错》
   D.《千金方》　E.《医学正传》
2. 下列哪一项不是心悸的诊断要点(　　)
   A. 自觉心搏异常，或快速，或缓慢
   B. 伴有胸闷不舒，易激动，心烦寐差
   C. 多见于中青年女性
   D. 可见数、促、结、代、缓、沉、迟等脉象
   E. 常由情志刺激，惊恐、紧张、劳倦、饮酒、饱食等因素而诱发
3. 由于心悸实证伴见心神不宁，治疗时应酌情应用(　　)
   A. 养心安神之法　B. 镇心安神之法　C. 开窍安神之法
   D. 健脾养心之法　E. 平肝镇惊之法

（二）B型题

A. 多呈持续性发作，但病情较轻
B. 多与情绪因素有关，实证居多
C. 多由久病体虚，心脏受损所致，虚证居多
D. 多呈阵发性发作，但病情较重
E. 可以自己控制其发作

4. 上述关于疾病的特点中，符合惊悸特点的是(　　)
5. 上述关于疾病的特点中，符合怔忡特点的是(　　)

A. 干姜、肉豆蔻　B. 生地、麦冬　C. 沙参、石斛
D. 附子、黄芪　E. 当归尾、细辛

6. 心悸病心血不足证患者，若兼见阳虚甚而汗出肢冷，常可于方剂中加入(　　)。

7. 心悸病心血不足证患者，若兼见五心烦热，盗汗潮热，常可于方剂中加入(　　)。

A. 一息七至　　B. 一息六至　　C. 一息三至

D. 一息四至　　E. 一息二至

8. 心悸患者的缓脉的脉率是(　　)。

9. 心悸患者的疾脉的脉率是(　　)。

(三) X 型题

10. 心悸实证的病机是(　　)

A. 痰热扰心　　B. 心阳不振　　C. 心血瘀阻

D. 心肾不交　　E. 心气亏虚

二、名词解释

11. 心悸

12. 怔忡

三、问答题

13. 心悸如何分证论治?

14. 心悸的主要临床表现是什么? 常见哪些伴随症状?

15. 心悸可见何种脉象?

16. 惊悸和怔忡如何辨别?

17. 心悸如何分证论治?

参考答案

一、选择题

1. E　2. C　3. B　4. B　5. C　6. D　7. B　8. D　9. A　10. AC

其他题型答案参见本章相关内容。

第二节 胸 痛

【考点重点点拨】

1. 掌握胸痛的概念、病因病机、鉴别诊断、辨证要点、治则治法及分证论治。

2. 熟悉胸痛的诊断。

3. 了解胸痛的转归预后、预防护理及历代文献述要。

一、概念

1. 主症：以膻中部位或左胸膺部发作性憋闷、疼痛为主要症状，轻者胸闷隐痛，呼吸欠畅；重者疼痛如绞榨样或压榨感，胸痛彻背，背痛彻心。

2. 病机要点：心脉痹阻。

二、病因病机

胸痛多在饮食不节、情志失调、寒邪侵袭、劳累过度等病因的作用下，产生心脉挛急或闭塞而发胸痛。

1. 寒邪内侵

素体阳虚，胸阳不振，阴寒之邪乘虚而入，寒凝气滞，胸阳不展，血行不畅，而发本病。

2. 饮食失调

恣食肥甘厚味，日久损伤脾胃，运化失司，聚湿成痰，上犯心胸，清阳不展，气机不畅，心脉痹阻，遂成本病；或痰浊久留，痰瘀交阻，亦成本病；或饱餐伤气，推动无力，气血运行不畅而发本病。

3. 情志失节

郁怒伤肝，肝失疏泄，肝气郁结，气滞血瘀；或忧思伤脾，脾虚失运，津液不输，聚而为痰；气滞、痰瘀痹阻心脉，心脉挛急或闭塞，发为胸痛。

4. 年老体虚

人到中年，肾气渐衰，阳气虚衰则不能鼓动五脏之阳，导致心气不足或心阳不振，血脉失于温煦，鼓动无力而痹阻不通；若肾阴亏虚，则不能滋养五脏之阴，可使心阴内耗，心阴亏虚，心脉失于濡养；或心火偏旺，灼津成痰，痰浊痹阻心脉，心脉挛急或闭塞，发为胸痛。

总之，本病的基本病机为心脉挛急或闭塞。其病位以心为主，发病多与肝、脾、肾功能失调有关。本病的病机主要表现为本虚标实、虚实夹杂。其本虚可有气虚、阳虚、阴虚、血虚，又可阴损及阳，阳损及阴，甚至阳微阴竭，心阳外越；标实为气滞、寒凝、痰浊、血瘀，又可相互为病。发作期以标实表现为主，并以血瘀最为突出；缓解期主要有心、脾、肾气阴或气阳之亏虚，其中又以心气虚最为常见。

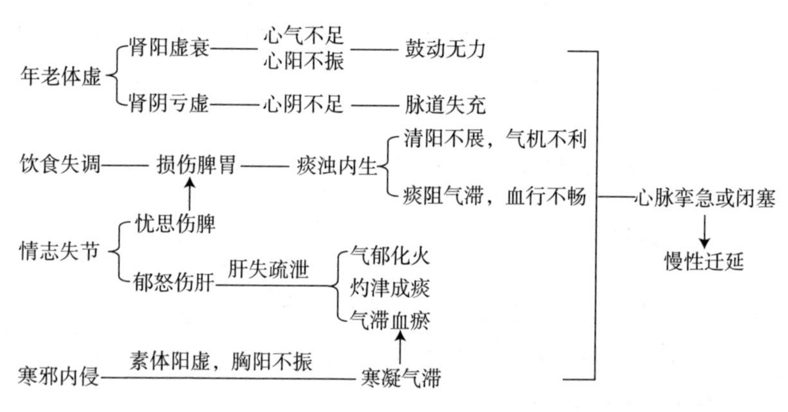

图 2-2-1　胸痛病因病机要点示意图

三、诊断

1. 左侧胸膺或膻中处突发憋闷而痛，疼痛性质常可表现为闷痛、绞痛、压迫痛。疼痛常可放射至左肩背、左上臂内侧、胃脘部等，甚至可窜至中指或小指。

2. 突然发病，时作时止，反复发作。一般轻者几秒及数十分钟，经休息或服用芳香温通药物后可以迅速缓解。严重者可疼痛剧烈，汗出肢冷，面色苍白，唇甲青紫，芳香温通药物不能缓解，可发生心衰、猝死等危候。

3. 多见于中年以上，常因情志波动，气候变化，暴饮暴食，劳累过度而诱发。亦有无明显诱因或安静时发病者。

四、鉴别诊断

胸痛须与胃痛相鉴别

表 2-2-1　胸痛与胃痛鉴别表

	胸痛	胃痛
病因	内外之邪直犯心脉	外邪犯胃，饮食不节，情志不畅，脾胃虚弱
病机	心脉闭阻或心脉挛急	胃失和降，不通则痛
病位	膻中或胸膺部	胃脘部
证候特点	膻中部或左胸膺部发作性或持续性疼痛，分别表现为厥胸痛和真胸痛	胃脘部隐痛或胀痛，多为反复发作。多呈节律性疼痛、饥饿痛或饱餐后痛，可伴嗳气，呃逆，呕吐，泛酸，腹胀
兼症	心悸，真胸痛。还常出现心衰，喘脱，甚至厥脱	吐血，便血
病势	较急	较缓

五、辨证论治

（一）辨证要点

1. 辨胸痛的疼痛性质

表 2-2-2　胸痛的疼痛性质辨别表

病机	疼痛性质	
气滞	闷痛	兼胁胀，善太息
痰浊	闷痛	兼痰涎，阴天易作，苔腻
心气不足	闷痛	兼气短心慌
阴虚或痰火	灼痛	
血瘀或痰瘀互结	刺痛	
阳虚寒凝	绞痛	

2. 辨气虚、血虚、阴虚、阳虚

表 2-2-3 胸痛气虚、血虚、阴虚、阳虚辨别表

证型	气虚	血虚	阴虚	阳虚
证候特点	疲乏、气短、心慌心悸	心悸怔忡、失眠多梦、面色无华	心烦口干、盗汗	形寒肢冷、畏寒倦怠、面白
舌脉	舌淡胖，或有齿印，脉细濡或沉细或结代	脉细或涩	舌红少苔，脉细数	舌淡，脉沉细或沉迟

3. 辨气滞、血瘀、痰阻、寒凝

表 2-2-4 胸痛气滞、血瘀、痰阻、寒凝辨别表

证型	气滞	血瘀	痰阻	寒凝
证候特点	心胸闷痛、憋闷、胁肋胀痛	心胸刺痛、面色晦暗、唇甲青紫	心胸闷痛、肢体沉重、头晕面浮	心胸绞痛、肢冷面青
舌脉	脉弦	舌紫暗或见瘀斑，脉弦或细涩	舌大有齿印，苔腻，脉濡滑	舌淡，脉伏或沉细

4. 真胸痛须与厥胸痛相鉴别

表 2-2-5 真胸痛与厥胸痛鉴别表

	真胸痛	厥胸痛
病因	内外之邪直犯心脉，五脏之气相干	
病机	心脉闭塞	心脉挛急
证候特点	猝然大痛，四肢不温，舌青气冷，面白唇紫，大汗淋漓，脉微欲绝，经舌下含服硝酸甘油或芳香温通类药物不能缓解	疼痛时经舌下含服硝酸甘油或芳香温通类药物可以迅速缓解
病情	胸痛重症，疼痛时间超过半小时以上，甚至几小时不等	疼痛程度较轻，疼痛时间短
轻重	较重	较轻

5. 辨真胸痛病情顺逆

表 2-2-6 真胸痛病情顺逆辨别表

	顺证	逆证
证候特点	痛渐缓解	痛不减或加重
	不烦不躁	烦躁不安
	由厚腻变为薄，苔色由深变浅	由薄变为厚腻，苔色由浅变深
并病	无心衰、心悸	有心衰、心悸

（二）治则治法

1. 胸痛是急、危、重证，其治疗宜分发作期、缓解期辨证论治，总的治疗原则不外“补”、“通”二义。

2. 本虚宜补，调阴阳补气血，调整脏腑之偏衰，尤应重视补益心气之不足。标实当通，针对气滞、血瘀、寒凝、痰浊而理气、活血、温通、化痰，尤重活血通络治法。本病多虚实夹杂，故治疗上当补中寓通，通中寓补，通补兼施。

3. 在真胸痛的治疗时，须警惕并预防脱证的发生，预先使用益气固脱之法。对于脱证则更应使用益气固脱之法。

（三）分证论治

1. 心血瘀阻

【主症】胸部刺痛，固定不移，入夜尤甚。

【兼次症及舌脉】胸闷心悸，时作时止，日久不愈，或眩晕，或因恼怒、劳累而心胸剧痛。舌质紫暗，或有瘀斑，苔薄白，脉沉涩，或弦涩，或结、代。

【病机要点】血行瘀滞，胸阳痹阻，心脉不畅。

【治法】活血化瘀，通脉止痛。

【代表方】血府逐瘀汤。

2. 气滞心胸

【主症】心胸满闷，隐痛阵发，痛无定处，时欲太息。

【兼次症及舌脉】或兼有脘胀闷，得嗳气或矢气则舒。遇情志不遂时容易诱发或加重。苔薄或薄腻，脉细弦。

【病机要点】肝郁气滞，心脉不加。

【治法】疏肝理气，活血通络。

【代表方】柴胡疏肝散。

3. 痰浊闭阻

【主症】胸闷重如窒，痛引肩背。

【兼次症及舌脉】疲乏、气短，肢体沉重，痰多，时有胸闷刺痛、灼痛。舌质淡，或紫暗，苔厚腻或黄腻，脉滑或弦滑，或滑数。

【病机要点】脾胃受损，痰浊内阻，胸阳不展，脉络阻滞。

【治法】通阳泄浊，豁痰宽胸。

【代表方】瓜蒌薤白半夏汤合涤痰汤。

4. 寒凝心脉

【主症】卒然胸痛如绞，时作时止，感寒痛甚。

【兼次症及舌脉】胸闷，心悸气短，面色苍白，四肢不温，或胸痛彻背，背痛彻心。多因气候骤冷或骤遇风寒而发病或加重症状。舌质淡苔薄白，脉沉紧或沉细。

【病机要点】素体阳虚，复感寒邪，寒凝心脉，胸阳闭阻。

【治法】辛温通阳，开痹散寒。

【代表方】枳实薤白桂枝汤合当归四逆汤。

5. 气阴两虚

【主症】胸闷隐痛，时作时止。

【兼次症及舌脉】心悸心烦，疲乏气短，头晕，或手足心热，或肢体沉重，肥胖，胸憋闷而刺痛。舌质淡青或有瘀斑，苔厚腻或黄腻，脉细弱无力或结代，或细数，或细缓。

【病机要点】胸痛日久，气阴两虚，血行瘀滞。

【治法】益气养阴，活血通络。

【代表方】生脉散合人参养营汤。

6. 心肾阴虚

【主症】胸闷痛或灼痛，心悸心烦。

【兼次症及舌脉】不寐盗汗，腰膝酸软，耳鸣，头晕，或胸憋闷刺痛，或面部烘热，汗多，善太息，胸胁胀痛。舌质绛红或有瘀斑，苔少或白，脉细数或促。

【病机要点】心肾阴虚，阴虚内热，心脉失养，血脉不畅。

【治法】滋阴益肾，养心安神。

【代表方】天王补心丹合炙甘草汤。

7. 心肾阳虚

【主症】胸闷痛而气短，心悸，遇寒加重。

【兼次症及舌脉】腰酸乏力，畏寒肢冷，唇甲淡白，或胸痛彻背，四肢厥冷，唇色紫暗，或动则气喘，不能平卧，面浮足肿。舌质淡，或紫暗，苔白，脉沉细，或脉微欲绝，或迟，或结代。

【病机要点】心肾阳虚，胸阳不运，气血运行不畅，心脉失养。

【治法】益气壮阳，温络止痛。

【代表方】参附汤合右归饮。

六、转归预后

1. 胸痛虽属内科急症、重症，但只要及时诊断处理，辨证论治准确，患者又能很好配合，一般都能控制或缓解病情。

2. 若临床失治、误治，或患者不遵医嘱，失于调摄，则病情进一步发展，瘀血闭塞心脉，心胸卒然大痛，持续不解，伴有气短喘促，四肢不温或逆冷青紫等真胸痛表现，预后不佳。若能及时抢救，亦可转危为安。若心阳阻遏，心气不足，鼓动无力，可见心动悸，脉结代，尤其是真胸痛伴脉结代，如不及时救治可致晕厥或猝死，必须高度警惕。

3. 若心肾阳衰，饮邪内停，水饮凌心射肺，可见浮肿，尿少，心悸，喘促等症，为胸痛重症的合并症。

七、预防护理

1. 情志异常与胸痛发病关系密切，故必须重视精神调摄，保持情绪愉快。

2. 气候的变化对本病发病有明显影响，故应避免感受寒冷，注意寒温适宜。

3. 注意饮食调摄，不宜过食肥甘，应戒烟、限酒，低盐、清淡饮食，保持大便通畅。

4. 发作期应立即卧床休息，缓解期要注意适当休息，适度运动，保证充足的睡眠。

5. 注意观察舌脉、体温、呼吸、血压及神志变化，做好各种抢救设备及药物准备，必要时给予吸氧、心电监护及保持静脉通道。

八、历代文献述要

1. 胸痛病名最早见于《内经》。根据胸痛的轻重缓急，又分别提出“厥胸痛”、“真胸痛”、“卒胸痛”。在病因病机方面，认为阴寒内盛，胸阳闭阻，导致心脉不通是胸痛的主要病机。

2. 汉代张仲景称本病为胸痹胸痛，认为其病因病机为“阳微阴弦”，即胸阳不足，阴邪搏结。在治疗上，运用宣痹通阳法，至今仍是重要的治疗法则。

3. 宋代《太平惠民和剂局方》提出“苏合香丸”治疗“卒胸痛”，此方仍为当今临床常用方剂。

4. 王清任在《医林改错》中首创活血化瘀法，应用血府逐瘀汤治疗胸痛，对后世影响颇大。

巩固与练习

一、选择题

（一）A 型题

1. 首提以血府逐瘀汤治胸痹心痛的医家是(　　)

A. 张仲景　　B. 巢元方　　C. 王清任
D. 唐宗海　　E. 戴思恭

2. 《金匮要略》把胸痹的病因病机归纳为(　　)

A. 卫强营弱　　B. 阳浮阴弱　　C. 上虚不能治下
D. 阳微阴弦　　E. 阴阳气血不相顺接

3. 下列哪一项不是胸痹的诊断要点(　　)

A. 胸闷胸痛一般几秒到几十分钟可缓解，都可以自愈
B. 膻中或心前区憋闷疼痛，甚则痛彻左肩背
C. 呈反复发作性或持续不解，常伴有心悸、气短
D. 严重者可见疼痛剧烈，可发生猝死
E. 多见于中年以上，常因操劳过度，抑郁恼怒或多饮暴食，感受寒冷而诱发

4. 胸痹病痰浊闭阻证的治法是(　　)

A. 活血化瘀、通脉止痛　　B. 疏肝理气、活血通络
C. 辛温散寒、宣通心阳　　D. 益气养阴、活血通脉
E. 通阳泄浊、豁痰宣痹

5. 患者阳某，反复心胸疼痛7年余，痛有定处，入夜为甚，有时痛引肩背，伴有胸闷，劳累则加重，舌质紫暗，有瘀斑，舌下瘀筋，苔薄，脉细涩。中医诊断为(　　)

A. 胸痹　　B. 真心痛　　C. 肺胀
D. 虚劳　　E. 肩背痛

(二) B型题

A. 以闷痛为主，为时极短，虽与饮食有关，但休息、服药常可缓解
B. 多为胸肋胀痛，持续不解
C. 多伴有咳唾，转侧，呼吸时疼痛加重，肋间饱满，并有咳嗽、咯痰等
D. 疼痛剧烈，甚则持续不解，伴有汗出、肢冷、唇紫、手足青至节，脉微等危重证候
E. 以胀痛为主，局部有压痛，持续时间较长，常伴有泛酸、嘈杂、嗳气、呃逆等

6. 以上叙述中，符合胸痹特点的是(　　)。
7. 以上叙述中，符合悬饮特点的是(　　)。

二、名词解释

8. 真心痛
9. 厥心痛

三、简答题

10. 简述胸痹的病机要点。

四、问答题

11. 胸痛的主要症状有什么？以哪一症状为胸痛的主要特征？
12. 胸痛的病机要点是什么？
13. 如何辨别真胸痛与厥胸痛？

14. 胸痛的主要病因有哪些？
15. 胸痛如何分证论治？

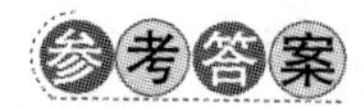

一、选择题

1. C　2. D　3. A　4. E　5. A　6. A　7. C
其他题型答案参见本章相关内容。

第三节　不　寐

【考点重点点拨】

1. 掌握不寐的概念、病因病机、辨证要点、治则治法及分证论治。
2. 熟悉不寐的诊断。
3. 了解不寐的转归预后、预防护理及历代文献述要。

一、概念

1. 主症：以经常不易入睡，或寐而易醒，醒后不能再寐，或时寐时醒，甚至彻夜不眠为诊断本病的主要依据。常伴有白天乏力、精神萎靡、注意力减退、反应迟钝、情绪低落或烦躁等。

2. 病机要点：阴不敛阳，阳不入阴，阴阳失交。

二、病因病机

不寐的病因大致可分为外因和内因。由外因引起者，包括饮食不节、情志刺激或外感热病过程中；由内伤引起者，则多由于素体虚弱、劳逸失调。一般来说，外因所致者，实证较多；内伤所致者，虚证为主。

1. 情志失常

以过喜、过怒、过思较为常见。喜笑无度，心神激动，神魂不安而不寐；或暴怒伤肝，肝气郁结，郁而化火而不寐；或思虑过多，气机不畅，脾失运化而不寐。

2. 饮食不节

宿食停滞，或过食辛辣，或肠中燥屎，皆可致胃气不和，升降悖逆，以致睡卧不安，而成不寐。宿食停滞，外邪入里还可酿为痰热，上扰心神而使心神不宁，心血不静，阳不入阴发为不寐。

3. 劳逸失调

劳心过度，伤心耗血；过逸少动，脾虚气弱，气血生化乏源，心神失养，可致失眠。

4. 久病体虚

禀赋不足，素体虚弱；或房劳过度，耗损肾精；或久病之人，肾精耗伤，导致水火不济，心阳独亢，神不内守，阳不入阴，发为不寐。

总之，不寐病位主要在心，与肝、脾、肾关系密切。心主神明，神安则寐。阴阳气血，上奉于心，则心得所养；受藏于肝，则肝体柔和；统摄于脾，则生化不息。化而为精，内藏于肾，则阴阳协调，神志安宁。若思虑劳倦伤及诸脏，精血内耗，使心神失养，则发为不寐。

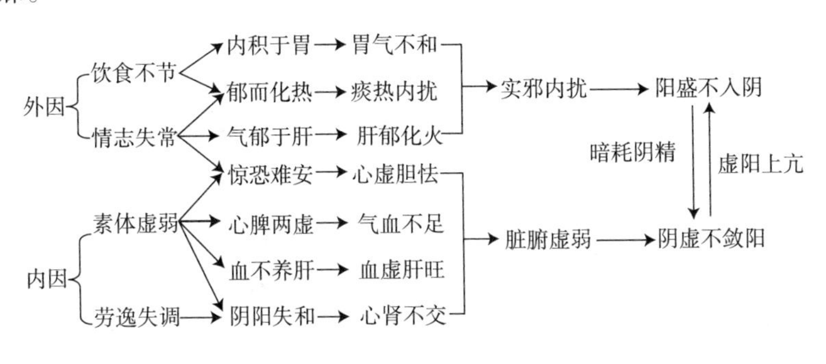

图2-3-1　不寐病因病机要点示意图

三、诊断

入睡困难、多梦、易醒、早醒，重者彻夜难眠，常伴白天乏力、精神萎靡、注意力减退、反应迟钝、情绪低落、烦躁。

四、辨证论治

（一）辨证要点

辨不寐的虚实

表 2-3-1 不寐的虚实辨别表

	虚 证	实 证
特点	病程长，起病缓慢	病程短，起病急
兼症	兼脏腑不足的表现	兼急躁易怒或头重、痰多胸闷的表现
病机	心脾肝肾功能失调，心失所养	肝郁化火或痰热上扰

（二）治则治法

1. 治疗上以补虚泻实，调整阴阳为原则。注意调整脏腑气血阴阳，应着重在调治所病脏腑及其气血阴阳，如补益心脾、滋阴降火、交通心肾、疏肝养血、益气镇惊、化痰清热、和胃化滞等，使气血调和，阴阳平衡，脏腑功能恢复。

2. 在辨证治疗的基础上施以安神镇静之法。安神的方法，有养血安神、清心安神、育阴安神、益气安神、镇心安神，以及安神定志等不同，可以随证选用。

3. 注重精神治疗的作用：消除顾虑及紧张情绪，保持精神舒畅。

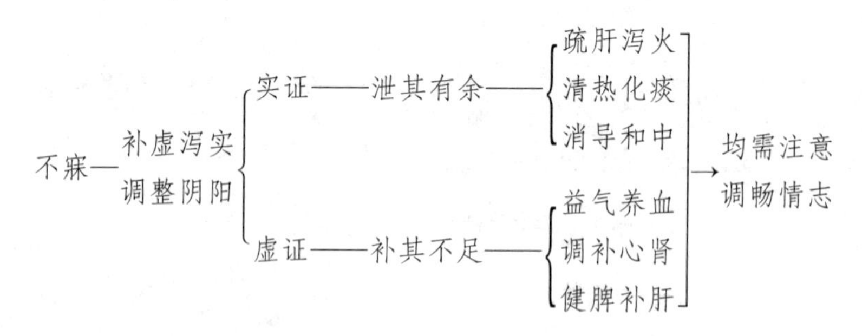

（三）分证论治

1. 肝火扰心

【主症】心烦失眠，入睡困难，甚则彻夜不眠。

【兼次症及舌脉】口渴，舌质红，苔黄，脉象弦数。急燥易怒，目赤耳鸣，便秘便赤。

【病机要点】肝郁化火，上扰心神。

【治法】滋肝泻火，清心安神。

【代表方】龙胆泻肝汤。

2. 痰热扰心

【主症】不寐头重，痰多胸闷，心烦。

【兼次症及舌脉】恶心，嗳气，口苦目眩，或大便秘结，彻夜不寐。舌质偏红，舌苔黄腻，脉象滑数。

【病机要点】痰火内盛，扰乱心神。

【治法】化痰清热，和中安神。

【代表方】黄连温胆汤。

3. 心脾两虚

【主症】不易入睡，或睡中多梦易醒，醒后再难入寐。

【兼次症及舌脉】心悸、神疲、乏力、口淡无味，或腹胀，不思饮食，面色萎黄，舌质淡，舌苔薄白，脉象缓弱。

【病机要点】心脾两虚，营血不足。

【治法】补益心脾，养心安神。

【代表方】归脾汤。

4. 心肾不交

【主症】心烦不寐，头晕耳鸣，烦热盗汗。

【兼次症及舌脉】精神萎靡，健忘，腰膝酸软；男子滑精阳痿，女子月经不调。舌尖红，苔少，脉细数。

【病机要点】水火不济。

【治法】交通心肾。

【代表方】交泰丸合六味地黄丸。

5. 心胆气虚

【主症】不寐多梦，易于惊醒。

【兼次症及舌脉】胆怯恐惧，遇事易惊，心悸气短，倦怠，小便清长，或虚烦不寐，形体消瘦，面色㿠白，易疲劳，或不寐心悸，虚烦不安，头目眩晕，口干咽燥。舌质淡，苔薄白，或舌红，脉弦细或弦弱。

【病机要点】心虚胆怯，心神不安。

【治法】益气镇惊，安神定志。

【代表方】安神定志丸。

五、转归预后

1. 本病的预后，当视具体病情而定。病程不长，病因比较单纯，在治疗上又能辨证求本、迅速消除病因者，则疗效较好；病程长，症见虚实夹杂，特别是本虚难以骤复而邪实又不易速去者，则病情往往反复，治疗效果欠理想。

2. 若病因不除或治疗失当，又易产生变证和坏证，如痰热扰心证者，如病情加重，痰火扰心，则可发为狂证。痰浊上逆，蒙蔽心窍，不能自主可发为癫证。

六、预防护理

1. 调摄精神，避免情绪波动，保持心情愉快。
2. 睡眠环境宜安静，空气宜清新，忌烟酒、浓茶。
3. 作息有序，养成良好的生活习惯。
4. 按时服药，掌握好服药时间，尤其重视睡前服药。

七、历代文献述要

1. 《灵枢·大惑论》较为详细地论述了“目不瞑”的病机，认为“卫气不得入于阴，常留于阳。留于阳则阳气满，阳气满则阳跷盛；不得入阴则阴气虚，故目不瞑矣”。《灵枢·邪客》对“目不瞑”更提出了具体的治法和方药，提出“补其不足，泻其有余”，并以半夏汤通达阴阳。

2. 汉·张仲景对“不寐”的临床证候和治法丰富了《内经》的内容，提出用黄连阿胶汤和酸枣仁汤分别治疗少阴病热化伤阴后的阴虚火旺证和虚劳病虚热烦躁的不寐证。

3. 《医宗必读·不得卧》对不寐的病因和治法论述亦颇具体，提出气虚、痰滞、水停、阴虚及胃不和是不寐的主要原因，并分证论治。

4.《沈氏尊生方·不寐》认为补虚镇惊乃虚烦不眠治法。

5. 戴元礼、冯兆张、叶天士、程国彭等，都以内、难、伤寒、金匮等理论为指导，结合历代医家的观点和自己的临床经验，对不寐证的病因、病机、治法、方药等方面有所发挥，从而使不寐一证，从理论到实践，均有了比较系统的认识。

巩固与练习

一、选择题

（一）A 型题

1.《金匮要略》中治疗不寐的方剂是（　　）

A. 半夏秫米汤　　B. 酸枣仁汤　　C. 天王补心丹

D. 朱砂安神丸　　E. 小半夏汤

2. 患者中年男性，平素急躁易怒，近日由于失恋而导致失眠，不思饮食，口渴喜饮，口苦目赤，小便黄，大便秘结，舌红苔黄，脉弦数。治疗宜用（　　）

A. 龙胆泻肝汤　　B. 逍遥散　　C. 小柴胡汤

D. 柴胡疏肝散　　E. 一贯煎

（二）B 型题

A. 酸枣仁汤　　B. 归脾汤　　C. 安神定志丸

D. 温胆汤

3. 患者年轻女性，平素胆怯易惊，近日受恐不寐多梦，易于惊醒，胆怯心悸，遇事善惊，神疲体倦，自汗少气，舌淡，脉细弱，治疗宜选（　　）

4. 患者老年女性，长年多梦易醒，头晕目眩，心悸健忘，纳呆，面色不华，舌淡苔白，脉细弱，治疗宜选（　　）

（三）X 型题

5. 下列各项中，可用归脾汤治疗的病证有（　　）

A. 气血亏虚眩晕　　B. 心脾两虚不寐

C. 气血亏虚内伤发热　　D. 心阴不足盗汗

E. 气血亏虚胃痛

二、名词解释

6. 阳不入阴

三、问答题

7. 不寐的主要诊断依据是什么？通常有哪些伴随症状？
8. 不寐的主要病机要点是什么？
9. 虚证和实证的不寐有何区别？
10. 不寐的治疗原则是什么？
11. 不寐如何分证论治？

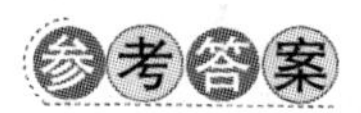

一、选择题

1. B　2. A　3. C　4. B　5. ABC

其他题型答案参见本章相关内容。

第四节　眩　　晕

【考点重点点拨】

1. 掌握眩晕的概念、病因病机、鉴别诊断、辨证要点、治则治法及分证论治。
2. 熟悉眩晕与头痛病证的联系与区别。
3. 了解眩晕的转归预后、预防护理及历代文献述要。

一、概念

1. 主症：以头晕、眼花为主症，眩即眼花，晕是头晕，两者常并见，故统称“眩晕”。轻者闭目可止，重者如坐舟车，旋转不定，不能站立，或伴恶心、呕吐、汗出、面色苍白等，更重者可突然仆倒。

2. 病机要点：清窍失养或清窍受扰。

二、病因病机

外感、内伤均可发生眩晕。外感者，多由风邪外袭，上扰头目所致。内伤者多见，多由虚损所致。

1. 情志失调

七情内伤，忧郁恼怒，致肝失条达，日久化火，或肾阴不足，水不涵木，均可造成肝阳化风，上扰清空，发为眩晕。

2. 久病劳倦

脾胃虚弱，气血生化乏源，或久病伤及气血，气血不足，均可导致清窍失养而发为眩晕。年迈体衰，或房事不节，肾精亏虚，均可导致清窍失养而发为眩晕。

3. 饮食不节

饮食不节，损伤脾胃，脾失健运，水湿内停，聚而成痰，痰饮水湿上犯清窍，引起眩晕。

4. 外感六淫

素体阳盛，外感风邪，风从热化，上扰清窍头目，故致眩晕。

5. 跌仆损伤

跌仆坠损，头颅外伤，瘀血停留，或气虚血瘀，或痰瘀交阻，导致脑脉痹阻，发为眩晕。

由此，眩晕的病位在脑，其病变与肝、脾、肾三脏相关。眩晕的基本病理变化，不外乎虚实两端，但以虚证为多。病性以气血不足，肝肾阴虚为病之本，风、火、痰、瘀为病之标。临床见证往往标本兼见，虚实交错。在本病的病变过程中，各证候之间常相互兼夹或转化。

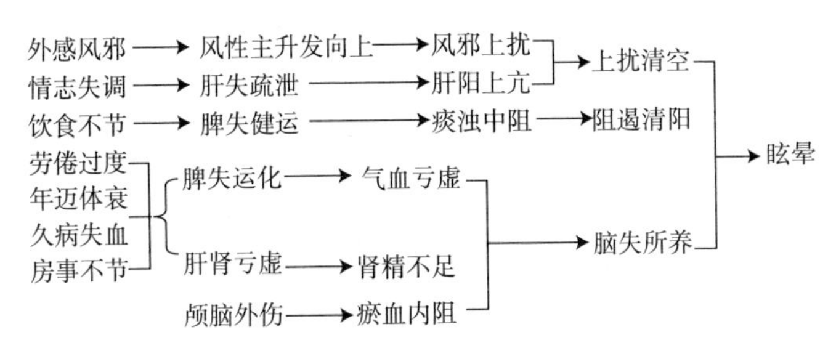

图 2-4-1 眩晕病因病机示意图

三、诊断

1. 头晕目眩，视物旋转，轻者闭目即止，重者如坐舟车，甚则仆倒。
2. 可伴有恶心呕吐，眼球震颤，耳鸣耳聋，汗出，面色苍白等症状。
3. 多有情志不遂、年高体虚、饮食不节、跌仆损伤等病史。

四、鉴别诊断

1. 眩晕须与中风相鉴别

表 2-4-1 眩晕与中风鉴别表

	眩晕	中风
联系	眩晕可演变为中风	
区别	头晕目眩，视物旋转，轻者闭目即止，重者如坐舟车，甚则仆倒，无半身不遂、昏仆不省人事、口舌㖞斜及舌强语蹇等	以卒然昏仆、不省人事，伴有口眼㖞斜、半身不遂、言语謇涩或失语；或不经昏仆，仅以口眼㖞斜不遂为特征

2. 眩晕须与厥证相鉴别

表 2-4-2 眩晕与厥证鉴别表

	眩晕	厥证
相同	都可见突然仆倒的表现	
不同	以头晕目眩，甚则如坐舟车，站立不稳，晕眩欲仆或仆倒，但无昏迷及不省人事，病人始终神志清醒	以突然昏仆，不省人事或伴有四肢逆冷为主，一般短时内苏醒，醒后无偏瘫等后遗症，但亦有一厥不复而死亡者

五、辨证论治

（一）辨证要点

1. 辨病位脏腑

表 2-4-3 眩晕病位脏腑辨别表

	肝	脾	肾
病机要点	肝阳上亢	气血两虚或痰浊中阻	肾精不足
证候特点	头胀痛，面潮红，易怒	食欲不振，乏力，面色㿠白，或头重，呕恶，耳鸣等	腰酸腿软，肢体乏力，耳鸣如蝉

2. 辨虚实

表 2-4-4　眩晕虚实辨别表

	实　证	虚　证
病程	新病多实	久病多虚
兼症	呕恶、面赤、头痛且胀，多实	体倦、乏力、耳鸣如蝉，多虚
体质	体壮者多实	体弱者多虚

（二）治则治法

1. 眩晕的治疗原则主要是补虚泻实，调整阴阳。

2. 从阴阳论，本病发生以阴虚阳亢者居多，故应注意滋阴潜阳。

3. 从虚实论，虚者以精气虚居多。精虚者，填精生髓，滋补肾阴。气血虚者则宜益气生血，调补脾胃。实证以痰火常见。痰湿中阻者宜燥湿祛痰。肝火偏盛者，则宜清肝降火。又有虚中夹实，因实致虚者，临证或扶正以驱邪，或驱邪以安正，权衡标本缓急，因机应变。

（三）分证论治

1. 肝阳上亢

【主症】眩晕耳鸣，头胀头痛。

【兼次症及舌脉】面色潮红，急躁易怒，少寐多梦，每因烦劳或恼怒而头晕、头痛加剧，口干口苦，舌质红，苔黄，脉弦。

【病机要点】肝肾阴虚，肝阳上亢，上扰清窍。

【治法】平肝潜阳，清火息风。

【代表方】天麻钩藤饮。

2. 痰浊中阻

【主症】眩晕不爽，头重如蒙。

【兼次症及舌脉】胸闷恶心而时吐痰涎，食少多寐，舌胖，苔浊腻或白腻厚而润，脉滑或弦滑，或濡缓。

【病机要点】痰浊中阻，清阳不升。

【治法】燥湿祛痰，健脾和胃。

【代表方】半夏白术天麻汤。

3. 瘀血阻窍

【主症】眩晕时作，反复不愈，头痛如刺。

【兼次症及舌脉】面色黧黑，唇甲紫黯，肌肤甲错，伴有善忘、夜寐不安、心悸、精神不振等，舌质紫暗，有瘀点或瘀斑，脉弦涩或细涩。

【病机要点】瘀血阻窍，脑络不通，脑失所养。

【治法】祛瘀生新，活血通络。

【代表方】通窍活血汤。

4. 气血亏虚

【主症】头晕目眩，劳累则发。

【兼次症及舌脉】气短声低，神疲懒言，面色无华，唇甲不华，发色不泽，心悸少寐，饮食减少，舌淡胖嫩，苔薄白，脉细弱。

【病机要点】气血亏虚，清阳不展，脑失所养。

【治法】补益气血，健运脾胃。

【代表方】归脾汤。

5. 肾精不足

【主症】头晕而空，日久不愈。

【兼次症及舌脉】精神萎靡，少寐多梦，健忘耳鸣，腰酸遗精，齿摇发脱。偏于阴虚者，颧红咽干，烦热形瘦，舌嫩红，苔少或光剥，脉细数；偏于阳虚者，四肢不温，形寒怯冷，舌质淡，脉沉细无力。

【病机要点】肾精不足，脑髓失养。

【治法】补肾养精，充养脑髓。

【代表方】左归丸。

六、转归预后

1. 外感眩晕多实证。若表证不解，耗伤正气，则又可转为里证。

2. 内伤眩晕多虚实夹杂，本虚标实，各证型之间常可互相兼夹或转化。

3. 眩晕的预后与病情轻重有关。一般来讲，病情较轻，治疗、护理得当，则预后良好；反之，若病久不愈，发作频繁，则难以获得根治。中年以后眩晕伴有头痛明显者，或有肢麻、一过性单侧肢体无力等症状，多为中风先兆。

七、预防护理

1. 精神调摄，保持心情舒畅，避免精神刺激。
2. 戒除烟酒等不良嗜好。
3. 饮食有节，宜食营养并易于消化的食物。
4. 注意观察患者神志、脉象、血压之变化。
5. 进行适度体育锻炼。

八、历代文献述要

1. 眩晕最早见于《内经》，称为“眩冒”、“眩”，认为眩晕病因主要有外邪、气虚、髓亏三方面，且与肝有关。

2. 汉代张仲景对眩晕认识有所发展，认为痰饮是眩晕的发病原因；张从正、李东垣均认为眩晕的主要发病因素是痰浊。

3. 元代朱丹溪在《丹溪心法》中力倡“无痰则不作眩”的观点，明代张景岳在《内经》“上虚则眩”的基础上提出了“无虚不作眩”的观点。

4. 陈修园把眩晕病因病机概括为“风”、“火”、“痰”、“虚”四字。

5. 《医学正传》则提出了重视活血化瘀法的运用。

巩固与练习

一、选择题

（一）A 型题

1. 眩晕的病因病机，归总为(　　)

A. 风寒暑湿　　B. 风火虚瘀　　C. 痰湿虚瘀
D. 风火痰虚　　E. 肝阳上亢

2. 患者眩晕耳鸣，头痛且胀，每因恼怒而头晕，头痛加剧，面色

潮红，急躁易怒，少寐多梦，口苦，舌红少苔，脉弦细数，其治法是(　　)

A. 平肝潜阳，滋养肝阴　　B. 化痰熄风，平肝止眩
C. 镇肝熄风，化痰通络　　D. 滋阴潜阳，熄风通络
E. 清热降火，滋补肝肾

（二）B 型题

A.《黄帝内经》　B.《河间六书》　C.《景岳全书》
D.《丹溪心法》

3. “无痰不作眩”最早见于何书(　　)
4. “无虚不作眩”最早见于何书(　　)

（三）X 型题

5. 关于眩晕的病位，描述正确的是(　　)

A. 心、肺　B. 肝、肾　C. 脾、肾
D. 肺、肾　E. 心、肾

二、名词解释

6. 无痰不作眩
7. 无虚不作眩

三、简答题

8. 简述眩晕、厥证和中风的鉴别要点。

四、问答题

9. 眩晕的主要症状是什么？通常有哪些伴随症状？
10. 眩晕的主要病机要点是什么？
11. 眩晕如何辨别脏腑病位？
12. 眩晕与中风如何区别？
13. 厥证与眩晕如何区别？
14. 眩晕的治疗原则是什么？
15. 眩晕如何分证论治？

参考答案

一、选择题

1. D　2. A　3. D　4. C　5. BC

其他题型答案参见本章相关内容。

第五节　中　　风

【考点重点点拨】

1. 掌握中风的概念、主症、病因病机、鉴别诊断、辨证要点、治则治法及分证论治。

2. 熟悉中风的诊断。

3. 了解中风的转归预后、预防护理及历代文献述要。

一、概念

1. 主症：中风是以突然昏仆、半身不遂、口舌㖞斜、言语不利、偏身麻木为主症的一种常见病证，又名卒中。具有起病急、变化快的特点，好发于中老年人。

2. 基本病机：气血逆乱，上犯于脑，脑脉痹阻或血溢脑脉之外。

二、病因病机

本病的病因多在脏腑功能失调，气血亏虚的基础上，加之劳倦内伤、忧思恼怒、饮食不节、用力过度或气候骤变等诱因，而致痰浊、瘀血内生，或阳化风动，血随气逆，导致脑脉痹阻或血溢脑脉之外，脑髓神机受损而发为中风。

1. 积损正衰

年老气血亏虚，内伤积损，或纵欲伤精，或久病气血耗伤，或劳倦过度，致气血再衰，气虚则血行不畅，脑脉瘀阻；阴血虚则阴不制阳，风阳动越，夹气、血、痰、火上冲于脑，蒙蔽清窍而发病。阳气者，烦劳则张，烦劳过度，易引动风阳，致气血并逆而发病。

2. 情志过极

七情失调，肝气郁滞，血行不畅，瘀阻脑脉；或素体阴虚，水不涵木，复因情志所伤，肝阳骤亢；或五志过极，心火暴盛，风火相煽，血随气逆，上扰元神，神明失用而发病。

3. 饮食不节

过食膏粱厚味，脾失健运，气不化津，反聚湿生痰，痰郁化热；或肝木素旺，木旺乘土，致脾失健运，内生痰浊；或肝火内热，炼液成痰，痰热互结，风阳夹痰而横窜经络，上蒙清窍，发为本病。

总之，中风的病位在脑，涉及心、肝、脾、肾等多个脏腑；病性属本虚标实。急性期以风、火、痰、瘀等标实证候为主，主要病机为脑络受损，神机失用，兼见清窍闭塞、腑气不通、痰瘀互阻、血脉不畅等诸多证候。恢复期及后遗症期则表现为虚实夹杂或本虚之证，气虚、阴虚证候逐渐明显，以气虚血瘀、肝肾阴虚为多，亦可见气血不足、阳气虚衰之象，而痰瘀互阻往往贯穿中风的始终。

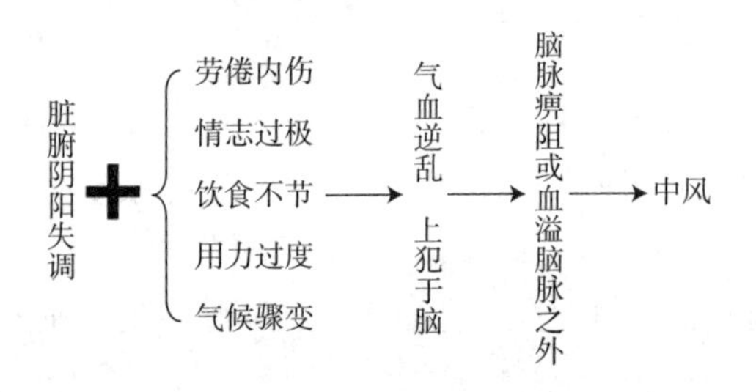

图 2-5-1　中风病因病机要点示意图

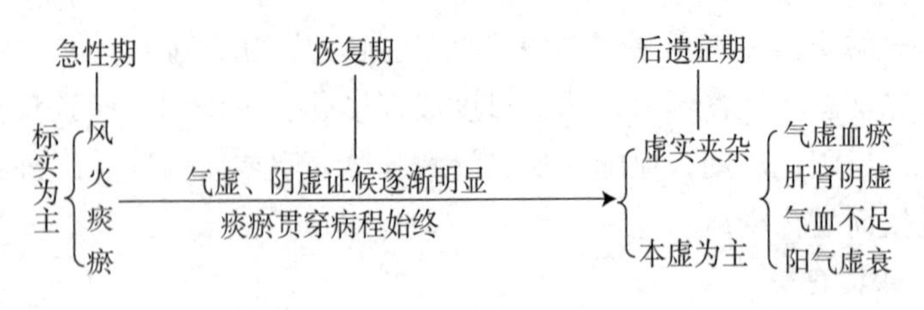

图 2-5-2　中风各期病机特点示意图

三、诊断

1. 以半身不遂，口舌㖞斜，言语不利，偏身麻木，甚则神志恍惚、迷蒙、神昏为主症。

2. 发病急骤，部分病人可渐进发展。病前多有头晕头痛，肢体麻木，一过性言语不利，视物昏花等先兆。

3. 发病年龄多在40岁以上，多嗜好烟酒、膏粱厚味，或素体肝阳上亢、痰湿素盛。多因恼怒、劳累、酗酒、受凉等因素诱发。

四、鉴别诊断

中风须与口僻、痫病、厥证、痉病相鉴别。

表2-5-1 中风与口僻、痫病、厥证、痉病鉴别表

	中风	口僻	痫病	厥证	痉证
发病形式	急性起病	急性起病	反复发作	急性起病	突然发作
神昏	可能有	无	发作性神昏，移时苏醒	突然神昏，移时苏醒	可能有
症状	半身不遂，口舌㖞斜，言语不利，偏身麻木	以口眼㖞斜，口角流涎，言语不清为主症，常见外感表证或耳背疼痛	伴四肢抽搐，口吐涎沫，口中异样怪叫，醒后如常人	多伴见面色苍白，四肢厥冷	以肢体抽搐、项背强直，甚至角弓反张为特征

五、辨证论治

（一）辨证要点

1. 辨中经络和中脏腑

表2-5-2 中风中经络、中脏腑辨别表

病位	症状特点
中经络	病位浅、病情轻，不伴意识障碍，仅以半身不遂、口舌㖞斜、言语謇涩或不语，偏身麻木为主

续表

病位	症状特点
中脏腑	病位深、病情重，伴有意识障碍，以突然昏仆、不省人事，或神志恍惚、迷蒙而伴见半身不遂、口舌㖞斜为主

2. 辨闭证与脱证

表 2－5－3　中风闭证与脱证辨别表

		特　点	病性
闭　证	阳闭	神昏、牙关紧闭、口噤不开、肢体强痉，伴面赤身热，气粗口臭，躁扰不宁，舌苔黄腻，脉弦滑数	邪气内闭清窍，属实证
	阴闭	神昏、牙关紧闭、口噤不开、肢体强痉，伴面白唇暗，静卧不烦，四肢不温，痰涎壅盛，舌苔白腻，脉沉滑或缓	
脱　证	昏愦不知，目合口开，手撒肢软，二便自遗，汗出肢冷，脉微细欲绝		五脏阳气外脱，属危候

3. 辨分期

表 2－5－4　中风分期辨别表

	中经络	中脏腑
急性期	发病后 2 周内	发病后 1 月内
恢复期	发病 2 周后到半年	发病 1 月后到半年
后遗症期	发病半年以上	发病半年以上

（二）治则治法

1. 中风急性期标实证候突出，急则治其标，当以祛邪为主。常用醒神开窍、平肝息风、清化痰热、化痰通腑、活血通络等治疗方法。

2. 闭证当以祛邪开窍醒神法治疗；脱证则以扶正固脱为法；“内闭外脱”者，醒神开窍与扶正固脱兼用。

3. 恢复期与后遗症期多为虚实夹杂，治宜扶正祛邪，常用育阴息风、益气活血等法。

病程各时段的具体治疗思路：

发病72小时以内病情变化迅速
- 中脏腑
  - 痰湿蒙塞心神
    - 温阳化痰，醒神开窍
    - 兼有气虚——扶助正气
  - 痰热内闭清窍
    - 清热化痰，醒神开窍
    - 兼腑气不通——通腑泻热
- 中经络
  - 风火上扰——平肝息风，清热泻火
  - 风痰阻络——息风化痰，活血通络
  - 痰热腑实——化痰通腑

发病3～14天
- 中脏腑重症者，按照原方案治疗
- 神志转清者，按照中经络辨证治疗
  - 化痰通络
  - 通腑泻热
  - 活血化瘀

发病14天以后病情平稳者
- 益气活血
- 育阴通络
- 化痰通络

（三）分证论治

1. 中经络

（1）风痰瘀阻

【主症】半身不遂，口舌㖞斜，言语謇涩或不语，偏身麻木。

【兼次症及舌脉】头晕目眩，痰多而黏，舌质暗淡，舌苔薄白或白腻，脉弦滑。

【病机要点】风痰上扰，脑脉痹阻，神机失用。

【治法】息风化痰，活血通络。

【代表方】半夏白术天麻汤合桃仁红花煎。

（2）风阳上扰

【主症】半身不遂，口舌㖞斜，言语謇涩或不语，偏身麻木。

【兼次症及舌脉】眩晕头痛，面红目赤，口苦咽干，心烦易怒，尿赤便干，舌质红或红绛，舌苔黄而干，脉弦数。

【病机要点】肝肾阴虚，肝阳上亢，阳化风动，鼓荡气血上冲犯脑。

【治法】平肝息风，育阴潜阳。

【代表方】天麻钩藤饮或镇肝熄风汤。

2. 中脏腑

（1）风火闭窍

【主症】突然昏仆，不省人事，半身不遂，肢体强痉，口舌㖞斜。

【兼次症及舌脉】两目斜视或直视，面红目赤。口噤，项强，两手握固拘急，甚则抽搐。舌质红或绛，苔黄燥或焦黑，脉弦数。

【病机要点】肝阳暴张，阳化风动，气血逆乱，直冲犯脑。

【治法】清热息风，醒神开窍。

【代表方】天麻钩藤饮配合紫雪丹或安宫牛黄丸鼻饲。

（2）痰热闭窍

【主症】起病急骤，神识昏蒙，半身不遂，口舌㖞斜，肢体强痉拘急。

【兼次症及舌脉】鼻鼾痰鸣，项强身热，气粗口臭，躁扰不宁，甚则手足厥冷，频繁抽搐，偶见呕血，舌质红或红绛，舌苔黄腻或黄厚干，脉弦滑数。

【病机要点】痰热内闭，上犯于脑，清窍闭塞，神明失司。

【治法】清热化痰，醒神开窍。

【代表方】羚羊角汤配合安宫牛黄丸或至宝丹鼻饲。

（3）痰湿蒙窍

【主症】神识昏蒙，半身不遂，口舌㖞斜，言语謇涩或不语，感觉减退或消失。

【兼次症及舌脉】痰鸣漉漉，面白唇暗，静卧不烦，二便自遗，周身湿冷，舌质紫暗，苔白腻，脉沉滑缓。

【病机要点】素体阳虚，湿痰内蕴，夹内生之风阳上逆，蒙塞清窍。

【治法】温阳化痰，醒神开窍。

【代表方】涤痰汤配合灌服或鼻饲苏合香丸。

（4）元气败脱

【主症】突然昏仆，不省人事，目合口开，肢体瘫软，手撒肢冷，汗出如珠。

【兼次症及舌脉】二便自遗，舌痿，舌质紫暗，苔白腻，脉微欲绝。

【病机要点】精气已衰，阳气已脱，阴阳离决。

【治法】益气回阳，扶正固脱。

【代表方】参附汤。

3. 恢复期和后遗症期

（1）痰热腑实

【主症】半身不遂，口舌㖞斜，言语謇涩或不语，偏身麻木。

【兼次症及舌脉】腹胀便秘，头痛目眩，咯痰或痰多，舌质红，舌苔黄腻，脉弦滑或弦滑而大。

【病机要点】痰热上扰清窍，痹阻脑脉，滞于中焦，腑气不通。

【治法】化痰泄热通腑。

【代表方】星蒌承气汤。

（2）气虚血瘀

【主症】半身不遂，口舌㖞斜，言语謇涩或不语，偏身麻木。

【兼次症及舌脉】面色苍黄，气短乏力，自汗出，心悸便溏，手足肿胀，舌质暗淡，边有齿痕，舌苔薄白或白腻，脉沉细。

【病机要点】正气不足，血行不畅，瘀滞脑脉，阻滞经络。

【治法】益气活血，化瘀通络。

【代表方】补阳还五汤。

（3）肝肾亏虚

【主症】半身不遂，口舌㖞斜，言语謇涩或不语，偏身麻木。

【兼次症及舌脉】眩晕耳鸣，肌肉萎缩，咽干口燥，舌质红，少苔或无苔，脉弦细。

【病机要点】肝肾阴虚，阴血不足，筋脉失常。

【治法】滋补肝肾。

【代表方】左归丸合地黄饮子。

六、转归预后

1. 起病即见神昏者多为邪实窍闭，病位深，病情重；如昏愦不知，瞳神异常，甚至出现呕血、抽搐、高热、呃逆等，则病情危重，若正气渐衰，多难救治。以半身不遂、口舌㖞斜、言语謇涩为主症而无神昏者病位较浅，经治疗可逐渐恢复。

2. 大约3/4的中风患者遗留言语不利、半身不遂、偏身麻木、饮水呛咳等后遗症。

3. 毒损脑络，神机失用则可渐致反应迟钝，神情淡漠而发展为痴呆。

4. 若治疗不当，或阴血亏虚，阴不敛阳，可再发中风。

七、预防护理

1. 积极加强对本病的预防，主要从“未病先防”和“既病防变”两个方面入手。

2. 密切观察病情变化。

3. 防止出现并发症。

4. 积极康复护理。

5. 慎起居、戒烟酒、调情志、远房帏。

6. 重视中风先兆症状。

7. 避免中风复发。

八、历代文献述要

1. 早在《内经》中就有中风的记载，如对昏迷、半身不遂等有大厥、薄厥、偏枯等描述。

2. 王履从病因学归类，提出“真中”、“类中”。

3.《景岳全书》曰：“非风一证，即时人所谓中风证也，此证多见卒倒，卒倒多由昏愦，本皆内伤积损颓败而然，原非外感风寒所致。”

4.《备急千金要方》曰：“中风大法有四，一曰偏枯，二曰风痱，三曰风懿，四曰风痹。”“夫风痱者，卒不能语口噤，手足不遂而强直者是也。”“治风懿不能言，四肢不收。”

5.《医学衷中参西录》曰：“脑充血证即《内经》之所谓厥证以及

后世之误称中风者”。

6.《医学纲目》中提到“卒中者，猝然不省人事，全如死尸，但气不绝，脉动如故”。“中风，世俗之称也，其证卒然仆倒，口眼㖞斜，半身不遂，或舌强不言，唇吻不收是也。然名各有不同，其卒然仆倒者，《经》称为‘击仆’，世又称‘卒中’。”

总之，中风的理论源于《内经》，成形于《金匮要略》，发展于金元时期，成熟于明清两代，其中病因学的认识是其发展的纽带。

巩固与练习

一、选择题

（一）A 型题

1. 患者平素头晕头痛，今晨突然昏仆，半身不遂，肢体强痉，面赤身热，气粗口臭，躁扰不宁，大小便闭，苔黄腻，脉弦滑数。诊断为（　　）

A. 厥证血厥　　B. 厥证痰厥　　C. 中风阳闭

D. 中风阴闭　　E. 厥证气厥

2. 患者半身不遂，头晕目赤，口舌歪斜，言语不利，口苦咽干，心烦尿黄，舌红苔黄，脉弦数。诊断为（　　）

A. 中风 – 中经络 – 肝阳暴亢

B. 中风 – 中经络 – 风痰阻络

C. 眩晕 – 风阳上亢

D. 眩晕 – 痰热中阻

E. 口癖 – 痰热中阻

（二）B 型题

A. 紫雪丹　　B. 苏合香丸　　C. 安宫牛黄丸

D. 牛黄清心丸　　E. 行军散

3. 突然昏仆，不省人事，牙关紧闭，气粗口臭，躁扰不宁，身热面赤，舌苔黄腻，脉弦滑，其治疗宜选用（　　）

4. 突然昏仆，不省人事，口舌歪斜，牙关紧闭，肢体强劲而不温，面白唇暗，喉中痰鸣，静卧不烦，苔白腻，脉沉滑，其治疗宜选

用(　　)

(三) X型题

5. 下列哪项为辨别中风之闭证与脱证的依据(　　)
   A. 口开目合与口噤不开　　B. 手撒肢冷与两手握固
   C. 二便自遗与大小便闭　　D. 躁动不安与静而不烦
   E. 神志清楚与不清楚

二、名词解释

6. 中经络
7. 中脏腑

三、简答题

8. 简述中风的5大主症。
9. 简述中风中脏腑阴闭与阳闭的鉴别要点。

四、问答题

10. 中风的主要症状是什么?
11. 中风的病机要点是什么?
12. 如何辨别中风与厥证、痉证和痫证?
13. 如何鉴别中风之中经络和中脏腑?
14. 如何鉴别中脏腑之阳闭和阴闭?
15. 中风之中经络如何分证论治?

参考答案

一、选择题

1. C　2. A　3. C　4. B　5. ABC

其他题型答案参见本章相关内容。

第六节　痴　　呆

【考点重点点拨】

1. 掌握痴呆的概念、病因病机、鉴别诊断、辨证要点、治则治法及分证论治。

2. 熟悉痴呆的诊断。

3. 了解痴呆的转归预后、预防护理及历代文献述要。

一、概念

1. 主症：以呆傻愚笨、智能低下为主症的一种神志病。

2. 病机要点：髓减脑消或痰瘀阻滞，神机失用。

二、病因病机

痴呆是一种神志病。脑为元神之府，又为髓海，故本病的病位在脑，与心肝脾肾功能失调密切相关。病因以内因为主，先天不足，或年迈体虚，肝肾亏虚，精亏髓减，或久病迁延，心脾受损，气虚血少，导致髓海空虚，神志失养，渐成痴呆；或痰瘀浊毒内生，损伤脑络，使脑气与脏气不相连接，神机失用而成痴呆。

1. 年老体虚

与先天禀赋不足有关的痴呆患者，往往有明确的家族史；或无家族史而因禀赋不足，元气匮乏，至年老而肾气日衰，髓海失充，神志失养，渐成痴呆。年老或久病，致脾肾亏损，气血生化不足，神志失养，而成痴呆。

2. 情志失调

七情所伤，肝郁日久生热化火，心神被扰，则性情烦乱，忽哭忽笑，变化无常。人至老年，肾水衰少，水不涵木，致阴虚而阳亢，或复因烦恼过度，情志相激，肝郁化火，肝火上炎；或水不济火，心肾不交，心火独亢，扰乱神明，发为痴呆。

3. 饮食失节

饮食失节，使脾胃受伤，或年老多病之体，脾肾渐衰，以致痰浊壅阻，蒙蔽清窍而发痴呆。或另有产伤、外伤、卒中之后瘀血留滞而成痴呆者，乃久病入络，瘀浊阻窍，神机失用所致。

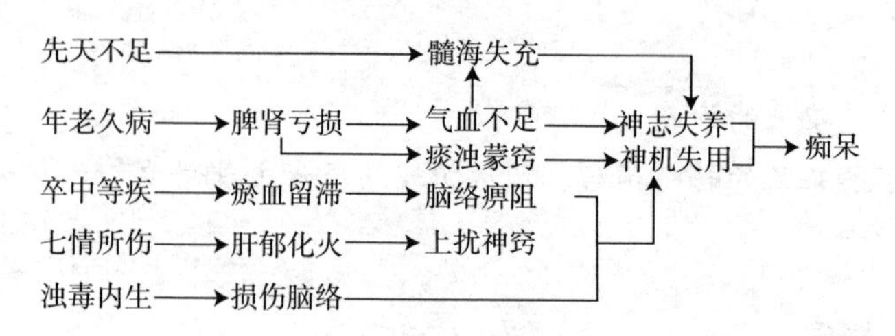

图2-6-1 痴呆病因病机要点示意图

三、诊断

1. 典型症状包括记忆和认知损害、生活能力下降、精神行为障碍3个方面。

2. 本病多发于65岁以上的老年人，患病率随年龄而增高，且与受教育程度有关。本病起病缓慢，病情渐进加重，病程一般较长。也有少数病例起病较急，病情波动，呈阶梯样加重，常见于中风患者。

3. 神经心理学评估和颅脑MRI或PET检查等有助于本病诊断。

四、鉴别诊断

痴呆须与癫病、健忘、郁证相鉴别

表2-6-1 痴呆与癫证、健忘、郁证鉴别表

	痴呆	癫证	健忘	郁证
年龄	多见于老年人	中青年多见	中老年多见	中青年多见
性别	女性多见	无性别差异	无性别差异	女性多见
病因	年老肾虚 痰瘀内生	禀赋不足 情志刺激	年老肾虚	情绪压抑 久不释怀
病机要点	髓海不足 痰瘀阻窍	痰气蒙窍	肾精亏损 气血失养	气郁痰结
主症	记忆减退渐进加重，或呆傻愚钝，生活不能自理	沉默寡言，语无伦次或喃喃自语，静而少动	记忆减退呈增龄性特征，但认知、生活能力正常	心境不佳，情绪抑郁，委屈悲伤

五、辨证论治

（一）辨证要点

1. 辨虚实

表 2-6-2　痴呆虚证与实证辨别表

	虚证	实证
病机	肝肾两虚、髓海空虚、气血两虚	痰浊、瘀血、火热、毒盛
症状	腰膝酸软、少气无力、汗出心悸、面色不华	头晕目眩、心烦易怒、目干口苦、大便秘结
舌、脉	苔少，脉细无力	苔厚，脉弦滑

2. 辨新旧

表 2-6-3　痴呆新病与旧病辨别表

	新病	旧病
发病	新病突发	久病渐显
预后	多数可以逐渐恢复	多属痼疾难治

3. 辨缓急

表 2-6-4　痴呆缓急辨别表

	缓者	急者
发病特点	渐进加重，病程较长	突然起病，阶梯样加重，病程较短
病因病机	多与年老脾肾亏虚、气血不足、髓海渐空有关	多与脑卒中、外伤、情志之变，引起风痰相扰、瘀阻脑络有关

4. 辨演变

表 2-6-5　痴呆演变辨别表

	平台期	波动期	下滑期
病因	内伤	心肝火旺，痰瘀互阻等	外感六淫、情志刺激等
病性	虚证	虚实夹杂	由虚转实
病情变化	病情平稳，少波动	时轻时重	波动转为恶化之象

续表

	平台期	波动期	下滑期
症状	记忆减退、认知呆傻、行动迟笨等	记忆减退、认知呆傻、行动迟笨等	表情呆滞、双目无神、不识事物，或兼面色晦暗、秽浊如蒙污垢，或兼面红微赤、口气臭秽、口中黏涎秽浊、溲赤便干或二便失禁，或见肢体麻木、手足颤动、舌强语謇，烦躁不安甚则狂躁，举动不经，言辞颠倒，苔厚腻、积腐、秽浊

（二）治则治法

1. 调补脾肾精气：凡禀赋不足，或见脾肾两虚之证，治宜补肾填精，健脾益气，重在培补先天、后天，以冀化源得滋，脑髓得充，有助治疗。

2. 开郁涤痰祛瘀：气郁则开，而痰滞当消。或开郁逐痰，或健脾化痰，或清心涤痰、泻火祛痰，或痰瘀同治。

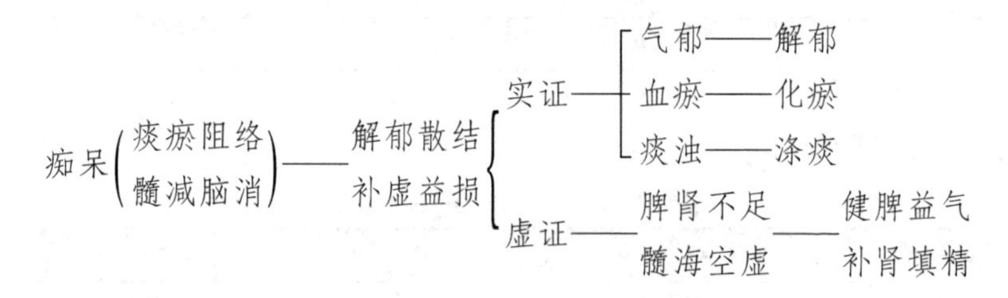

（三）分证论治

1. 髓海不足

【主症】记忆减退，定向不能，判断力差，或失算，重者失认、失用，懒惰思卧。

【兼次症及舌脉】齿枯发焦，腰酸骨软，步行艰难，舌瘦色淡，舌苔薄白，脉沉细弱。

【病机要点】肝肾亏虚，脑髓失充。

【治法】滋补肝肾，填髓养脑。

【代表方】七福饮。

2. 脾肾两虚

【主症】记忆减退，表情呆板，沉默寡言，行动迟缓，甚而终日寡言不动，失认失算，口齿含糊，词不达意，饮食起居皆需照料。

【兼次症及舌脉】腰膝酸软，肌肉萎缩，食少纳呆，气短懒言，口涎外溢或四肢不温，腹痛喜按，五更泄泻，舌质淡白，舌体胖大，舌苔白，或舌红苔少或无苔，脉沉细弱、两尺尤甚。

【病机要点】脾肾亏虚，气血不足。

【治法】补肾健脾，培元生髓。

【代表方】还少丹。

3. 痰浊蒙窍

【主症】记忆减退，表情淡漠，头晕身重，晨起痰多，少动不语，恶心不食，忽笑忽歌，忽愁忽哭，与之美馔则不受，与之污秽则无辞，与之衣不着，与之草木则反喜；重症则不能自理生活。

【兼次症及舌脉】其面色㿠白或苍白不泽，气短乏力，舌体胖，舌质淡，苔腻浊，脉细滑。

【病机要点】痰浊阻窍，神机失用。

【治法】化痰开窍，益气健脾。

【代表方】洗心汤。

4. 瘀血内阻

【主症】多有产伤及外伤病史，或心肌梗塞史、脑卒中史，或素有血瘀之疾，善忘、善恐。

【兼次症及舌脉】神情淡漠，反应迟钝，寡言少语，或妄思离奇，或头痛难愈，舌质暗紫，有瘀点瘀斑，舌苔薄白，脉细弦、沉迟，或见涩脉。

【病机要点】气滞血瘀，脑髓失养。

【治法】活血行气，通阳宣窍。

【代表方】通窍活血汤。

5. 心肝火旺

【主症】头晕头痛，健忘颠倒，认知损害，自我中心。

【兼次症及舌脉】心烦易怒，口苦目干，筋惕肉瞤，舌质暗红，舌苔黄或黄腻，脉弦滑或弦细而数。或可见口眼㖞斜，肢体麻木或半身不遂，或尿赤，大便秘结等。

【病机要点】心肝火旺，扰乱神明。

【治法】清热泻火，安神定志。

【代表方】黄连解毒汤。

六、转归预后

1. 本病的转归主要表现在虚实之间。痴呆的病程多较长，虚证日久，气血亏乏，脏腑功能受累，气血运行失司，或积湿为痰，或留滞为瘀，加重病情，出现虚中夹实证。实证的痰浊、瘀血日久可损及心脾，或伤及肝肾，则气血阴精不足，脑髓失养，转化为虚证。痰热瘀积日久，酿生浊毒，邪毒壅盛，可致病情恶化而成毒盛正衰之证。

2. 本病的预后依疾病原因和病情轻重而定。痴呆的早期病情较轻者，经及时治疗，部分症状尚可有改善。病情较重者，生活部分不能自理，往往继续发展，直至生活能力完全丧失，终日卧病在床，多因继发感染或多脏衰竭而致预后不良。痴呆兼有精神行为症状者，治疗难度和照料负担都会增加。

3. 血管性痴呆，如能早期有效治疗，一般可以治愈，或将病情稳定在平台期。波动期是病情转化的关键时期，若治疗不及时，病情往往迅速发展，出现下滑现象，其存活期一般在 5 年左右。阿尔茨海默病的病情进展被认为是不可逆的渐进过程，其进展速度与多种因素有关，且目前尚无法预测，其存活期一般在 2 ~ 20 年，平均 7 年。

七、预防护理

1. 早期诊断轻度认知损害，并积极有效治疗，对延缓痴呆的发生有重要意义。

2. 积极治疗高血压、高血脂、糖尿病和脑卒中等血管性危险因素，延缓或预防痴呆的发生。

3. 帮助病人维持或恢复有规律的生活习惯，饮食宜清淡，消除情志因素刺激。对轻症病人，应进行耐心细致的智能训练，使之逐渐恢复或掌握一定的生活和工作技能；对重症病人，应进行生活照料，防止因大小便自遗及长期卧床引发褥疮、感染等；要防止病人自伤或他伤，防止跌倒而发生骨折；防止外出走失等。

八、历代文献述要

1. 张仲景《伤寒论》分别从气血逆乱、上气不足、刺时不当和下焦蓄血等方面论述了痴呆的核心症状“善忘”或“喜忘”的病机。

2. 明代医家张介宾的《景岳全书·杂病谟》，首先设立了“痴呆证”专篇，并创制了我国最早的治疗痴呆的七福饮和大补元煎两张名方。

3. 清代医家陈士铎出版《辨证录》设有“呆病门”专篇，提出了“开郁逐痰，健胃通气”治法，并创制了“洗心汤”、“转呆丹”、“还神至圣汤”等方药。

4. 清代医家王清任明确指出“脑为元神之府”，并提出了灵机记性“不在心在脑”的学术观点。

巩固与练习

一、选择题

（一）A 型题

1. 痴呆的基本病机是(　　)

A. 气血不足　B. 肾精亏虚　C. 痰瘀阻闭　D. 髓减脑消　E. 阴阳失调

2. 患者记忆模糊，失认失算，精神呆滞，耳鸣耳聋，发枯齿脱，腰脊酸痛，骨痿无力，反应迟钝，舌质瘦色红，少苔或无苔，有裂纹，脉沉细。治法宜选(　　)

A. 益气养血，安神定志　B. 补肾益髓，填精养神
C. 益气滋阴，安神定志　D. 滋阴养血，开窍醒神

（二）X 型题

3. 痴呆的治疗原则是(　　)

A. 开郁逐痰　　B. 平肝泻火　　C. 补虚扶正
D. 充髓养脑　　E. 滋补肝肾

二、问答题

4. 如何理解痴呆多发于65岁以上的老年人？
5. 痴呆的典型症状包括哪三方面，以什么为主症？
6. 痴呆如何与癫病、郁证相鉴别？
7. 痴呆的治则治法是什么？
8. 痴呆髓海不足与脾肾两虚在主症和治法上有何区别？

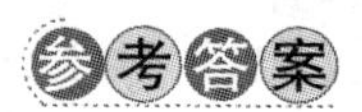

一、选择题

1. D　2. B　3. ABCD

其他题型答案参见本章相关内容。

第七节　痫　　病

【考点重点点拨】

1. 掌握痫病的概念、病因病机、鉴别诊断、辨证要点、治则治法及分证论治。
2. 熟悉痫病的诊断。
3. 了解痫病的转归预后、预防护理及历代文献述要。

一、概念

1. 主症：以精神恍惚，甚则突然仆倒，昏不知人，口吐涎沫，两目上视，四肢抽搐，或口中作猪羊叫声，移时苏醒如常人为主症。
2. 病机要点：气机逆乱，元神失控所致。

二、病因病机

痫病是因痰浊或瘀血内伏脑窍，复因七情郁结、六淫之邪、饮食失调、劳作过度、生活起居失于调摄等诱发因素相激，遂致气机逆乱而触动积痰、瘀血，闭塞脑窍，壅塞经络。

1. 禀赋异常

禀赋不足为先天致病因素，以儿童发病者为多见。多由母患此病，传之于子；或胎产之前，母受惊恐，导致气机逆乱；或精伤而肾亏，所谓“恐则精却”；或在胎产非正常分娩中，伤及胎气，禀赋受损，脏腑失调，痰浊阻滞，遇诱因则气机逆乱，风阳内动而成本病。

2. 情志失调

突受大惊大恐，气机逆乱，进而损伤脏腑。肝肾受损，易阴不敛阳而生热生风；脾胃受损，易致精微不布，痰浊内聚，经久失调，一遇诱因，痰浊或随气逆，或随火上炎，或随风动，蒙闭心神脑窍，形成痫病。小儿脏腑娇嫩，元气未充，神气怯弱，或素蕴风痰，更易因惊恐而发为本病。

3. 饮食不节

过食肥甘，损伤脾胃，脾虚生痰，痰火内蕴，或随气逆，或随火动，蒙蔽六神清窍，发为本病。

4. 脑窍损伤

跌仆撞击，或出生时难产，均能导致颅脑受伤。外伤之后，气血瘀阻，脉络不和，痰浊瘀血内伏于脑，遇有诱因则气机逆乱，痰瘀蒙闭清窍发为本病。

5. 其他病因

其他疾病之后如温热病出现高热，熬津成痰，或邪热灼伤血脉，血脉瘀滞不畅，痰瘀内伏于脑；或中风之后痰瘀壅塞脑脉，遇有诱因则气机逆乱，痰瘀蒙闭清窍可发为本病。

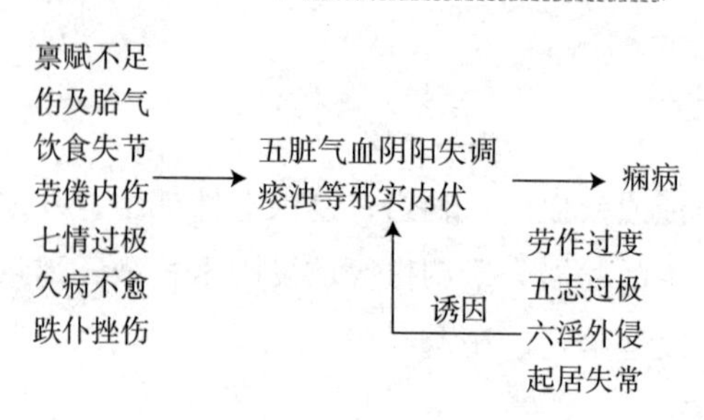

图2－7－1　痫病病因病机要点示意图

三、诊断

1. 发作时突然昏倒，不省人事，两目上视，四肢抽搐；或有口中如作羊、猪叫声，醒后除疲乏外一如常人；部分发作时可见多种形式，如口、眼、手等局部抽搐而无突然昏倒，或幻视，或失神，或呕吐、多汗，或无意识的动作等。

2. 起病急骤，发作时间长短不一，但移时可醒，醒后如常人，无后遗症。反复发作，每次发作的情况基本相同。

3. 多有家族史，或产伤史，或颅脑外伤史。每因惊恐、劳累、情志过极而诱发。

4. 发作前有眩晕、胸闷、叹息等先兆。

四、鉴别诊断

痫病须与痉病、厥证、中风相鉴别

表2－7－1　痫病与痉病、厥证、中风症状鉴别表

	痫病	痉病	厥证	中风
发病先兆	眩晕、胸闷、叹息等	双目不瞬，口角肌肉抽动，肌肉瞤动	心悸、汗出、面苍白、头晕等	头痛、头晕、手麻、胸闷等
发病时症状	四肢抽搐，项背强直，两目上视，口吐痰涎，或口中如作猪羊叫声，昏不知人	角弓反张	昏不知人，或四肢厥冷。	半身不遂，口舌㖞斜，言语不利，偏身麻木，甚至神志恍惚、迷蒙、神昏、昏愦

续表

	痫病	痉病	厥证	中风
后遗症状	无	无	轻者移时苏醒，无偏瘫、失语、口眼㖞斜等后遗症，重者可至厥脱不醒	可遗留半身不遂，口舌㖞斜，言语不利等后遗症

五、辨证论治

（一）辨证要点

1. 辨病情轻重

一是发病时间之长短，一般持续时间长则病重，短则病轻；二是发作间隔时间之久暂，即间隔时间久则病轻，短则病重。

2. 辨证候虚实

痫病之风痰闭阻，痰火扰神属实；而心脾两虚，肝肾阴虚属虚；发作期多实，或实中夹虚，休止期多虚，或虚中夹实。

（二）治则治法

痫病治疗宜分标本虚实，频繁发作时以治标为主，着重豁痰顺气，息风开窍定痫；平时以治本为重，宜健脾化痰、补益肝肾、养心安神等以调理脏腑，平顺气机，杜其生痰动风之源。

（三）分证论治

1. 风痰痹阻

【主症】卒然昏仆，目睛上视，口吐白沫，手足抽搐，喉中痰鸣；也有仅为短暂精神恍惚而无抽搐者。

【兼次症及舌脉】发作前常有眩晕、胸闷等症。舌质淡红，苔白腻，脉弦滑。

【病机要点】痰浊素盛，上扰清窍。

【治法】涤痰息风，开窍定痫。

【代表方】定痫丸。

2. 肝火痰热

【主症】卒然仆倒，不省人事，四肢强痉拘挛，口中叫吼，口吐白沫，烦躁不安，气高息粗，痰鸣漉漉，口臭。

【兼次症及舌脉】平素情绪急躁，心烦失眠，咯痰不爽，口苦而干，便秘便干，舌质红，苔黄腻，脉弦滑数。

【病机要点】痰蕴化火，上扰脑神。

【治法】清热泻火，化痰开窍。

【代表方】龙胆泻肝汤合涤痰汤。

3. 脾虚痰盛

【主症】痫病反复发作。

【兼次症及舌脉】神疲乏力，食欲不佳，面色不华，大便溏薄或有恶心呕吐，舌质淡，苔薄腻，脉濡弱。

【病机要点】痫病发作日久，心神失养。

【治法】健脾，化痰。

【代表方】六君子汤。

4. 肝肾阴虚

【主症】痫病频发之后，神思恍惚，面色晦暗，头晕目眩。

【兼次症及舌脉】两目干涩，耳廓焦枯不泽，健忘失眠，腰膝酸软，大便干燥。舌质红，苔薄白，或薄黄少津，脉细数，或弦数。

【病机要点】痫病久发，肝肾阴虚，髓海不足。

【治法】滋补肝肾，增精益髓。

【代表方】大补六煎。

5. 瘀阻脑络

【主症】平素多有头晕头痛，痛有定处。

【兼次症及舌脉】常伴单侧肢体抽搐，或一侧面部抽动，颜面口唇青紫，舌质暗红或有瘀斑，舌苔薄白，脉涩或弦。

【病机要点】瘀血阻络，脑神失养。

【治法】活血化瘀，息风通络。

【代表方】通窍活血汤。

六、转归预后

本病的转归与患者的体质强弱、正气的盛衰与邪气的轻重等因素有关。

1. 体质强、正气尚足的患者或病之初发、病程在半年以内者，如治疗恰当，可防止痫病的频繁发作，一般预后较好。但尚有部分患者仅可控制发作，仍难根治。

2. 体质较弱，正气不足，痰浊沉痼者，往往迁延日久，缠绵难愈，预后较差。

3. 反复频繁发作，少数年幼患者智力发育受到影响，出现智力减退，甚至成为痴呆；或因昏仆跌伤造成长期后遗症；或因发作期痰涎壅盛，痰阻气道，造成痰阻窒息；或变生厥脱变证而危及生命。

七、预防护理

1. 加强孕妇保健，使胎儿发育正常。
2. 加强护理，防治意外。
3. 加强休止期治疗，预防再发。
4. 痫病发作时，注意患者生命体征，防止窒息和咬伤。

八、历代文献述要

1.《内经》称“胎病”，属“巅疾”的范畴。

2.《三因极一病证方论·癫痫叙论》提出癫痫由于惊动所致。

3.《丹溪心法·痫》指出本病之发生“无非痰涎壅塞，迷蒙孔窍”而成。

4.《证治汇补·痫病》中提出阳痫、阴痫的分类方法。

巩固与练习

一、选择题

（一）A 型题

1. 符合痫病临床表现的是(　　)
   A. 突然昏倒，昏不知人，呼吸气粗，四肢厥冷，移时苏醒，醒后如常人
   B. 突然昏倒，昏不知人，口吐涎沫，两目上视，四肢抽搐，醒

后头晕乏力

C. 项背强直，角弓反张，四肢抽搐或见昏迷

D. 突然昏仆，伴有口眼歪斜等症

E. 突然昏仆，伴有瘫痪失语等症

2. 患者痫病发作前经常眩晕，胸闷、乏力。发病时突然跌倒，不省人事，抽搐吐涎，或伴尖叫与二便失禁；也可以仅有短暂神志不清，或精神恍惚而无抽搐，舌苔白腻，脉弦滑。此病的证型是(　　)

A. 肝火痰热证　B. 脾胃虚弱证　C. 痰瘀互结证

D. 肝风痰浊证　E. 痰迷心窍证

（二）X 型题

3. 影响痫病病机转化的关键在于(　　)

A. 正气的盛衰　B. 气机的顺逆　C. 痰邪的深浅

D. 瘀血的有无

二、名词解释

4. 阳痫

5. 阴痫

三、简答题

6. 简述痫病、厥证与中风的鉴别要点。

四、问答题

7. 痫病的常见病因和关键病机是什么？

8. 痫病的主要临床表现是什么？

9. 痫病的治疗原则是什么？

10. 痫病与厥证、中风如何鉴别？

11. 痰火扰神型痫病的主症及治法方药是什么？

12. 痫病应如何预防护理？

参考答案

一、选择题

1. B　2. D　3. AC

其他题型答案参见本章相关内容。

第八节　癫　　狂

【考点重点点拨】

1. 掌握癫狂的概念、病因病机、鉴别诊断、辨证要点、治则治法及分证论治。

2. 熟悉癫狂的诊断。

3. 了解癫狂的转归预后、预防护理及历代文献述要。

一、概念

1. 主症：癫证以精神抑郁，表情淡漠，沉默痴呆，语无伦次，静而少动等为特征。狂证以精神亢奋，躁动多怒，喧扰不宁，毁物打骂，动而多怒为特征。两者相互联系，互相转化，故常癫狂并称。

2. 病机要点：痰迷神窍，神机逆乱所致。

二、病因病机

本病的发病原因，多因禀赋不足、饮食失节、七情内伤导致脏腑功能失调或阴阳失衡，进而产生气滞、痰结、火郁、血瘀等蒙蔽心窍而引起神志失常。

1. 情志失调

恼怒惊恐，损伤肝肾，木失濡润，屈而不伸；或喜怒无常，心阴亏耗，则默默寡言痴呆，语无伦次；或心阴不足，心火暴张，则狂言狂语，骂詈不休，逾垣上屋；或所遇不遂，思虑过度，损伤心脾，心虚则神耗，脾虚则不能生化气血，心神失养，神无所主；或脾胃阴伤，则心肝之火乘之并上扰，神明逆乱；如此等等，都能发为癫狂。

2. 饮食不节

嗜食肥甘厚味，可化生痰浊、损伤脾胃，思虑过度亦可伤脾脏，脾失健运，聚湿生痰；痰随气逆，蒙蔽心窍，逆乱神明而发癫狂。

3. 禀赋不足

如禀赋素足，体质健壮，阴平阳秘，虽受七情刺激亦只有短暂的情志失畅，并不为病。反之，先天禀赋不足，遇有惊骇悲恐，意志不遂，则易七情内伤，阴阳失调而发病。禀赋不足往往具有家族性，故癫狂患者的家族中往往有类似病例。

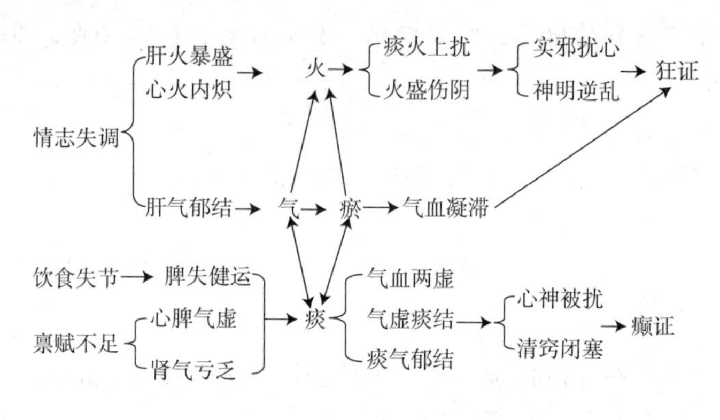

图 2－8－1　癫狂病因病机要点示意图

三、诊断

1. 本病以思维、情感以及行为失常为主要特征，临床症状大致可以分为四类。

（1）躁狂症状：以躁扰不宁、妄行躁动、骂詈多怒为特征。如弃衣而走，登高而歌，数日不食而能逾垣上屋，所上之处，皆非其力所能，妄言骂詈，不避亲疏，妄想丛生，毁物伤人，甚至自杀等。

（2）抑郁症状：以精神压抑、悲观沉默、思维错乱为特征。如精神恍惚，表情淡漠，沉默痴呆，喃喃自语；或语无伦次，秽洁不分，颠倒错乱，喜笑怒骂，其性无常。

（3）幻觉症状：是指患者有真实的感觉，而事实上周围根本不存在此类事情，如幻视、幻听、幻嗅、幻触等。

（4）妄想症状：是与客观实际不相符合的病态信念，其判断推理缺乏令人信服的依据，但病人仍坚信其正确而不能被说服。此外，还可有疑病、自罪、被害以及嫉妒等妄想症状。

其中，癫证多以抑郁症状为主，而狂证多以躁狂症状为主。癫证与狂证均可出现幻觉与妄想症状。

2. 本病多有七情内伤和家族史，或患郁病、失眠之疾而突发本病。

3. 排除药物、温热暑湿、外伤等原因导致者。

四、鉴别诊断

癫狂须与痫病相鉴别

表 2-8-1　癫狂与痫病鉴别表

	癫狂	痫病
病因	禀赋不足、饮食失节、七情内伤	禀赋不足、饮食不节、情志失调、脑络瘀阻
病机	痰迷神窍，神机逆乱	气机逆乱，元神失控
症状	精神抑郁，表情淡漠或精神亢奋，狂暴刚躁	平素如常人，发则眩仆倒地，昏不知人
家族史	有	有
实验室检查	阴性	阳性

五、辨证论治

（一）辨证要点

辨癫证与狂证

表 2-8-2　癫证与狂证辨别表

	癫证	狂证
病因	禀赋不足、七情内伤等因素	大怒卒惊等
病机要点	气郁痰结、蒙蔽心窍；气血两虚、心窍失养	痰火上扰、蒙蔽心窍；火盛阴伤、日久气血凝滞、心窍失养
主症	精神抑郁，沉默痴呆，喃喃自语	喧扰打骂，狂躁不宁
治疗	疏肝理气、化痰开窍 养血安神、补养心脾	镇心祛痰、清肝泻火 滋阴降火、安神定志
转化	癫证可以转化为狂证	狂证日久往往又多转为癫证

（二）治则治法

1. 癫证发作期根据气滞、痰浊之偏重，而应用理气开郁、化痰开窍之法；缓解期多正虚，故治疗又当补益心脾、养血安神为法。

2. 狂证发作期属阳证、热证、实证，当以涤痰、泻火为主；狂证日久，阴血受伤，又当以滋阴降火、安神定志等扶正以祛邪调理之。

3. 病久多瘀，如有瘀血内阻，又当活血化瘀。

（三）分证论治

1. 癫证

（1）痰气郁结

【主症】精神抑郁，表情淡漠，神志痴呆，语无伦次或喃喃自语。

【兼次症及舌脉】喜怒无常，胸闷叹息，忧虑多疑，不思饮食，或恶心，呕吐痰涎，舌苔白腻，脉弦滑。

【病机要点】肝郁脾虚，气滞痰结，痰气交阻，心窍被蒙。

【治法】理气解郁，化痰开窍。

【代表方】逍遥散合涤痰汤。

（2）气虚痰结

【主症】神情淡漠，不动不语，甚则呆若木鸡，目瞪如愚，傻笑自语，思维混乱，甚则妄见、妄闻、自责自罪。

【兼次症及舌脉】面色萎黄，气短无力，食少纳呆，舌质淡，苔薄白，脉细弱无力。

【病机要点】癫病日久，脾虚失运，痰浊内生，阻于心窍。

【治法】益气健脾，涤痰开窍。

【代表方】涤痰汤合四君子汤。

（3）心脾两虚

【主症】神思恍惚，魂梦颠倒，心悸易惊，善悲欲哭。

【兼次症及舌脉】面色苍白无华，肢体困乏，便溏，饮食减少，舌色淡，舌体胖大边有齿痕，苔薄白，脉细无力。

【病机要点】癫病日久，心脾两虚，血少气衰，心神失养。

【治法】健脾益气，养心安神。

【代表方】养心汤合越鞠丸。

2. 狂证

（1）痰火扰神

【主症】病起恼怒，性情急躁，失眠，突然狂乱无知，逾垣上屋，骂詈叫号，不避亲疏，或毁物伤人，气力逾常。

【兼次症及舌脉】头痛，两目怒视，面红目赤，不食，舌质红绛，苔多黄腻，脉象弦大滑数。

【病机要点】心肝火旺，痰随火升，痰火互结，上扰清空，神明失主。

【治法】镇心涤痰，泻肝清火。

【代表方】生铁落饮。

（2）火盛伤阴

【主症】狂病日久，其势渐减，时作时止，妄言妄语妄为，呼之已能自制。

【兼次症及舌脉】寝不安寐，烦闷焦躁，面色红赤，口干便难，形瘦疲惫，舌尖红，苔少或无苔，或苔剥，脉细数。

【治法】育阴潜阳，安神定志。

【代表方】二阴煎合琥珀养心丹。

（3）气血凝滞

【主症】情绪躁扰不安，恼怒多言或呆滞少语，妄想离奇多端。

【兼次症及舌脉】面色晦暗，胸胁满痛，头痛心悸，妇人经期腹痛，经血紫暗，舌质紫暗有瘀斑，苔薄白或薄黄，脉细弦、弦数、沉弦而迟。

【病机要点】气血凝滞，血瘀痰洁，神窍被扰。

【治法】活血化瘀，理气解郁。

【代表方】癫狂梦醒汤加减。

六、转归预后

本病的转归与癫狂性质、体质强弱、治疗护理等因素有关。

1. 癫证痰气郁结，治疗当投以疏肝解郁、化痰开窍之剂，每可获愈；若失治或误治，痰浊伤阳，成气虚痰结证，转为虚实夹杂证候，或痰浊日久化热，痰火扰心，又可转为狂证，从而使病情进一步加重。

2. 狂证起始，属痰热实证，如治不得法或不及时，致使真阴耗伤，则心神昏乱日重，其证转化为阴虚火旺；若能及时治疗，且又治之得法，不难恢复如初；如若不留意调畅情志、消除发病之源则易复发；若病久迁延不愈，可形成气血阴阳俱衰，神机逆乱，预后不良。

七、预防护理

1. 患者居室须安静、舒适，保持空气新鲜，避免强光刺激。

2. 注意精神调护是预防癫狂病的重要措施。

3. 应对病人关心爱护，经常与其谈心，了解病发之因，对病人的各种病态绝不可讥笑。时时进行心理疏导，提高患者心理素质。

4. 密切注意病人的精神状态，对情绪亢奋、行为不能自制者，须防止其毁物伤人及损伤自身。对情绪低落者，须防止其发生自杀行为，管理好药品，并尽量避免患者长时间独处。

八、历代文献述要

1. 癫狂病名首见于《内经》，如《素问·至真要大论》认为："诸躁狂越，皆属于火"，《素问·脉解篇》："阳气在上，而阴气从下，下虚上实，故狂巅疾也"。

2. 张仲景在《金匮要略·五脏风寒积聚脉证并治》中指出了本病病因是心虚而血气少，邪乘于阴则为癫。

3. 清代王清任提出瘀血可致癫狂的理论，并认识到本病与脑有密切的关系。

4. 《丹溪心法·癫狂》则提出癫病发病与"痰"有关，并倡"痰迷心窍"之说。

巩固与练习

一、选择题

（一）A 型题

1. 下列不属于癫狂病主要表现的是(　　)

A. 语无伦次　B. 沉默痴呆　C. 流涎抽搐
D. 躁妄打骂　E. 表情呆滞

2. 患者突然狂暴无知，两目怒视，面红目赤，言语杂乱，骂詈叫嚣，不避亲疏，或毁物打人，或哭笑无常，渴喜冷饮，便秘尿赤，舌质红，苔多黄腻，脉弦滑数。其中医治法是(　　)

A. 开窍醒神，涤痰息风　B. 清心泻火，涤痰醒神
C. 滋阴降火，安神定志　D. 清肝泻火，化痰息风
E. 清热解毒，化痰息风

（二）X 型题

3. 与癫狂发病关系密切的脏腑为(　　)

A. 肝　B. 脾　C. 肺
D. 肾　E. 胃

二、简答题

4. 简述癫证与狂证的鉴别要点。

三、问答题

5. 癫证与狂证在病因病机、临床表现和治则治法上如何鉴别？

6. 如何鉴别癫狂与痫病？

7. 狂证的治则治法是什么？

8. 狂证的常见证型及治法方药是什么？

参考答案

一、选择题

1. C　2. B　3. ABD

其他题型答案参见本章相关内容。

第九节 厥 证

【考点重点点拨】

1. 掌握厥证的概念、病因病机、鉴别诊断、辨证要点、治则治法及分证论治。

2. 熟悉厥证的诊断。

3. 了解厥证的转归预后、预防护理及历代文献述要。

一、概念

1. 主症：以突然昏倒，不省人事，四肢厥冷为主症。轻者昏厥时间短，清醒后无偏瘫、失语、口眼㖞斜等后遗症；重者则一厥不醒而导致死亡。

2. 病机要点：气机逆乱，升降失常，阴阳之气不相顺接所致。

二、病因病机

厥证的病因有外感、内伤两端。外感源于感受六淫、秽恶之邪，内伤则由情志失调或饮食失节引发；其病理因素不外气、血、痰、食、暑。

1. 情志所伤

情志变动可引起气血及脏腑功能失调，致气逆上冲，发为本病。情志因素主要指恼怒、惊骇、恐吓的情志变动，是厥证的主要原因。

2. 久病体虚

体质虚弱或多种慢性病日久，阴阳气血暗耗，以致脑海失养，致清阳不升或气逆于上，发生厥证。

3. 亡血失津

大汗吐下，或因创伤出血，产后失血等，以致气随血脱，阳随阴消，神明无主，均可出现厥证。

4. 饮食不节

嗜食酒酪肥甘，致脾胃受伤，运化失常，聚湿生痰，阻滞气机。如遇诱因，痰随气升，清阳被阻，可发为昏厥。或因暴饮暴食，饮食停于胸膈，上下不通，阴阳升降受阻，均可引发昏厥。

总之，厥证的发生多因情志不遂，饮食劳倦，外邪侵袭，剧烈疼痛，亡血失津等原因使气机逆乱，升降失常，阴阳之气不相顺接而致。

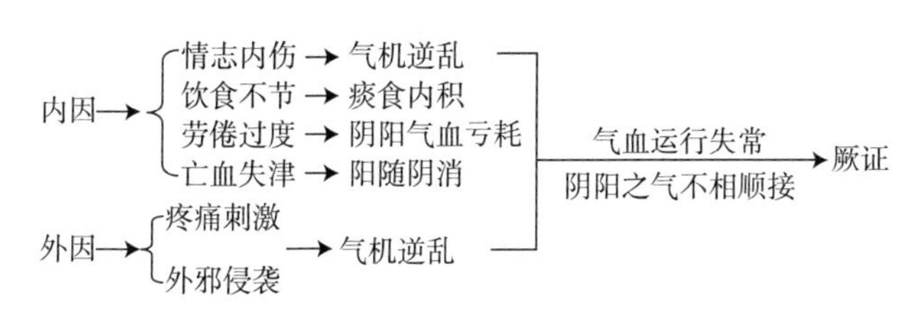

图 2-9-1 厥证病因病机示意图

三、诊断

1. 以突然昏倒，不知人事，移时苏醒为主症。

2. 发病前可有头晕心悸，视物模糊，面色苍白，出汗等先兆症状。发病时常伴恶心，汗出，或四肢厥冷，醒后感头晕、疲乏、口干，但无失语、偏瘫等后遗症，缓解时如常人。

3. 发病前常有情志刺激史，或有大出血病史，或素体痰湿较盛等，应了解既往有无类似病证发生。

四、鉴别诊断

1. 厥证须与中风相鉴别

表 2-9-1 厥证与中风鉴别表

	厥证	中风
病因	外感，七情，气、血、痰、食	正气虚弱，饮食不节，情志过极
病机要点	气机逆乱，阴阳之气不相顺接	气血逆乱，脑脉不畅

续表

	厥证	中风
主症	突然昏仆，不知人事，或伴四肢厥冷	突然昏仆，伴有口舌㖞斜，失语偏瘫等症

2. 厥证须与痫证相鉴别

表2-9-2　厥证与痫证鉴别表

	厥证	痫证
病因	外感，七情，气、血、痰、食	先天因素，头部外伤，饮食所伤，七情失调
病机要点	气机逆乱，阴阳之气不相顺接	气机逆乱，元神失控
主症	突然昏仆，不知人事，或伴四肢厥冷	突然昏仆，不知人事，口吐涎沫，两目上视，发作中常有怪叫

五、辨证论治

（一）辨证要点

1. 辨病因

表2-9-3　气、血、痰、暑病因辨别表

病因	气厥		血厥		痰厥	暑厥
	实证	虚证	实证	虚证		
内容	情志刺激	素体虚弱，过劳，饥饿，睡眠不足	失血	情志刺激	恣食肥甘，体丰湿盛	高温作业，久曝烈日

2. 辨虚实

表2-9-4　厥证虚实辨别表

	虚证	实证
面色等	面色苍白，张口手撒	面赤，口闭，两拳握固
气息	气息微弱	气壅息粗
二便	小便自遗	多大便干结，无遗尿
肤温	肤冷肢凉	四肢厥冷
脉象	脉沉细微	脉多沉实可沉伏

（二）治则治法

厥证是危急证候，应及时救治，醒神回厥为首要治疗原则。具体治法当辨虚实之不同。实证治以理气、活血、化痰、辟秽而开窍醒神；虚证治以益气、回阳、救逆固脱。

（三）分证论治

1. 气厥

（1）实证

【主症】突然昏倒，不知人事，牙关紧闭，双手握拳，呼吸急促。

【兼次症及舌脉】发作前情绪激动不安，或郁闷不解，或觉胸前堵闷，四肢麻木。舌苔薄白，脉伏或沉弦。

【病机要点】肝气不舒，气机逆乱，内闭神机。

【治法】开窍，顺气，解郁。

【代表方】五磨饮子。

（2）虚证

【主症】眩晕昏仆，心慌气短。

【兼次症及舌脉】面色苍白，呼吸微弱，汗出肢冷，或见小便自遗，舌质淡，苔薄白，脉沉细弱。

【病机要点】中气下陷，清阳不升，神明失养。

【治法】补气，回阳，醒神。

【代表方】四味回阳饮、参附汤、生脉饮。

2. 血厥

（1）实证

【主症】突然昏倒，不省人事，牙关紧闭，面赤唇紫。

【兼次症及舌脉】平时急躁易怒，醒后头晕头痛，口唇面赤，头晕胀痛。舌质红，苔薄黄，脉弦。

【病机要点】血随气升，菀阻清窍。

【治法】理气活血。

【代表方】通瘀煎。

（2）虚证

【主症】心悸头晕，眼前发黑，昏厥无知。

【兼次症及舌脉】面色苍白，口唇不华，目陷口张，自汗肤冷，气息低微。舌淡，苔薄白，脉芤细数无力。

【病机要点】血虚不能上承，神明失养。

【治法】补气养血。

【代表方】独参汤合人参养荣汤。

3. 痰厥

【主症】素有经常宿痰，突然昏厥，喘咳气急，喉中痰鸣。

【兼次症及舌脉】胸闷纳呆，或呕吐涎沫，呼吸气粗。舌苔白腻，脉沉滑或弦滑。

【病机要点】恼怒气逆，痰蒙清窍。

【治法】行气豁痰。

【代表方】导痰汤。

4. 食厥

【主症】饮食不节，尤其是暴饮暴食后，突发昏厥。

【兼次症及舌脉】脘腹胀满，恶心泛酸，头晕。舌苔厚腻，脉滑。

【病机要点】食滞于中，气逆于上，清窍闭塞。

【治法】消食和中。

【代表方】神术散合保和丸。

六、转归预后

1. 阴阳气血相失，进而阴阳离决，可致一厥不复之死证。

2. 阴阳气血失常，气机逆乱而阴阳尚未离决，此时若治疗得当，正气来复，则气复返而生，反之则气不复还而亡。

3. 各种证候之间可相互转化，气厥与血厥虚证常引起脱证。

4. 发病之后，若呼吸平稳，脉象有根，表示正气尚强，预后良好。反之，若气息微弱或昏愦不语，或手冷过肘，足冷过膝，或脉象沉伏如一线游丝，或散乱无根，或人迎、寸口、趺阳之脉全无，多属危候，预后不良。

七、预防护理

1. 发病时，让患者平卧，迅速松解衣领，保持呼吸通畅。痰较多时，应及时吸痰。患者清醒后不宜马上坐起，应平卧片刻，再缓缓坐起。

2. 病已成，在治疗基础上，加强护理，密切观察体温、脉搏、呼吸、神志、血压的变化；观察汗出情况及肢末温度变化等。

3. 加强身体锻炼，增强体质。

4. 注意戒郁怒，节忧思，避免情志相激而致病发。

5. 饮食宜清淡，戒烟酒。

八、历代文献述要

1. 厥证之名最早始于《内经》，概括起来可分为两种情况：一是指突然昏倒，不省人事；二是指四肢和手足逆冷。

2. 汉·张仲景在《伤寒论》、《金匮要略》中重点阐明了《内经》关于寒厥和热厥的理论，认为其病机为阴阳失衡，不能相互贯通所致，主要表现为四肢厥冷。

3. 隋代《诸病源候论》用“中恶”通称厥证。

4. 金·张子和在《儒门事亲》中对厥证进行分类，补充了痰厥、酒厥。

5. 《医学入门》、《医贯》、《景岳全书》等书，提出了气、血、痰、食、暑、尸、酒、蛔等厥，并以此作为辨证分型的依据来指导临床治疗。

巩固与练习

一、选择题

（一）A 型题

1. 患者形体肥胖，痰涎壅盛，与人争吵后突然昏厥，喉中痰鸣，呼吸气粗，舌苔白腻，脉沉滑，治宜选用（　　）

A. 半夏白术天麻汤　B. 二陈汤　C. 温胆汤

D. 导痰汤　　E. 柴胡疏肝散

2. 治疗气厥实证，应首选的方剂是(　　)

A. 柴胡疏肝散合二陈汤　　B. 通瘀煎合苏合香丸

C. 通关散合五磨饮子　　D. 七福饮合四逆散

E. 独参汤合人参养营汤

3.《素问·生气通天论》中“阳气者，大怒则形气绝，而血菀于上，使人薄厥”此处“薄厥”指厥证的哪种证候(　　)

A. 气厥　　B. 血厥　　C. 痰厥

D. 暑厥　　E. 食厥

4. 厥证乃急危之候，当及时救治，醒神回厥为首要治疗原则，具体治法，当首辨(　　)

A. 标本　　B. 气血　　C. 虚实

D. 寒热　　E. 阴阳

（二）B 型题

A. 气厥　　B. 痰厥　　C. 血厥

D. 暑厥

5. 患者恼怒后突然昏倒，呼吸气促，口噤握拳，舌淡红，脉弦。其诊断是(　　)

6. 患者恼怒后突然昏倒，牙关紧闭，面赤唇紫，舌暗红，脉弦。其诊断是(　　)

（二）X 型题

7. 属于厥证实证与虚证的鉴别要点有(　　)

A. 气息的粗与细　　B. 牙关的紧与开　　C. 体质的实与虚

D. 预后的生与死　　E. 发病的急和缓

二、名词解释

8. 气厥

9. 血厥

三、简答题

10. 简述厥证与痫病的鉴别要点。

11. 简述气厥和痰厥的区别与联系。

12. 简述厥证发病时的处理原则。

四、问答题

13. 厥证的常见病因、病性、关键病机是什么？
14. 厥证分几类？
15. 厥证与痫证如何区别？
16. 厥证治疗原则是什么？
17. 气厥、血厥、痰厥的分型及治法方药是什么？
18. 厥证发病时应如何处理？

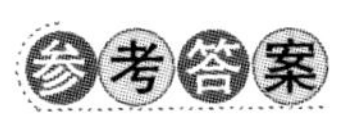

一、选择题

1. D　2. C　3. B　4. C　5. A　6. C　7. ABC

其他题型答案参见本章相关内容。

第三章　脾胃病证

第一节　胃　　痛

【考点重点点拨】

1. 掌握胃痛的概念、病因病机、鉴别诊断、辨证要点、治则治法及分证论治。

2. 熟悉胃痛的诊断。

3. 了解胃痛的转归预后、预防护理及历代文献述要。

一、概念

1. 主症：以上腹胃脘部近心窝处发生疼痛为主症。

2. 病机要点：胃气壅滞，失于和降。

二、病因病机

胃痛的发生是由于感受外邪、饮食不节、情志失调、体虚劳倦等因素，影响了胃气的和降，导致胃气壅滞，不通则痛。其病位在胃，与肝、脾密切相关。

1. 外邪客胃，气机郁滞

外感寒、热、暑、湿等邪气，客于胃腑，胃气被遏，气机不畅，气血不通，不通则痛。

2. 饮食不节，脾胃受损

暴饮暴食，宿食停滞；或过食生冷，寒积胃脘；或恣食辛辣肥甘，湿热中阻；或饥饱失常，脾失健运，均可损及脾胃，导致脾胃气机不和，遂成胃痛。

3. 情志失调，肝胃不和

抑郁恼怒，情志不畅，或精神紧张，致肝失疏泄，横逆犯胃，气机阻滞，而成胃痛。气滞日久，可郁而化热，致肝胃郁热；或致血行不畅，血脉凝涩，瘀血内结，而成胃痛。

4. 体虚劳倦，脾胃虚弱

禀赋不足，或久病劳倦，均可导致脾胃虚弱；或为中焦虚寒，胃失温养；或为胃阴不足，胃失濡养，而致胃痛虚证。脾虚有寒，水液停聚为痰，可伴见痰饮证候。

5. 药物损害、胃失和降

过服寒凉、温燥中西药物、伤胃体、耗胃气、损胃阴，使脾失健运、胃失和降，不通则痛。

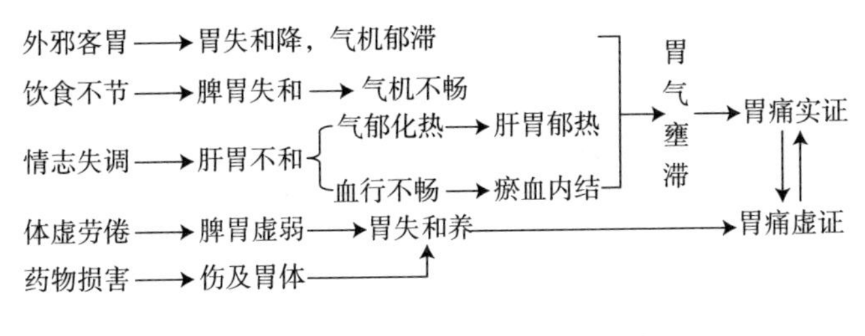

图 3-1-1　胃痛病因病机要点示意图

三、诊断

1. 以胃脘部疼痛为主症。

2. 常伴有腹胀、纳呆、泛酸、嘈杂、恶心呕吐等症。

3. 多因感受外邪、饮食不节、情志失调、体虚劳倦等因素引起，病程有长有短，可反复发作，缠绵难愈。

四、鉴别诊断

1. 胃痛须与胃痞、真胸痛相鉴别

表 3－1－1　胃痛与胃痞、真胸痛鉴别表

	胃痛	胃痞	真胸痛
部位	胃脘部	胃脘部	心居胸中，其痛可波及心下，出现胃痛的表现
主症	多表现为胀痛、刺痛、隐痛，有反复发作史	心下痞塞满闷，触之无形，按之不痛	当胸而痛，其痛多为绞痛、紧缩样痛或压榨样痛，病势危急
兼症	伴有嗳气、泛酸、嘈杂等	伴有嗳气、泛酸、嘈杂等	痛引肩臂，伴有心悸、气短、甚至汗出等症

2. 胃痛须与胁痛、腹痛相鉴别

表 3－1－2　胃痛与胁痛、腹痛鉴别表

	胃痛	胁痛	腹痛
部位	以胃脘部疼痛为主，肝气犯胃所致胃痛常表现为攻撑连胁	以两侧胁肋部疼痛为主	胃脘以下，耻骨毛际以上部位发生疼痛

五、辨证论治

（一）辨证要点

1. 辨虚实

表 3－1－3　胃痛虚实辨别表

	实证	虚证
起病	起病较急，常有较明显的诱发因素	起病较缓，诱发因素常不明显
病程	病程相对较短	病程较长
疼痛	多为痛剧而急，痛而拒按，食后痛甚	多为痛徐而缓，痛而喜按，空腹痛甚
脉象	脉盛	脉虚

2. 辨寒热

表 3-1-4 胃痛寒热辨别表

	寒证	热证
疼痛	胃脘冷痛	胃脘灼热而痛
诱因	饮冷受寒而发作或加重，得热则痛减，遇寒则痛增	进食辛辣燥热食物易于诱发或加重，喜冷恶热
兼症	面色苍白，口淡不渴	口干口渴，大便干结
舌象	舌淡苔白	舌红苔黄

3. 辨气血

表 3-1-5 胃痛气滞血瘀辨别表

	气滞	血瘀
疼痛	胀痛为主，伴见嗳气	痛如针刺或如刀割
部位	痛处攻窜不定	痛处固定不移
病程	初病多在气	痛久不愈，久痛入络

（二）治则治法

1. 气机不畅是胃痛最根本的病机，“通则不痛”，因此理气和胃止痛为治疗胃痛的基本法则。

2. 疏通气机并不能拘泥于理气一法，在临证时应审证求因，根据引起气机不畅的具体原因，采用相应治法，如实证者，应区别寒凝、气滞、胃热、血瘀，分别给予散寒止痛、疏肝解郁、清泄肝胃通络化瘀治法；虚证者当辨虚寒与阴虚，分别给予温胃健中或滋阴养胃。

3. 总以开其郁滞，调其升降为目的，这样才能丝丝入扣，把握住“胃以通为补”的真谛，灵活应用“通”法。

胃痛——理气和胃止痛
- 实痛——祛邪理气和胃
- 虚痛——健脾益胃止痛
- 久病入络——活血化瘀

——开其郁滞，调其升降

（三）分证论治

1. 寒邪客胃

【主症】胃痛暴作，拘急冷痛，得温痛减，遇寒加重。

【兼次症及舌脉】恶寒喜暖，口不渴，喜热饮，有感寒或食冷病史，舌苔薄白，脉弦紧。

【病机要点】寒凝胃脘，暴遏阳气，气机郁滞。

【治法】温胃散寒，理气止痛。

【代表方】良附丸。

2. 饮食伤胃

【主症】胃脘疼痛，胀满拒按，有暴饮暴食史。

【兼次症及舌脉】嗳腐吞酸，或呕吐不消化食物，其味腐臭，吐后痛减，不思饮食，大便不爽，得矢气及便后稍舒，舌苔厚腻，脉滑。

【病机要点】饮食积滞，壅阻胃气。

【治法】消食导滞，和中止痛。

【代表方】保和丸。

3. 肝气犯胃

【主症】胃脘胀闷，攻撑作痛，脘痛连胁。

【兼次症及舌脉】嗳气频作，大便不畅，每因情志因素而痛作，苔薄白，脉弦。

【病机要点】肝气犯胃，胃气壅滞，不通则痛。

【治法】疏肝理气，和胃止痛。

【代表方】柴胡疏肝散。

4. 湿热中阻

【主症】胃脘灼痛，吐酸嘈杂，纳呆恶心。

【兼次症及舌脉】脘痞腹胀，口渴不欲饮水，小便黄，大便不畅，舌红，苔黄腻，脉滑数。

【病机要点】湿热蕴结，胃气痞阻。

【治法】清化湿热，理气和胃。

【代表方】清中汤。

5. 瘀血停胃

【主症】胃脘刺痛，痛有定处而拒按。

【兼次症及舌脉】按之痛甚，食后加剧，或夜间痛甚，或见吐血便黑，舌质紫暗或有瘀斑，脉涩。

【病机要点】瘀停胃络，脉络壅滞。

【治法】化瘀通络，理气和胃。

【代表方】失笑散合丹参饮。

6. 脾胃虚寒

【主症】胃痛隐隐，喜温喜按，空腹痛甚，得食则减。

【兼次症及舌脉】泛吐清水，体倦乏力，手足欠温，大便溏薄，舌淡，或边有齿痕，苔白，脉虚弱或迟缓。

【病机要点】中焦虚寒，胃失温养。

【治法】温中健脾，和胃止痛。

【代表方】黄芪建中汤。

7. 胃阴不足

【主症】胃痛隐隐，口干不欲饮，知饥不能食。

【兼次症及舌脉】多见于热病之后或胃病日久，大便干结，口渴欲饮，舌红少津，或舌有裂纹，或舌红无苔，脉细数。

【病机要点】胃阴不足，润降失司。

【治法】养阴益胃。

【代表方】益胃汤。

六、转归预后

1. 胃痛初期治疗较易，邪去则胃安。胃痛反复发作，往往虚实夹杂，寒热错杂，治疗难度较大。

2. 若久治不愈，辗转反复，正气亏虚，加之气滞、血瘀、痰聚，有可能转成积证。

3. 可因热灼脉络、瘀血阻络和脾不统血而导致呕血、便血之证；若出血量大，气随血脱，可致血厥。

4. 胃与肝脾关系密切，肝气郁结，或心脾两虚，心神失养，又可合并郁证、不寐。

七、预防护理

1. 要注意生活调摄，尤其是饮食和精神方面的调摄。宜进食易消化食物，做到饮食有时，勿饥饱无常，忌贪食生冷，少食辛辣煎炸之品，戒除烟酒嗜好。

2. 避免烦恼忧虑及情绪紧张，以防其伤肝损脾。同时要注意劳逸结合，避免过度劳累。

3. 对于合并呕血或便血者，应绝对卧床休息，并随时注意出血量的多少，同时观察患者面色、神志、肌肤的温度，以防急变。

八、历代文献述要

1. 《灵枢·邪气脏腑病形》阐明了本病的主要病变部位、临床表现及治法，同时《内经》还进一步指明了胃痛的发生与脾及肝郁犯胃有关。

2. 汉代张仲景提出“按之不痛为虚，痛者为实”的辨证法则，并制定了大柴胡汤、建中汤等名方。

3. 金代李东垣在治疗上多采用益气温中与理气和胃之法。

4. 明代张景岳不仅对胃痛和真胸痛做了鉴别，而且对胃痛的病因病机做了较为详尽的总结，着重强调了“气滞”这一病理因素，主张理气为主。

5. 清代叶天士认识到“初病在经，久痛入络”，为后世活血通络法治疗胃痛奠定了理论依据。

巩固与练习

一、选择题

（一）A 型题

1. 患者胃痛暴作，喜暖恶寒，口淡不渴，舌淡苔薄白，脉弦紧。治宜选用（2012）（　　）

A. 香砂六君子汤　　B. 不换金正气散

C. 附子理中丸　　D. 良附丸

2. 胃脘疼痛痞硬，干噫食臭，肠鸣下利，舌苔黄白相兼，脉弦数者，治宜(　　)

A. 消食导滞，理气和胃　　B. 温中健脾，消导和胃

C. 辛开苦降，和胃消痞　　D. 泄热和中，健运脾胃

（二）X 型题

3. 胃痛日久不愈瘀血凝滞的原因是(　　)

A. 气机郁滞　　B. 脾胃虚寒　　C. 寒邪客胃

D. 胃阴亏虚

二、问答题

4. 胃痛的肝气犯胃证可出现哪些病理演变？
5. 胃痛与胃痞、真胸痛如何鉴别？
6. 治疗胃痛的基本法则是什么？具体治法有哪些？
7. 胃痛如何辨证论治？

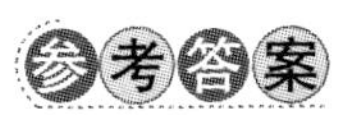

一、选择题

1. D　2. C　3. ABCD

其他题型答案参见本章相关内容。

第二节　痞　　满

【考点重点点拨】

1. 掌握痞满的概念、病因病机、鉴别诊断、辨证要点、治则治法及分证论治。
2. 熟悉痞满的诊断。
3. 了解痞满的转归预后、预防护理及历代文献述要。

一、概念

1. 主症：自觉脘腹满闷不舒为主要临床特征的病证。
2. 病机要点：中焦气机不利、脾胃升降失职所致。
3. 痞者闷塞之感，满者胀满之意，痞满按部位分为胸痞、胃痞等，

胃痞古称“心下痞”，多见于胃脘部。

二、病因病机

痞满的主要病变在胃，与肝、脾有关，其致病原因有感受湿热，内伤饮食，情志失调，脾胃虚弱等。

1. 饮食不节

胃主纳降，脾主升运，饮食不节，恣食生冷，过食肥甘，酗酒嗜烟，皆可滞胃碍脾，使胃纳脾运受阻，食气滞壅胃脘发生痞满。

2. 情志失调

抑郁恼怒则伤肝，使肝失疏泄，横逆乘脾犯胃，脾胃气机滞于中焦则发痞满；忧思多虑则伤脾，使脾气郁结，升运失常，胃气遂之壅滞，亦可发为痞满。

3. 药物所伤

误用、滥用药物，或因他病长期大量应用大寒大热或有毒药物，损伤脾胃，内生寒热，阻塞中焦气机，升降失司，遂成痞满。

4. 脾胃虚弱

脾胃气虚，中焦气机不能斡旋升降，气机阻滞于中焦，则发生痞满，脾虚失于健运，水谷不能化精微，凝聚成湿，痰湿困脾滞胃，可发生痞满。

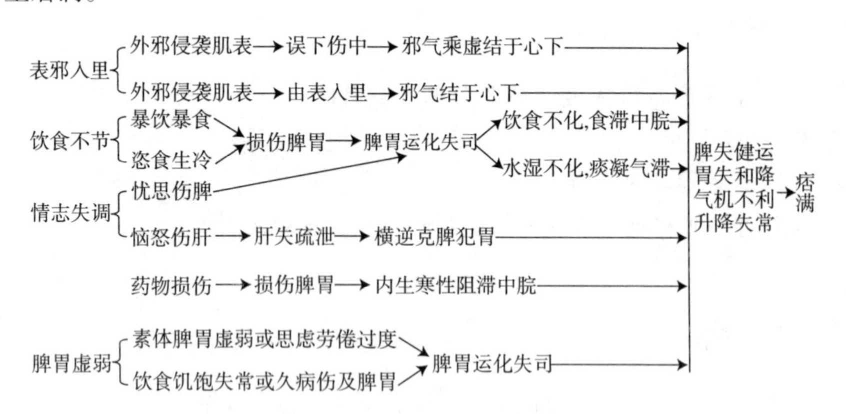

图 3－2－1　痞满病因病机要点示意图

三、诊断

1. 以自觉胃脘部痞塞胀满为诊断主要依据，并有触之无形，按之柔软，压之不痛的特点。

2. 发病缓慢，时轻时重，反复发作。多由饮食不节、情志抑郁、感受外邪，过度劳累等因素诱发。

3. 常伴有饱胀、食少、嗳气，病延日久可见气血亏损症状。

四、鉴别诊断

痞满须与鼓胀相鉴别

表 3-2-1　痞满与鼓胀鉴别表

	痞满	鼓胀
病因	感受湿热，内伤饮食，情志失调，脾胃虚弱	酒食不节，情志所伤，血吸虫感染等
病机要点	中焦气机壅滞、脾胃升降失司	肝脾肾三脏受损，气、血、水瘀积腹内
主症	胃脘痞塞、胸膈满闷	腹部胀大如鼓、皮色苍黄、腹壁脉络暴露
治则	调理中焦气机	理气消胀，活血化瘀，利尿逐水，扶正培本

五、辨证论治

（一）辨证要点

1. 辨虚实

表 3-2-2　实痞与虚痞辨别表

	实痞	虚痞
病程	痞证初发或复发期	病程较长，反复发作
病因病机	湿热、食滞、湿阻、气滞	脾气虚弱、胃阴不足
症状特征	痞满较甚，食后明显，嗳气频作，口干口苦	痞满不甚，神疲乏力，饥不欲食
舌脉	苔腻，脉濡滑弦	舌淡或舌红少津，脉虚

2. 辨寒热

表 3－2－3　痞满辨寒热

	寒	热
临床表现	痞满绵绵，得热则舒，口淡不渴，渴不欲饮	痞满急迫，渴喜冷饮
舌象	舌淡苔白	舌红苔黄
脉象	脉沉	脉数

（二）治则治法

1. 痞满的基本病机是中焦气机不利，脾胃升降失职，故治疗以调理脾胃升降，行气除痞消满为基本法则。

2. 气机阻滞病因有虚实之别，因邪实气滞成痞满者，应着重祛除邪气，开泄气机。根据湿热、食积、痰浊、肝郁等不同，分别采用开泄湿热，消食和胃，除湿化痰，疏肝和胃诸法，结合健运脾胃。

3. 因脾胃亏虚，邪气留滞成痞满者，当标本兼治为要，培本着重补气养阴，脾气虚者补气健脾以治本；胃阴不足者滋养胃阴以治本，治标则根据气、湿、食、瘀的不同采用相应治法。

4. 此外，寒热错杂证当辛苦开泄，寒热并用，平调寒热，开泄气机。

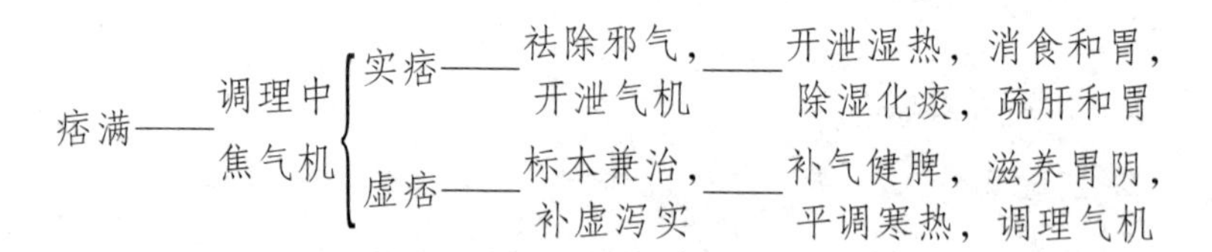

（三）分证论治

1. 实痞

（1）饮食内停

【主症】胃脘痞闷，按之尤甚，饱胀厌食，嗳腐吞酸。

【兼次症及舌脉】恶心呕吐，大便干稀不调，舌苔厚腻，脉滑或实。

【病机要点】饮食停滞，胃腑失和，气机壅塞。

【治法】消食和胃，行气消痞。

【代表方】保和丸。

（2）痰湿中阻

【主症】胃脘痞满，胸膈满闷，呕恶纳呆，口淡不渴。

【兼次症及舌脉】身重困倦，小便不利，舌苔白厚腻，脉濡或沉滑。

【病机要点】痰湿中阻，中焦气机壅滞。

【治法】除湿化痰，理气和中。

【代表方】平胃散合二陈汤。

（3）湿热阻胃

【主症】胃脘痞闷，嘈杂不适，口苦或黏，口干不欲饮。

【兼次症及舌脉】吞酸，恶心，胃脘灼热，纳呆食少，舌红苔黄或黄腻，脉滑数。

【病机要点】湿热内蕴，困阻脾胃，气机不利。

【治法】清热化湿、和胃消痞。

【代表方】泻心汤合连朴饮。

（4）肝胃不和

【主症】脘腹痞闷不舒，胸胁胀满，心烦易怒

【兼次症及舌脉】善太息，呕恶嗳气，或吐苦水，大便不爽，舌质淡红，苔薄白，脉弦。

【病机要点】肝气犯胃，肝胃不和，气机逆乱。

【治法】疏肝解郁，和胃消痞。

【代表方】越鞠丸合枳术丸。

2. 虚痞

（1）脾胃虚弱

【主症】胃脘痞闷，时轻时重，喜温喜按，食少不饥，困倦乏力。

【兼次症及舌脉】大便溏薄，脘腹胀满，少气懒言，舌质淡，苔薄白，脉沉细弱。

【病机要点】脾胃虚弱，健运失职，升降失司。

【治法】补气健脾，升清降浊。

【代表方】补中益气汤。

（2）胃阴不足

【主症】胃脘痞闷，嘈杂不适，似饥不欲食，口干咽燥而不欲饮。

【兼次症及舌脉】胃脘灼热不适，嗳气，恶心，大便秘结，舌红少苔，脉沉细数。

【病机要点】胃阴亏损，胃失濡养，胃失和降。

【治法】养阴益胃，调中消痞。

【代表方】益胃汤。

六、转归预后

1. 痞满有实痞、虚痞之别，二者转归有所不同，实痞邪盛病轻，治疗及时病可痊愈。若治不及时，或治不彻底，转归有二，其一易由实转实，转为胃痛、嘈杂、呃逆，或与胃痛、嘈杂、呃逆相兼；其二由实转虚，变为虚痞，由实转虚阶段，往往经历虚实夹杂，寒热并见的复杂证候，或虚痞复发也可见虚实夹杂、寒热并见。

2. 虚痞以虚为本，本虚多兼标实，本虚有气虚、阴虚或气阴两虚，标实有气滞、湿阻、食积、瘀血等。虚痞治不及时，或治不得法，可转为虚劳。若本虚久久不复，气滞、毒蕴、瘀血久结不散，可酿成积聚、噎膈等病证，其病重难愈。

七、预防护理

1. 饮食有度，不宜过饥过饱，饮食宜清淡、新鲜、容易消化，禁忌辛辣油炸、肥甘厚味之品，勿过度吸烟与饮酒，以免损伤脾胃，滞气酿痰。

2. 保持心情舒畅，避免精神刺激，以免导致气机郁滞。

3. 适当参加体育锻炼，增强体质，起居有常，避免受寒，防止湿热之邪外袭。

八、历代文献述要

1. 痞满作为一种自觉症状始见于《内经》，《内经》有“否”、“满”、“否满”、“痞塞”之称，《素问·至真要大论》说“饮食不节，起居不时，阴受之”。“阴受之则入五脏，入五脏则䐜满闭塞。”

2. 《伤寒论》明确提出痞证的概念：“但满而不痛者，此为痞”，“按之自濡，但气痞耳”，认为病机是正虚邪陷，中焦气机失调，创治诸泻心汤治疗痞满，并将痞满与结胸作了鉴别：“若心下满而硬痛者，此为结胸也，大陷胸汤主之，但满而不痛者，此为痞，……半夏泻心汤主之”。

3. 《丹溪心法·痞》将痞与胀满作了鉴别：“胀满内胀而外亦有形，痞者内觉痞闷，而外无胀急之形也”。

4. 张景岳强调辨痞满应首分虚实，《景岳全书·痞满》说“……痞满一证，大有疑辨，则在虚实二字，凡有邪有滞而痞者，实痞也；无邪无滞而痞者，虚痞也；有胀有痛而满者，实满也；无胀无痛而满者，虚满也。实痞、实满者可散可消；虚痞、虚满者，非大加温补不可”。

5. 《临证指南医案·痞满》对胃津伤者痞满提出辛苦开泄兼酸甘化阴，“其于邪伤津液者，用辛苦开泄而必资酸味以助之”，弥补了前人胃阴不足痞证的临床用药思路。

巩固与练习

一、选择题

（一）A 型题

1. 胃阴不足之痞满，治疗宜首选(　　)

A. 益胃汤　　B. 玉女煎　　C. 沙参麦冬汤

D. 一贯煎

（二）B 型题

A. 保和丸　　B. 枳术丸　　C. 枳实导滞丸

D. 枳实消痞丸

2. 痞满饮食内停证，大便热结者，治疗宜选(　　)

3. 痞满饮食内停证，脾虚便溏者，治疗宜选(　　)

二、问答题

4. 痞满的病因及病机关键是什么？

5. 痞满与胃痛如何鉴别？

6. 胃痛、呕吐、痞满在病理上有何异同点？

7. 如何理解实痞和虚痞的关系？如何诊治？

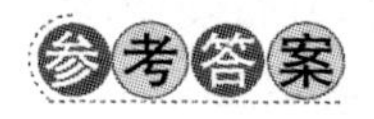

一、选择题

1. A　2. C　3. D

其他题型答案参见本章相关内容。

第三节　呕　　吐

【考点重点点拨】

1. 掌握呕吐的概念、病因病机、鉴别诊断、辨证要点、治则治法及分证论治。

2. 熟悉呕吐的诊断。

3. 了解呕吐的转归预后、预防护理及历代文献述要。

一、概念

1. 主症：以饮食、痰涎等胃内之物从胃中上涌，自口而出为临床特征。

2. 有物有声谓之呕，有物无声谓之吐，无物有声谓之干呕。

3. 病机要点：胃失和降，胃气上逆。

二、病因病机

呕吐的病因是多方面的，内因有饮食不节，情志失调，病后体虚，外因有外邪犯胃。且常相互影响，兼杂致病，临床应辨证求因。

1. 外邪犯胃

感受风寒暑湿之邪，或秽浊之气，邪犯胃腑，气机不利，胃失和降，水谷随逆气上出，发生呕吐。

2. 饮食不节

暴饮暴食，或过食生冷油腻不洁之物，皆可伤胃滞脾，食滞内停，胃失和降，胃气上逆，发生呕吐。

3. 情志不遂

恼怒伤肝，肝失调达，横逆犯胃，胃失和降，胃气上逆；或忧思伤脾，脾失健运，食停难化。胃失和降，亦致呕吐。

4. 脾胃虚弱

素体脾胃虚弱，病后体虚，劳倦过度，耗伤中气，胃虚不能受纳水谷，脾虚不能化生精微，停积胃中，上逆成呕。脾阳不振，寒浊内生，气逆而呕；热病伤阴，或久呕不愈，以致胃阴不足，胃失濡养，不得润降，而成呕吐。

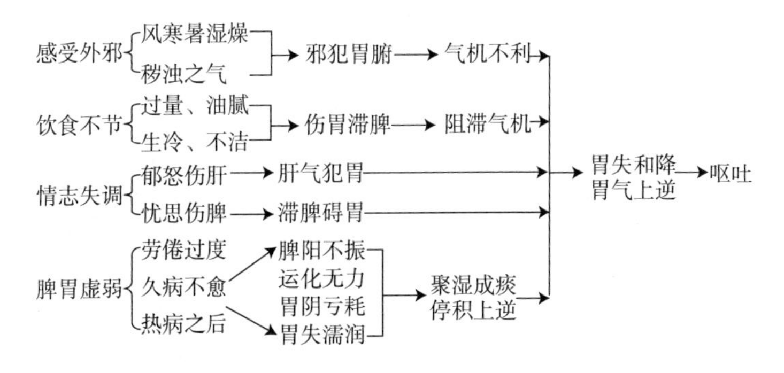

图 3－3－1　呕吐病因病机要点示意图

三、诊断

1. 以呕吐宿食、痰涎、水液或黄绿色液体，或干呕无物为主症，一日数次或数日一次不等，持续或反复发作。

2. 常伴有脘腹不适，恶心纳呆，泛酸嘈杂等胃失和降之症。初起呕吐量多，吐出物多有酸腐气味，久病呕吐时作时止，吐出物不多，酸臭气味不甚。

3. 起病或急或缓，多由感受外邪，饮食不节（洁），情志不遂以及闻及特殊气味等因素诱发。

四、鉴别诊断

呕吐须与反胃、噎膈相鉴别

表 3-3-1 呕吐与反胃鉴别表

	呕吐	反胃
病机	胃失和降，胃气上逆	脾胃虚寒，胃中无火
症状特点	呕吐与进食无明确的时间关系，吐出物多为当日之食，呕吐量有大有小，食后或吐前胃脘并非一定胀满	食停胃中，经久复出，朝食暮吐，暮食朝吐，宿谷不化，食后或吐前胃脘胀满，吐后转舒，呕吐与进食时间相距较长，吐出量一般较多

表 3-3-2 呕吐与噎膈鉴别表

	呕吐	噎膈
病位	胃	食管、贲门
病机	胃失和降，胃气上逆	食管、贲门狭窄，贲门不纳
症状特点	进食顺利，食已入胃，呕吐与进食无明确的时间关系，呕吐量有大有小，可伴胃脘疼痛	饮食咽下过程中梗塞不顺，初起并无呕吐，后期格拒时出现呕吐，系饮食不下或食入即吐，呕吐与进食时间关系密切
伴随症状	可伴胃脘疼痛	因食停食管，并未入胃，故吐出量较小，多伴胸膈疼痛
病程及预后	大多病情较轻，病程较短，预后尚好	病情较重，病程较长，治疗困难，预后不良

五、辨证论治

（一）辨证要点

1. 辨呕吐的虚实

表 3－3－3　呕吐虚实辨别表

	虚证	实证
病因	多因脾胃虚寒、胃阴不足所致	外邪、饮食、情志所伤
症状特点	起病缓慢，或见于病后，病程较长，呕吐物不多，呕吐无力，呕吐物酸臭不甚	起病较急，常突然发生，病程较短，呕吐量多，呕吐如喷，呕吐物多酸腐臭秽
伴随症状	常伴有精神萎靡，倦怠乏力等虚弱证候，脉弱无力	或伴表证，脉实有力

2. 辨呕吐物

表 3－3－4　呕吐物辨别表

呕吐物	酸腐难闻	吐黄苦水	酸水绿水	痰浊涎沫	泛吐清水	少量黏沫
基本病机	食积化热	胆热犯胃	肝气犯胃	痰饮停胃	胃中虚寒或有虫积	胃阴不足

（二）治则治法

1. 呕吐治疗原则为和胃降逆止呕。

2. 应分虚实辨证论治，实者重在祛邪，分别施以解表、消食、化痰、理气之法，辅以和胃降逆之品以求邪去、胃安、呕止之效。

3. 虚者重在扶正，分别施以益气、温阳、养阴之法，辅以降逆止呕之药，以求正复胃和呕止之功。

4. 虚实并见者，则予攻补兼施。

呕吐
- 实证——重在祛邪——
  - 解表、消食、化痰
  - 佐以和胃降逆之品—邪去胃安呕止
- 虚证——重在扶正——
  - 益气、温阳、养阴
  - 佐以降逆止呕之药——胃气和，呕吐自止
- 虚实夹杂——攻补兼施——和胃降逆止呕，标本兼治

（三）分证论治

1. 实证

（1）外邪犯胃

【主症】呕吐食物，吐出有力，突然发生，起病较急，伴有恶寒发热。

【兼次症及舌脉】胸脘满闷，不思饮食，舌苔白，脉濡缓。

【病机要点】外邪犯胃，中焦气滞，浊气上逆。

【治法】疏邪解表，化浊和中。

【代表方】藿香正气散。

（2）饮食停滞

【主症】呕吐物酸腐，脘腹胀满拒按，嗳气厌食，得食更甚，吐后反快。

【兼次症及舌脉】便或溏或结，气味臭秽，苔厚腻，脉滑实。

【病机要点】食滞内停，中焦气滞，胃气上逆。

【治法】消食化滞，和胃降逆。

【代表方】保和丸。

（3）痰饮内停

【主症】呕吐物多为清水痰涎，胸脘满闷，不思饮食。

【兼次症及舌脉】头眩心悸，或呕而肠鸣，苔白腻，脉滑。

【病机要点】中阳不振，痰饮停胃，胃气不降。

【治法】温化痰饮，和胃降逆。

【代表方】小半夏汤合苓桂术甘汤。

（4）肝气犯胃

【主症】呕吐吞酸，嗳气频作，胸胁胀满，烦闷不舒，每因情志不遂而呕吐吞酸更甚。

【兼次症及舌脉】舌边红，苔薄白，脉弦。

【病机要点】肝失疏泄，横逆犯胃，胃失和降。

【治法】疏肝和胃，降逆止呕。

【代表方】半夏厚朴汤合左金丸。

2. 虚证

（1）脾胃虚寒

【主症】饮食稍多即欲呕吐，时发时止，食入难化，胸脘痞闷，不思饮食。

【兼次症及舌脉】面色㿠白，倦怠乏力，四肢不温，口干不欲饮，大便溏薄，舌质淡，脉濡弱。

【病机要点】脾胃虚寒，失于温煦，运化失职。

【治法】温中健脾，和胃降逆。

【代表方】理中汤。

（2）胃阴不足

【主症】呕吐反复发作，但呕吐量不多，或仅吐唾涎沫，时作干呕。

【兼次症及舌脉】胃中嘈杂，似饥而不欲食，舌红少津，脉细数。

【病机要点】胃阴不足，失于濡养，和降失司。

【治法】滋养胃阴，降逆止呕。

【代表方】麦门冬汤。

六、转归预后

1. 实证呕吐，病程短，病情轻，易治愈。

2. 虚证及虚实并见者，则病程长，病情重，反复发作，时作时止，较为难治。若失治误治，由轻转重，久病久吐，脾胃衰败，化源不足，易生变证。

3. 呕吐应及时诊治，防止后天之本受损。

七、预防护理

1. 避免风寒暑湿之邪或秽浊之气的侵袭，避免精神刺激，避免进食腥秽之物，不可暴饮暴食，忌食生冷辛辣香燥之品。

2. 呕吐剧烈者，应卧床休息。

八、历代文献述要

1. 呕吐的病名最早见于《内经》，对其发生的原因，论述甚详。

《素问·举痛论》：“寒气客于肠胃，厥逆上出，故痛而呕也。”《素问·至真要大论》：“诸呕吐酸……皆属于热。”“燥淫所胜，……民病喜呕，呕有苦”。

2.《金匮要略》对呕吐的脉证治疗阐述详尽，而且认识到呕吐有时是人体排出胃中有害物质的保护性的反应。如“夫呕家有痈脓，不可治呕，脓尽自愈。”

3.《诸病源候论》指出呕吐的发生是由于胃气上逆所致。

4. 刘完素《素问玄机原病式》指出：“凡呕吐者，火性上炎也，无问表里，通宜凉膈散。”

巩固与练习

一、选择题

（一）A 型题

1. 痰饮内阻呕吐的特点是(　　)

A. 呕吐吞酸　　B. 呕吐酸腐　　C. 呕吐清水痰涎

D. 食入即吐

（二）B 型题

A. 脾胃虚寒，胃中无火　　B. 脾胃虚寒，胃气上逆

C. 邪气干扰，胃虚失和　　D. 胃气上逆，失于和降

2. 呕吐的病机主要是(　　)

3. 反胃的病机主要是(　　)

二、问答题

4. 呕吐的基本病机是什么？

5. 呕吐与反胃、噎膈如何鉴别？

6. 呕吐如何辨虚实？

参考答案

一、选择题

1. C　2. D　3. A

其他题型答案参见本章相关内容。

第四节　呃　　逆

【考点重点点拨】

1. 掌握呃逆的概念、病因病机、鉴别诊断、辨证要点、治则治法及分证论治。

2. 熟悉呃逆的诊断。

3. 了解呃逆的转归预后、预防护理及历代文献述要。

一、概念

1. 主症：以喉间呃呃连声、声短而频，不能自制为主要表现。

2. 病机要点：胃气上逆动膈所致。

二、病因病机

1. 饮食不节

进食太快，过食生冷，或滥服寒凉药物，寒气蕴蓄于胃，循手太阴之脉上动于膈，导致呃逆。或过食辛热煎炸，醇酒厚味，或过用温补之剂，燥热内生，腑气不行，气逆动膈，发生呃逆。

2. 情志不遂

恼怒伤肝，气机不利，横逆犯胃，逆气动膈；或气郁化火，灼津成痰，痰火蕴胃；或肝郁克脾，或忧思伤脾，运化失职，滋生痰浊；或素有痰饮内停，复因恼怒气逆，逆气夹痰浊上逆动膈，发生呃逆。

3. 正气亏虚

或素体不足，年高体弱，或大病久病，正气未复，或吐下太过，虚损误攻，均可损伤中气，或胃阴耗伤，胃失和降，发生呃逆。甚则病深及肾，肾气失于摄纳，浊气上乘，上逆动膈，均可发生呕逆。

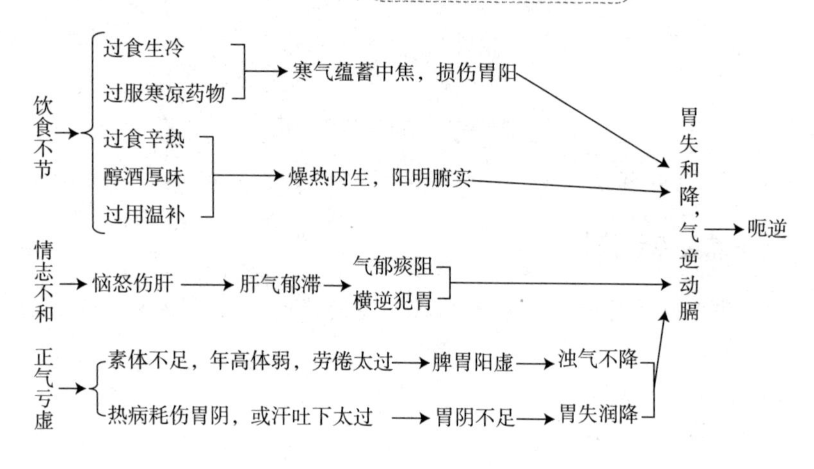

图 3 –4 –1　呃逆病因病机要点示意图

三、诊断

1. 以气逆上冲、喉间呃呃连声、声短而频、令人不能自制为主症，其呃声或高或低，或疏或密，间歇时间不定。

2. 常伴有胸脘膈间不舒、嘈杂灼热、腹胀嗳气等症。

3. 多有受凉、饮食、情志等诱发因素，起病多较急。

四、鉴别诊断

呃逆须与嗳气相鉴别

表 3 –4 –1　呃逆与嗳气鉴别表

	呃逆	嗳气
病机要点	胃失和降，气逆动膈	胃气上逆
主症	气逆上冲喉间，呃呃连声，声短而速	声音沉缓而长，多伴酸腐气味
治则	理气和胃，降逆平呃	理气和胃降逆

五、辨证论治

（一）辨证要点

辨虚实寒热

表 3－4－2　寒热虚实辨别表

	寒	热	虚	实
症状特点	呃声沉缓	呃声高亢而短	呃声时断时续，低长无力	呃声响亮有力，连续发作
兼症	面青肢冷，大便稀溏	面红肢热，烦渴便结	年高体弱，少气懒言，腰膝无力	年轻体壮，面红气粗

（二）治则治法

1. 呃逆由胃气上逆动膈而成，故理气和胃、降逆平呃为基本治法。所谓平呃，即为调理膈间气机上逆之势。

2. 在此基础上，根据辨证的寒热虚实，分别施以祛寒、清热、补虚、泻实之法。

3. 对于危重病证中出现的呃逆，治当大补元气，急救胃气。

呃逆——理气和胃、降逆平呃
- 实证——泻实为主——祛寒、清热、解郁、化痰
- 虚证——补虚为主——温补脾胃，滋养阴液

（三）分证论治

1. 胃中寒冷

【主症】呃逆频作，呃声沉缓有力，遇寒愈甚。

【兼次症及舌脉】其呃得热则减，恶食冷饮，喜饮热汤；或膈中及胃脘不舒，口淡不渴，甚者面青肢冷；或有过食生冷、寒凉史，或于受寒后发病，舌质淡，苔白或白滑，脉迟缓或沉缓。

【病机要点】寒蓄中焦，气机不利，胃气上逆。

【治法】温中散寒，降逆止呃。

【代表方】丁香散。

2. 胃火上逆

【主症】呃声洪亮，冲逆而出。

【兼次症及舌脉】口臭烦渴，喜冷饮，大便秘结，小便短赤，舌质红，苔黄或黄燥，脉数或滑数。

【病机要点】热积胃肠，腑气不畅，胃火上冲。

【治法】清胃泄热，降逆止呃。

【代表方】竹叶石膏汤。

3. 气机郁滞

【主症】呃逆连声，常因情志不畅而诱发或加重，胸胁满闷。

【兼次症及舌脉】脘腹胀满，嗳气纳减，肠鸣矢气，苔薄白，脉弦。

【病机要点】肝气郁滞，横逆犯胃，胃气上逆。

【治法】顺气解郁，和胃降逆。

【代表方】五磨饮子。

4. 脾胃阳虚

【主症】呃声低沉无力，气不得续。

【兼次症及舌脉】面色苍白，手足欠温，食少乏力，泛吐清水，或见腰膝无力，便溏久泻，舌质淡或淡胖，边有齿痕，苔白润，脉沉细弱。

【病机要点】中阳不足，胃失和降，虚气上逆。

【治法】温补脾胃，和中降逆。

【代表方】理中丸加丁香、吴茱萸。

5. 胃阴不足

【主症】呃声短促，口干咽燥。

【兼次症及舌脉】烦渴少饮，不思饮食，或食后饱胀，大便干燥，舌质红而干，或有裂纹，舌苔少而干，脉沉细或细数。

【病机要点】阴液不足，胃失濡养，气失和降。

【治法】养胃生津，降逆止呃。

【代表方】益胃汤合橘皮竹茹汤。

六、转归预后

1. 呃逆一般预后良好，一时性呃逆，大多病轻，只需简单处理，即可痊愈。

2. 持续性和反复发作的呃逆，经适当治疗后多可平呃。

3. 少数危重病人，于疾病晚期出现呃逆，乃是元气衰败、胃气将绝之征象，属难治，预后不良。

七、预防护理

1. 呃逆的发生，多数与饮食及情志因素有关，应避免暴饮暴食，饮食宜清淡、易消化，忌辛辣油炸、肥甘厚味之品，力戒烟酒；应保持心情舒畅，避免过怒过喜等情志刺激。

2. 如果呃逆发生在一些急慢性疾病过程中，要积极治疗原发病。

3. 病人病情危重时出现呃逆，是一种凶险的征兆，应积极进行抢救，挽救病人生命。

八、历代文献述要

呃逆俗称打嗝，在宋以前多称“哕”、“哕逆”。至元代朱丹溪始称“呃”，明代起统称“呃逆”。

1.《内经》首先提出其病位在胃，如《素问·宣明五气篇》云：“胃为气逆，为哕、为恐”；其发病多与胃失和降有关，如《灵枢·九针论》云：“胃为气逆哕”。同时记载了三种简便的治疗方法，如《灵枢·杂病》云：“哕，以草刺鼻，嚏而已；无息而立迎引之，立已；大惊之，亦可已”。

2.《金匮要略·呕吐哕下利病脉证并治》记载了橘皮汤通阳和胃治胃寒气逆之呃逆，橘皮竹茹汤清热补虚治疗胃中虚热之呃逆等有效方剂。

3. 元·朱丹溪《丹溪心法·呃逆》认为“古谓之哕，近谓之呃，乃胃寒所生，寒气自逆而呃上。亦有热呃，亦有其他病发呃者”。

4. 明·秦景明《症因脉治·呃逆论》将本症分为外感与内伤两大类。

5. 清·程国彭《医学心悟·呕吐哕》详细论述了呃逆的病因病机及治疗、转归，认为“呃逆之症，气自脐下直冲上，多因痰饮所致，或气郁所发，扁鹊丁香散主之；若火气上冲，橘皮竹茹汤主之；至于大病中见呃逆者，是土败木贼，胃绝，多难治也”。

巩固与练习

一、选择题

（一）A 型题

1. 呃逆洪亮有力，心胸烦热，大便秘结。治宜选用(　　)

　A. 凉膈散　　B. 小承气汤　　C. 竹叶石膏汤　　D. 大柴胡汤

（二）X 型题

2. 呃逆的发生，除由于胃气上逆所致以外，尚与下述脏腑有关的是(　　)

A. 脾　　B. 肝　　C. 肺　　D. 肾

二、问答题

3. 呃逆的主症是什么？其病机要点是什么？

4. 呃逆与干呕、嗳气如何鉴别？

5. 危重病人出现呃逆，应如何认识与处理？

6. 实证呃逆与虚证呃逆如何鉴别？

参考答案

一、选择题

1. A　2. BCD

其他题型答案参见本章相关内容。

第五节　噎　膈

【考点重点点拨】

1. 掌握噎膈的概念、病因病机、鉴别诊断、辨证要点、治则治法及分证论治。

2. 熟悉噎膈的诊断。

3. 了解噎膈的转归预后、预防护理及历代文献述要。

一、概念

1. 主症：以吞咽食物哽噎不顺，饮食难下，或食而复出为主要表现。

2. 噎即噎塞，指吞咽之时哽噎不顺；膈为格拒，指饮食不下。

3. 病机要点：脾胃肝肾功能失调，导致津枯血燥，气郁、痰阻、血瘀互结，而致食管干涩，食管、贲门狭窄。

二、病因病机

1. 饮食不节

多为饮酒过度，或过食肥甘燥热之品，或饮食过热，致使脾胃受损，胃肠积热，津液耗损，痰热内结；或食物粗糙，或常食发霉之物，损伤食道、胃脘而致。

2. 七情内伤

多由忧思恼怒而成。忧思则伤脾，脾伤则气结，水湿失运，滋生痰浊；恼怒则伤肝，肝伤气机郁滞，血液运行不畅，瘀血阻滞食道、胃脘而成噎膈。

3. 久病年老

胃痛、呕吐等病变日久，饮食减少，气血化源不足，津液亏耗，胃脘枯槁；或年老体弱，命门火衰，精血亏损，脾胃失于温煦，运化无力，气阴渐伤，津气失布，痰气瘀阻，而成本病。

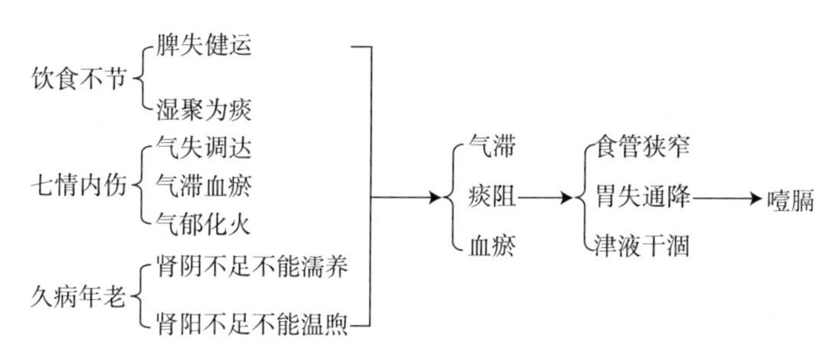

图 3－5－1 噎膈病因病机要点示意图

三、诊断

1. 轻症患者主要为胸骨后不适，烧灼感或疼痛，食物通过有滞留感或轻度梗阻感，咽部干燥或有异物感。

2. 重症患者见持续性、进行性吞咽困难，咽下梗阻，食入即吐，吐出黏液或白色泡沫黏痰，严重时伴有胸骨后或背部肩胛区持续性钝痛，进行性消瘦。

3. 患者常有情志不畅、酒食不节、年老体弱等病史。

四、鉴别诊断

1. 噎膈须与反胃相鉴别

表 3-5-1　噎膈与反胃鉴别表

	噎　膈	反　胃
病因	多系阴虚有热	脾胃虚寒，胃中无火
病机	脾胃肝肾功能失调，气郁、痰阻、血瘀互结，食管干涩，食管、贲门狭窄	胃之下口障碍，幽门不放，食停胃中，胃气上逆
症状特点	吞咽困难，食不能下，旋食旋吐或徐徐吐出	食尚能入，停留胃中，朝食暮吐

2. 噎膈须与梅核气相鉴别

表 3-5-2　噎膈与梅核气鉴别表

	噎膈	梅核气
所属类型	脾胃病	郁病的一种证型
病机要点	气郁、痰阻、血瘀互结，食管干涩，食管、贲门狭窄	气逆痰阻于咽喉，为无形之气
症状特点	梗塞部位在食管，梗塞出现在进食过程中，多呈进行性加重，甚则饮食不下或食入即吐	以咽部异物感为主，无吞咽困难及饮食不下症状，多出现在情志不舒或注意力集中于咽部时，进食顺利而无梗塞感
好发人群	多发于老年男性	多发于年轻女性

五、辨证论治

（一）辨证要点

辨虚实

表 3-5-3　噎膈虚实辨别表

	实证	虚证
病因	忧思恼怒，饮食所伤，寒温失宜	热邪伤津，房劳伤肾，年老肾虚
病机特点	气滞、痰结、血瘀阻于食管，食管狭窄	津枯血燥，气虚阳微，食管干涩
症状	胸膈胀痛、刺痛，痛处不移，胸膈满闷，泛吐痰涎	形体消瘦，皮肤干枯，舌红少津，或面色苍白，形寒气短，面浮足肿
病程	新病	久病

（二）治则治法

1. 依据噎膈的病机，其治疗原则为理气开郁，化痰消瘀，滋阴养血润燥，分清标本虚实而治。

2. 初起以标实为主，重在治标，以理气开郁，化痰消瘀为法，可少佐滋阴养血润燥之品。

3. 后期以正虚为主，或虚实并重，但治疗重在扶正，以滋阴养血润燥，或益气温阳为法，也可少佐理气开郁，化痰消瘀之品。

4. 治标当顾护津液，不可过用辛散香燥之药；治本应保护胃气，不宜过用甘酸滋腻之品。存得一分津液，留得一分胃气，在噎膈的辨证论治过程中有着特殊重要的意义。

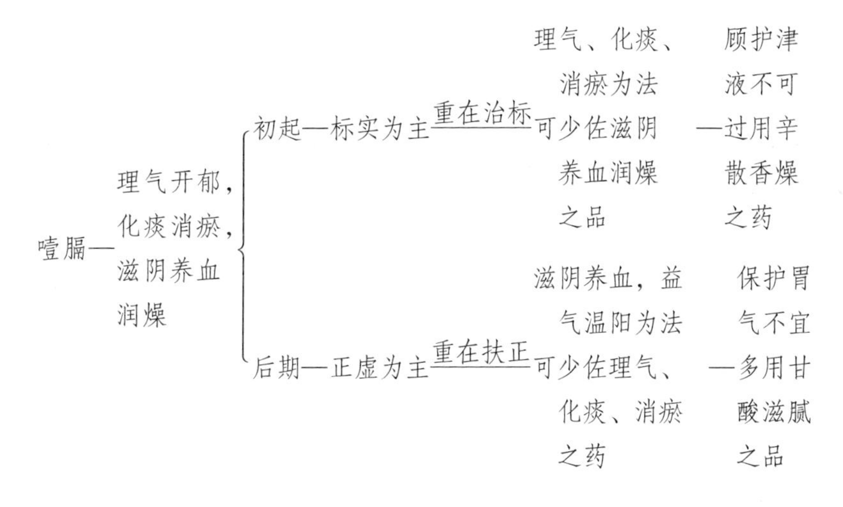

（三）分证论治

1. 痰气交阻

【主症】进食梗阻，脘膈痞满，甚则疼痛，情志舒畅则减轻，精神抑郁则加重。

【兼次症及舌脉】嗳气呃逆，呕吐痰涎，口干咽燥，大便艰涩，舌质红，苔薄腻，脉弦滑。

【病机要点】肝气郁结，痰湿交阻，胃气上逆。

【治法】开郁化痰，润燥降气。

【代表方】启膈散。

2. 津亏热结

【主症】进食时梗涩而痛，水饮可下，食物难进，食后复出，胸背灼痛。

【兼次症及舌脉】形体消瘦，肌肤枯燥，五心烦热，口燥咽干，渴欲饮冷，大便干结，舌红而干，或有裂纹，脉弦细数。

【病机要点】热毒伤阴，胃阴亏耗，虚火上逆，胃失润降。

【治法】养阴清热，润燥生津。

【代表方】沙参麦冬汤。

3. 瘀血内结

【主症】进食梗阻，胸膈疼痛，食不得下，甚则滴水难进，食入即吐。

【兼次症及舌脉】面色暗黑，肌肤枯燥，形体消瘦，大便坚如羊屎，或吐下物如赤豆汁，或便血，舌质紫暗，或舌红少津，脉细涩。

【病机要点】瘀血内阻，食道闭塞，通降失司，肌肤失养。

【治法】破结行瘀，滋阴养血。

【代表方】通幽汤。

4. 气虚阳微

【主症】进食梗阻不断加重，饮食不下，面色苍白，精神衰惫，形寒气短。

【兼次症及舌脉】面浮足肿，泛吐清涎，腹胀便溏，舌淡苔白，脉细弱。

【病机要点】阴损及阳，脾肾阳虚，温煦失职，气不化津。

【治法】温补脾肾。

【代表方】气运脾汤。

六、转归预后

本病的转归与噎膈的轻重虚实，护理，饮食起居有关。

1. 若只出现噎的表现，病情多较轻而偏实，预后良好。

2. 若实转虚，由噎至膈，则病情较重，预后不良，甚则脾肾衰败，转为关格，危及生命。

3. 年老体虚，不节饮食，房室无度者难治，愈后不节饮食房事复发者预后不好。

七、预防护理

1. 养成良好的饮食习惯，保持愉快的心情，为预防之要。

2. 进食不宜过快，不吃过烫、辛辣、变质、发霉食物，忌饮烈性酒；多吃新鲜蔬菜、水果；宜进食营养丰富的食物，后期可进食牛奶、羊奶、肉汁、蜂蜜、藕汁、梨汁等流质饮食，顾护胃气。

3. 起居有常，勿妄作劳，避触秽浊之气。

4. 树立战胜疾病的信心。

八、历代文献述要

1. 《内经》认为本病证与津液及情志有关，如《素问·阴阳别论》曰："三阳结谓之隔。"《素问·通评虚实论》曰："膈塞闭绝，上下不通，则暴忧之病也。"并指出本病病位在胃，如《灵枢·四时气》曰："食饮不下，膈塞不通，邪在胃脘。"

2. 《太平圣惠方·第五十卷》认为："寒温失宜，食饮乖度，或恚怒气逆，思虑伤心致使阴阳不和，胸膈否塞，故名膈气也。"

3. 《景岳全书·噎膈》曰："噎膈一证，必以忧愁思虑，积劳积郁，或酒色过度，损伤而成。"并指出："少年少见此证，而惟中衰耗伤者多有之。"对其病因进行了确切的描述。

4. 关于其病机历代医家多有论述，如《医学心悟·噎膈》指出："凡噎膈症，不出胃脘干槁四字。"《临证指南医案·噎膈反胃》提出："脘管窄隘。"

5. 《医学噎膈集成》为清代光绪年间吴静峰（仓山）所撰，是古医籍中关于噎膈的惟一专著，其从病因病机、治则治法、用药及调摄等方面做了较为详尽的论述，使我们对祖国医学中噎膈一病有了更深一步认识，对我们目前的治疗仍有较好的指导作用。

巩固与练习

一、选择题

（一）B 型题

A. 沙参麦冬汤　B. 化肝煎　C. 竹叶石膏汤
D. 白虎加人参汤（2012）

1. 噎膈，食入不下，心烦口干，胃脘灼热，大便干结，舌光红少津，脉细数，治宜选用(　　)

2. 噎膈，食入不下，纳食即吐，口干喜饮，虚烦不寐，舌红少津，脉虚数，治宜选用(　　)

（二）X 型题

3. 噎膈的病因病机是(　　)

A. 痰气交阻　B. 食滞热结　C. 痰瘀互阻
D. 阳气衰弱

二、问答题

4. 试述噎与膈的区别与联系。
5. 噎膈的发生与哪些因素关系密切?
6. 噎膈初起以标实为主，后期以本虚为主，其具体内容如何掌握?
7. 噎膈常见证型的证治规律是什么?
8. 噎膈与反胃、梅核气如何鉴别?
9. 在噎膈的治疗中应注意哪些?

参考答案

一、选择题

1. A　2. C　3. ACD

其他题型答案参见本章相关内容。

第六节 腹 痛

【考点重点点拨】

1. 掌握腹痛的概念、病因病机、鉴别诊断、辨证要点、治则治法及分证论治。

2. 熟悉腹痛的诊断。

3. 了解腹痛的转归预后、预防护理及历代文献述要。

一、概念

1. 主症：以胃脘以下、耻骨毛际以上的部位发生疼痛为主症。

2. 病机要点：腹中脏腑气机阻滞，气血运行不畅，经脉痹阻，“不通则痛”；或脏腑经脉失养，不荣而痛。

3. 病理因素：寒凝、火郁、食积、气滞、血瘀。

二、病因病机

腹痛发生的常见内因为饮食不节、情志失调、素体阳虚，外因为外感时邪。

1. 外感时邪

六淫外邪，侵入腹中，可引起腹痛。伤于风寒，则寒凝气滞，导致脏腑经脉气机阻滞，不通则痛。若伤于暑热，外感湿热，或寒邪不解，郁久化热，热结于肠，腑气不通，气机阻滞，也可发为腹痛。

2. 饮食不节

饮食不节，暴饮暴食，损伤脾胃，饮食停滞；恣食肥甘厚腻辛辣，酿生湿热，蕴蓄肠胃；误食馊腐，饮食不洁，或过食生冷，致寒湿内停等，均可损伤脾胃，腑气通降不利，气机阻滞，而发生腹痛。

3. 情志失调

抑郁恼怒，肝失条达，气机不畅；或忧思伤脾，或肝郁克脾，肝脾不和，气机不利，均可引起脏腑经络气血郁滞，引起腹痛。

4. 阳气虚弱

素体脾阳不足，或过服寒凉，损伤脾阳，内寒自生，渐至脾阳虚衰，气血不足，或肾阳素虚，或久病伤及肾阳，而致肾阳虚衰，均可致脏腑经络失养，阴寒内生，寒阻气滞而生腹痛。

此外，跌仆损伤，络脉瘀阻，或腹部术后，血络受损，亦可形成腹中血瘀，中焦气机升降不利，不通则痛。

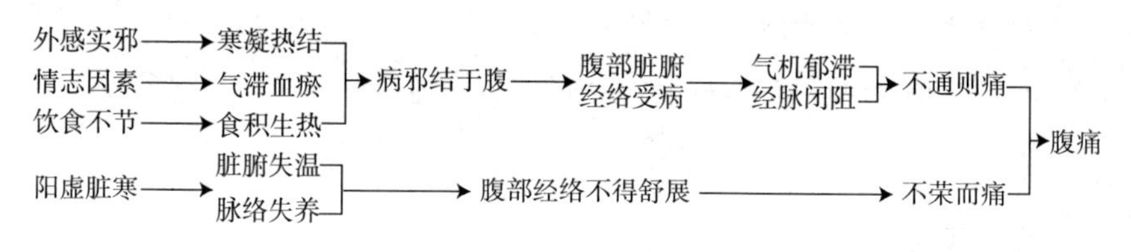

图 3－6－1　腹痛病因病机要点示意图

三、诊断

1. 以胃脘以下，耻骨毛际以上部位的疼痛为主要表现，腹壁按之柔软，可有压痛，但无肌紧张及反跳痛。

2. 常伴有腹胀、矢气，以及饮食、大便的异常等脾胃症状。

3. 起病多缓慢，腹痛的发作和加重常与饮食、情志、受凉、劳累等诱因有关。

四、鉴别诊断

1. 腹痛须与胃痛相鉴别

表 3－6－1　腹痛与胃痛鉴别表

	腹痛	胃痛
部位	胃脘以下，耻骨毛际以上的部位，位置相对较低	上腹胃脘部，位置相对较高
伴随症状	常伴有腹胀，矢气，大便性状改变等腹部症状	常伴脘闷，嗳气，泛酸等胃失和降，胃气上逆之症
相关检查	相关部位的 X 线检查、纤维胃镜或肠镜检查、B 超检查等有助于鉴别诊断	

2. 腹痛须与其他内科疾病中的腹痛症状相鉴别

表 3-6-2 腹痛与其他内科疾病中的腹痛症状鉴别表

	腹痛	痢疾	积聚
共同特征	可以腹痛为首发症状		
鉴别特征	以腹痛为特征	以里急后重，下痢赤白脓血为特征	以腹中有包块为特征

3. 腹痛与外科腹痛、妇科腹痛相鉴别

表 3-6-3 腹痛与外科腹痛，妇科腹痛鉴别表

	内科腹痛	外科腹痛	妇科腹痛
主要特征	先发热后腹痛，疼痛不剧，压痛不明显，痛无定处，腹部柔软	先腹痛后发热，疼痛剧烈，痛处固定，压痛明显，伴有腹肌紧张和反跳痛	腹痛多在小腹，与经、带、胎、产有关，伴有诸如痛经、流产、异位妊娠、输卵管破裂等经、带、胎、产的异常
相关检查	血象多无明显升高，经内科正确治疗，病情可逐渐得到控制	血象常明显升高，经内科正确治疗，病情不能缓解，甚至逐渐加重	应及时进行妇科检查，以明确鉴别诊断

五、辨证论治

（一）辨证要点

1. 辨腹痛性质

表 3-6-4 腹痛性质辨别表

腹痛性质	症状特征
寒痛	腹痛拘急，疼痛暴作，痛无间断，坚满急痛，遇冷痛剧，得热则减
热痛	痛在脐腹，痛处有热感，时轻时重，得凉痛减
气滞	腹痛时轻时重，痛处不定，攻窜作痛，嗳气或矢气则胀痛减轻
血瘀	少腹刺痛，痛无休止，痛处不移，痛处拒按，经常夜间加剧
伤食	因饮食不节，脘腹胀痛，嗳气频作，嗳后稍舒，痛甚欲便，便后痛减
实痛	暴痛多实，伴腹胀，呕逆，拒按
虚痛	久痛多虚，痛势绵绵，喜揉喜按

2. 辨腹痛部位

表 3-6-5 腹痛部位辨别表

腹痛部位	大腹	少腹	小腹	绕脐
与脏腑病变关系	多为脾胃、肝胆或大小肠之病	多为足厥阴肝经、足少阴肾经及大肠之病	多为膀胱、胞宫、冲任脉之病	多属虫病

（二）治则治法

1. 腹痛的治疗以“通”为大法，进行辨证论治：实则泻之，虚则补之，热者寒之，寒者热之，滞者通之，瘀者散之。腹痛以“通”为治疗大法，是依据痛则不通，通则不痛的病理生理而制定的。

2. 肠腑以通为顺，以降为和，肠腑病变而用通利，因势利导，使邪有出路，腑气得通，腹痛自止。但通常所说的治疗腹痛的通法，属广义的“通”，并非单指攻下通利，而是在辨明寒热虚实而辨证用药的基础上适当辅以理气、活血、通阳等疏导之法，标本兼治。

腹痛——以“通”为法
- 实证腹痛——重在祛邪疏导
- 虚证腹痛——温中补虚，益气养血，不可滥施攻下
- 久痛入络，绵绵不愈之腹痛——可采取辛润活血通络之法

（三）分证论治

1. 寒邪内阻

【主症】腹痛急起，剧烈拘急，得温痛减，遇寒尤甚。

【兼次症及舌脉】恶寒身蜷，手足不温，口淡不渴，小便清长，大便清稀或秘结，舌淡苔薄白，脉沉紧。

【病机要点】寒邪凝滞，中阳被遏，脉络痹阻。

【治法】温里散寒，理气止痛。

【代表方】良附丸合正气天香散。

2. 湿热壅滞

【主症】腹部胀痛，痞满拒按，得热痛增，遇冷则减。

【兼次症及舌脉】胸闷不舒，烦渴喜冷饮，大便秘结，或溏滞不爽，身热自汗，小便短赤，舌质红、苔黄燥或黄腻，脉滑数。

【病机要点】湿热内结，气机壅滞，腑气不通。

【治法】通腑泄热，行气导滞。

【代表方】大承气汤。

3. 饮食积滞

【主症】腹部胀痛，疼痛拒按，嗳腐吞酸，厌食，痛而欲泻，泻后痛减。

【兼次症及舌脉】粪便奇臭，或大便秘结，舌苔厚腻，脉滑。

【病机要点】食滞内停，运化失司，胃肠不和。

【治法】消食导滞，理气止痛。

【代表方】枳实导滞丸。

4. 肝郁气滞

【主症】腹痛胀闷、痛无定处，痛引少腹、或兼痛窜两胁，时作时止。

【兼次症及舌脉】得嗳气矢气则舒，遇忧思恼怒则剧，舌质红，苔薄白，脉弦。

【病机要点】肝气郁结，气机不畅，疏泄失司。

【治法】疏肝解郁，理气止痛。

【代表方】柴胡疏肝散。

5. 瘀血内停

【主症】少腹疼痛，痛如针刺，痛势较剧，腹内或有结块，痛处固定而拒按，经久不愈。

【兼次症及舌脉】舌质紫暗或有瘀斑，脉细涩。

【病机要点】瘀血内停，气机阻滞，脉络不通。

【治法】活血化瘀，和络止痛。

【代表方】少腹逐瘀汤。

6. 中虚脏寒

【主症】腹痛绵绵，时作时止，痛时喜按，喜热恶冷，得温则舒。

【兼次症及舌脉】饥饿劳累后加重，得食或休息后减轻，神疲乏力，气短懒言，形寒肢冷，胃纳不佳，大便溏薄，面色不华，舌质淡，苔薄白，脉沉细。

【病机要点】中阳不振，气血不足，失于温养。

【治法】温中补虚，缓急止痛。

【代表方】小建中汤。

六、转归预后

腹痛的转归及预后决定于其所属疾病的性质和患者的体质。

1. 一般来说体质好，病程短，正气尚足者预后良好；体质较差，病程较长，正气不足者预后较差；身体日渐消瘦，正气日衰者难治。

2. 若腹痛急暴，伴大汗淋漓，四肢厥冷，脉微欲绝者为虚脱之象，如不及时抢救则危殆立至。

七、预防护理

1. 腹痛多与饮食失调有关，平素宜饮食有节，要养成良好的饮食习惯，饭前洗手，细嚼慢咽，饭后不宜立即参加体育活动。

2. 虚寒者宜进热食，热证者宜进温食，食积腹痛者宜暂禁食或少食。

3. 医生须密切注意患者的面色、腹痛部位、性质、程度、时间、腹诊情况、二便及其伴随症状，并须观察腹痛与情绪、饮食寒温等因素的关系。

4. 如见患者腹痛剧烈、拒按、冷汗淋漓、四肢不温、呕吐不止等症状，须警惕出现厥脱证，须立即处理，以免贻误病情。

八、历代文献述要

1. 《内经》最早提出腹痛的病名。《素问・气交变大论》说："岁土太过，雨湿流行，肾水受邪，民病腹痛。"

2. 《金匮要略・腹满寒疝宿食病脉证治》对腹痛的辨证论治作了较为全面的论述，对脾胃虚寒证、水湿内停证及寒邪攻冲证分别提出用附子粳米汤及大建中汤治疗等，开创了腹痛证治先河。

3. 《血证论》中曰："血家腹痛，多是瘀血，另详瘀血门。然有气痛者，以失血之人，气先不和……宜逍遥散加姜黄、香附子、槟榔、天台乌药治之。"对腹痛辨治提出新的创见。

巩固与练习

一、选择题

（一）B型题

A. 腹痛绵绵，时作时止，喜温喜按

B. 脘腹胀满，疼痛拒按，嗳腐吞酸

C. 腹痛较剧，痛如针刺，痛处固定

D. 腹痛拘急，遇寒痛甚，得温痛减

1. 腹痛中虚脏寒证的主要临床表现是（　　）

2. 腹痛寒邪内阻证的主要临床表现是（　　）

（二）X型题

3. 治疗腹痛瘀血内阻证，宜选用（　　）

A. 少腹逐瘀汤　　B. 天台乌药散　　C. 核桃承气汤

D. 血府逐瘀汤

二、问答题

4. 腹痛的概念是什么？腹痛与哪些脏腑经络有关？

5. 腹痛的病理要点应抓哪些方面？

6. 如何辨别腹痛的寒、热、虚、实，在血在气？

7. 腹痛的常见证型的主证、治法、方药是什么？

8. 在腹痛的治疗中，如何理解"通则不痛"？

参考答案

一、选择题

1. A　2. D　3. AC

其他题型答案参见本章相关内容。

第七节 泄　　泻

【考点重点点拨】

1. 掌握泄泻的概念、病因病机、鉴别诊断、辨证要点、治则治法及分证论治。

2. 熟悉泄泻的诊断。

3. 了解泄泻的转归预后、预防护理及历代文献述要。

一、概念

1. 主症：以排便次数增多，粪便稀溏，甚至泻出如水样为主症。

2. 病机要点：脾胃运化功能失职，湿邪内盛所致。

3. 泄者，泄漏之意，大便稀溏，时作时止，病势较缓；泻者，倾泻之意，大便如水倾注而直下，病势较急。

二、病因病机

泄泻的主要病变在脾胃与大小肠。其致病原因，有感受外邪，饮食所伤，情志失调及脏腑虚弱等，但主要关键在于脾胃运化功能失调。

1. 感受外邪

六淫之邪引发泄泻，以湿为主，常夹寒、热、暑等病邪。外来之湿邪最易困遏脾阳，影响脾之运化，水谷相杂而下，引起泄泻；外感寒邪或暑热之邪，直接伤及脾胃，脾胃功能失调，运化失常，清浊不分，而成泄泻，但仍多与湿邪有关。若外感风邪夹湿而乱于肠胃者，也可发生泄泻。

2. 饮食所伤

凡饱食过量，宿滞内停；或过食肥甘，呆胃滞脾，湿热内蕴；或恣啖生冷，寒食交阻；或误食馊腐不洁之物，伤及肠胃，均可致脾胃运化失健，传导失职，升降失调，水谷停为湿滞而发生泄泻。

3. 情志失调

郁怒伤肝，肝失疏泄，木横乘土，脾胃受制，运化失常，或忧思气结，脾虚不运，均致水谷不归正化，下趋肠道而为泻。若素体脾虚湿盛，运化无力，复因情志刺激、精神紧张或于怒时进食者，均可致土虚木贼，肝脾失调，更易形成泄泻。

4. 脾胃虚弱

长期饮食失调，劳倦内伤，久病缠绵，均可导致脾胃虚弱，中阳不健，运化无权，不能受纳水谷和运化精微，清气下陷，水谷糟粕混杂而下，遂成泄泻。

5. 肾阳虚衰

久病之后，肾阳损伤，或年老体衰，阳气不足，命门火衰，不能助脾温化水谷，水谷不化，而为泄泻。

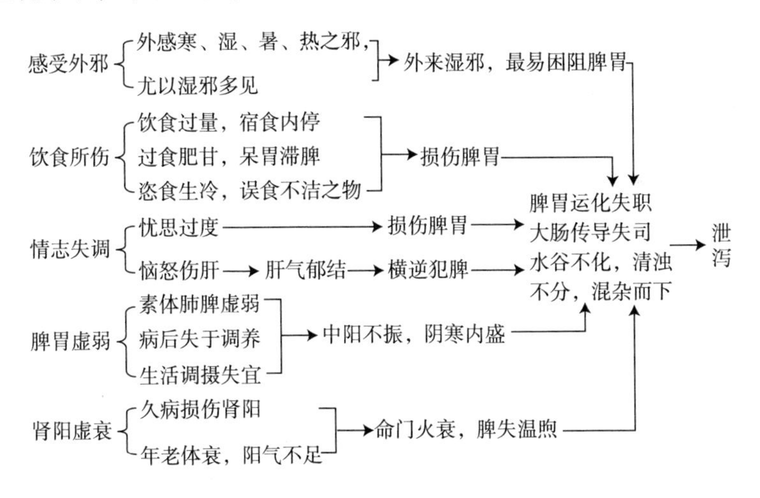

图 3－7－1　泄泻病因病机要点示意图

三、诊断

1. 以大便粪质清稀为诊断的主要依据。或大便次数增多，粪质清稀，甚则如水样；或次数不多，粪质清稀；或泻下完谷不化。

2. 常先有腹胀腹痛，旋即泄泻。腹痛常与肠鸣同时存在。暴泻起病急，泻下急迫而量多，久泻起病缓，泻下势缓而量少，且有反复发作病史。

3. 与感受外邪、饮食不节、情志所伤有关。

四、鉴别诊断

泄泻须与痢疾相鉴别

表3-7-1 泄泻与痢疾鉴别表

		泄 泻	痢 疾
相同点	多发季节	夏秋之季	
	病因	外感时邪，饮食所伤	
	症状	排便次数增多	
不同点	症状	粪便清稀如水或完谷不化，无脓血、腹痛、肠鸣并见，泻后痛减	大便脓血，腹痛，里急后重，便后痛不减

五、辨证论治

（一）辨证要点

1. 辨暴泻与久泻

	暴泻	久泻
起病	急	缓
病程	短	长
特点	泄泻次数频多，以湿盛为主	泄泻呈间歇性发作，以阳虚多见

2. 辨虚实

表3-7-2 虚实辨别表

	虚	实
病程	起病较缓，病程较长	起病较急，病程较短
大便	慢性久泻，反复发作	泻下急迫，泻后痛减
兼症	腹痛不甚，喜温喜按，神疲肢冷	腹痛拒按，泻后痛减

3. 辨寒热

表 3-7-3　寒热辨别表

	寒	热
大便	大便清稀，或完谷不化	大便色黄褐而臭，泻下急迫
兼症	恶寒发热或形寒肢冷，腹部喜暖，腰膝酸软	烦热口渴，小便短赤，肛门灼热
舌脉	舌质淡，苔白，脉沉细	舌质红，苔黄腻，脉濡数或滑数

（二）治则治法

1. 泄泻的基本病理为脾虚湿盛，故其治疗原则为运脾化湿。

2. 急性暴泻以湿盛为主，应着重化湿，参以淡渗利湿，根据寒湿、湿热与暑湿的不同，分别采用温化寒湿、清化湿热和清暑祛湿之法，结合健运脾胃。

3. 慢性久泻以脾虚为主，当以健运脾气为要，佐以化湿利湿；若夹有肝郁者，宜配合抑肝扶脾；肾阳虚衰者，宜补火暖土。

4. 另有酸收一法，对于湿热泄泻日久，余邪未尽，气阴已伤时，用之得当，收效颇佳，而无留邪之弊。

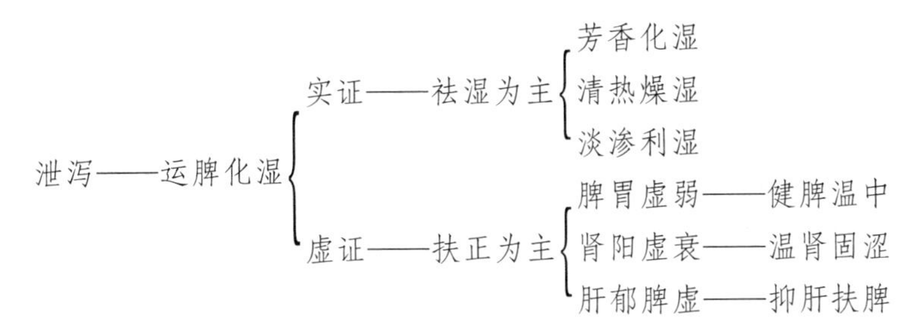

（三）分证论治

1. 暴泻

（1）寒湿证

【主症】泻下清稀，甚至如水样，有时如鹜溏。

【兼次症及舌脉】腹痛肠鸣，脘闷食少，或兼有恶寒发热，鼻塞头痛，肢体酸痛，舌苔薄白或白腻，脉濡缓。

【病机要点】寒湿内盛，脾失健运。

【治法】芳香化湿，疏表散寒。

【代表方】藿香正气散。

（2）湿热证

【主症】腹痛即泻，泻下急迫，势如水注，或泻而不爽，粪色黄褐而臭。

【兼次症及舌脉】烦热口渴，小便短赤，肛门灼热，舌质红，苔黄腻，脉濡数或滑数。

【病机要点】感受湿热之邪，肠腑传化失常。

【治法】清热利湿。

【代表方】葛根芩连汤。

（3）食滞证

【主症】腹痛肠鸣，泻后痛减，泻下粪便臭如败卵，夹有不消化之物。

【兼次症及舌脉】脘腹痞满，嗳腐酸臭，不思饮食，舌苔垢浊或厚腻，脉滑。

【病机要点】宿食内停，阻滞肠胃，传化失常。

【治法】消食导滞。

【代表方】保和丸。

2. 久泻

（1）脾胃虚弱证

【主症】大便时溏时泻，反复发作。稍有饮食不慎，大便次数即增多，夹见水谷不化。

【兼次症及舌脉】饮食减少，脘腹胀闷不舒，面色少华，肢倦乏力，舌质淡，苔白，脉细弱。

【病机要点】脾胃虚弱，运化无权。

【治法】健脾益气，渗湿止泻。

【代表方】参苓白术数。

（2）肝气乘脾证

【主症】肠鸣攻痛，腹痛即泻，泻后痛缓，每因抑郁恼怒或情绪紧张而诱发。

【兼次症及舌脉】平素多有胸胁胀闷，嗳气食少，矢气频作，舌苔薄白或薄腻，脉细弦。

【病机要点】肝失疏泄，横逆侮脾。

【治法】抑肝扶脾。

【代表方】痛泻要方。

（3）肾阳虚衰证

【主症】每于黎明之前，脐腹作痛，继则肠鸣而泻，完谷不化，泻后则安。

【兼次症及舌脉】形寒肢冷，腹部喜暖，腰膝酸软，舌质淡，苔白，脉沉细。

【病机要点】肾阳虚衰，不能温养脾胃，运化失常。

【治法】温肾健脾，涩肠止泻。

【代表方】四神丸。

六、转归预后

1. 急性暴泻病情较轻者，多能治愈，部分病人不经治疗，仅予饮食调养，亦可自愈；若病情较重，大便清稀如水而直下无度者，极易发生亡阴亡阳之险证，甚至导致死亡；少数急性暴泻患者，治不及时或未进行彻底治疗，迁延日久，易由实转虚，变为慢性久泻。

2. 慢性久泻脏气亏虚，病情缠绵，难取速效，疗程较长，部分病人经过治疗可获愈，少数病人反复泄泻，导致脾虚中气下陷，可见纳呆、小腹坠胀、消瘦，甚至脱肛等症。

3. 若久泻脾虚及肾，脾肾阳虚，则泄泻无度，病情趋向重笃。

七、预防护理

1. 饮食上不暴饮暴食，不吃腐败变质的食物，不喝生水及生冷瓜果，养成饭前便后洗手的习惯。

2. 生活起居应有规律，注意腹部保暖，避免感受寒邪，夏天切勿贪凉饮冷。

3. 患者应予流质或半流质饮食，饮食宜清淡、新鲜、容易消化而富有营养，禁忌辛辣油炸、肥甘厚味之品，勿过度吸烟与饮酒，急性暴泻易伤津耗气，可予淡盐汤、米粥等以养胃生津；肝气乘脾之泄泻患者，应注意调畅情志，尽量消除紧张情绪，尤其禁忌怒时进食。

八、历代文献述要

1.《内经》始称为“泄”，如“濡泄”、“洞泄”、“飧泄”、“注泄”及“溏糜”、“鹜溏”等。汉唐以前，泻与痢混称，如《难经》将泻分为五种，其中胃泄、脾泄、大肠泄属泄泻，而小肠泄、大瘕泄属痢疾。《伤寒论》中概称为下利。直至隋代《诸病源候论》首次提出泻与痢分论，列诸泻候、诸痢候。至宋代以后统称为“泄泻”。

2. 关于本病的病因病机，《内经》认为风、寒、湿、热皆能引起泄泻，并且与饮食、起居有关。《金匮要略》提出虚寒下利的症状、治法和方药，如《金匮要略·呕吐哕下利病脉证治》曰：“下利清谷，里寒外热，汗出而厥者，通脉四逆汤主之。”宋·陈无择《三因极一病证方论》曰：“喜则散，怒则激，忧则聚，惊则动，脏气隔绝，精神夺散，以致溏泄。”认为情志失调可引起泄泻。《景岳全书·泄泻》曰：“泄泻，……或为饮食所伤，或为时邪所犯，……因食生冷寒滞者。”指出其病位主要在于脾胃。

3. 在治疗方面，《景岳全书·泄泻》提出“以利水为上策”，但分利之法亦不可滥用，否则“愈利愈虚”。《医宗必读·泄泻》提出的治泻九法：即淡渗、升提、清凉、疏利、甘缓、酸收、燥脾、温肾、固涩，在治疗上有了较大的发展。《医林改错》对于瘀血致泻的认识，尤其久泻从瘀论治在临床也很有意义。

巩固与练习

一、选择题

（一）A 型题

1. 泄泻的基本病机是(　　)

A. 脾虚湿盛　　B. 脾胃虚弱　　C. 湿邪困脾

D. 寒湿中阻

2. 患者便溏腹痛，泻而不爽，粪色黄褐而臭，肛门灼热，口渴欲饮，小便黄赤，舌红，苔黄腻，脉濡数。治法宜选(　　)

A. 消食导滞　　B. 泻热通腑　　C. 清暑化湿

D. 清热利湿

（二）B型题

A. 葛根芩连汤　　B. 藿香正气散　　C. 黄连香薷饮

D. 香连丸

3. 治疗暑湿泄泻的主方是(　　)

4. 治疗湿热泄泻的主方是(　　)

二、问答题

5. 泄泻的证候特征是什么?

6. 泄泻的病位主要在哪些脏腑?

7. 泄泻与痢疾应如何鉴别?

8. 分证论治分哪两大类?

9. 泄泻的辨证要点是什么? 简述其治疗原则?

参考答案

一、选择题

1. A　2. D　3. C　4. A

其他题型答案参见本章相关内容。

第八节　痢　　疾

【考点重点点拨】

1. 掌握痢疾的概念、病因病机、鉴别诊断、辨证要点、治则治法及分证论治。

2. 熟悉痢疾的诊断。

3. 了解痢疾的转归预后、预防护理及历代文献述要。

一、概念

1. 主症：以腹痛，里急后重，痢下赤白脓血为主症。

2. 病机要点：邪客肠腑，与气血搏结，化腐成脓所致。

二、病因病机

痢疾的病因有外感湿热疫毒之气，内伤饮食等方面。其病机为邪蕴肠腑，气血壅滞，传导失司，脂络受伤而成痢。素体阳盛者，易感受湿热，或湿从热化；素体阳虚者，易感受寒湿，或湿从寒化。而休息痢或久痢者尚可由于情志刺激而加重或诱发。

1. 外感时疫邪毒

夏秋季节，湿热疫毒易于滋生。疫毒之邪，侵及肠胃，内窜营血，热毒迫血妄行，损伤脂膜、肠络，可致急重之疫毒痢；湿热内侵肠胃，湿热郁蒸，气血与之搏结于肠之脂膜，化为脓血而成湿热痢；素体阳虚之人，感受寒湿，或湿从寒化，寒湿伤及肠胃，大肠气机阻滞，气滞血瘀，发为寒湿痢。

2. 内伤饮食

平素嗜食肥甘厚味，或误食馊腐不洁之物，酿生湿热，或夏月恣食生冷瓜果，损伤脾阳，中阳受困，湿热或寒湿、食积之邪内蕴，肠中气机壅阻，气滞血瘀，气血与邪气搏结于肠之脂膜，化为脓血，而致痢疾。

痢疾病因虽有外感时邪与内伤饮食之分，但两者常互相影响，往往内外交感而发病。

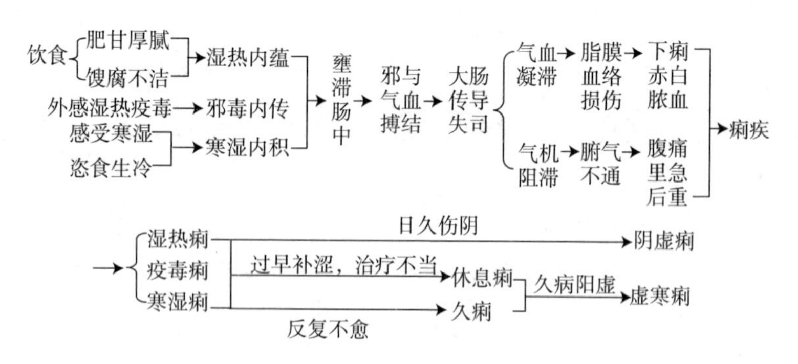

图 3－8－1　痢疾病因病机要点示意图

三、诊断

1. 以腹痛，里急后重，痢下赤白脓血为主症。

2. 急性痢疾起病急骤，可伴有恶寒发热；慢性痢疾则反复发作，迁延不愈。

3. 常见于夏秋季节，多有饮食不洁史，具有传染性或无传染性。

四、鉴别诊断

痢疾须与泄泻相鉴别，见“泄泻”病证。

五、辨证论治

（一）辨证要点

1. 辨虚实

表3-8-1　痢疾实证与虚证辨别表

	实痢	虚痢
年龄与体质	年轻，形体壮实	年长，形体虚弱
起病	新病	久病
主症	腹痛拒按，里急后重便后减轻	腹痛绵绵，痛而喜按，里急后重便后不减或虚坐努责

2. 辨寒热

表3-8-2　痢疾热证与寒证辨别表

	热痢	冷痢
主症	便下血色鲜红，或赤多白少，质稠臭秽，肛门灼热，或里急后重	痢下白多赤少或便下清稀，无臭
兼次症	口渴喜冷饮，小便黄赤	畏寒肢冷，面白，四肢微厥，小便清长
舌脉	舌红、苔黄腻、脉滑数而有力	舌淡、苔白滑、脉沉细弱

（二）治则治法

1. 痢疾的治疗应根据病证的寒热虚实确定治疗原则。热痢清之，寒痢温之，寒热错杂者，清温并举。初痢实则通之，久痢虚则补之，虚实夹杂者，通涩兼施。

2. 调气和血：痢疾不论虚实，肠中多有积滞，气血失于调畅。因此，调气导滞、和血行血为治痢的基本方法。赤多重用血药，白多重用气药。

3. 顾护胃气。治痢全程应当顾护胃气。

4. 治痢禁忌：忌过早补涩，忌峻下攻伐，忌分利小便，以免留邪或伤正气。

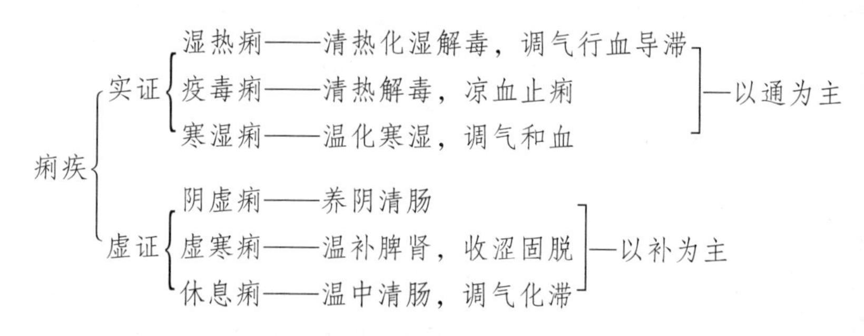

（三）分证论治

1. 湿热痢

【主症】下痢赤白脓血，赤多白少，或纯下赤冻，腹痛，里急后重。

【兼次症及舌脉】肛门灼热，小便短赤，或发热恶寒，头痛身楚，口渴。舌质红，苔黄腻，脉滑数，或浮数。

【病机要点】湿热壅滞，肠络受损，气血凝滞，传导失司。

【治法】清热化湿解毒，调气行血导滞。

【代表方】芍药汤。

2. 疫毒痢

【主症】壮热，痢下鲜紫脓血，腹痛剧烈，里急后重明显。

【兼次症及舌脉】口渴，头痛烦躁，或神昏谵语，或痉厥抽搐，或面色苍白，汗冷肢厥。舌质红绛，苔黄燥，或苔黑滑润，脉滑数，或脉微欲绝。

【病机要点】疫毒之邪，壅滞肠中，热迫营血，蒙蔽清窍。

【治法】清热解毒，凉血止痢。

【代表方】白头翁汤。

3. 寒湿痢

【主症】痢下赤白黏冻，白多赤少，或纯为白冻，腹痛，里急后重。

【兼次症及舌脉】脘闷，头身困重，口淡，饮食乏味，舌质淡，苔白腻，脉濡缓。

【病机要点】寒湿滞留肠道，气机阻滞，传导失司。

【治法】温化寒湿，调和气血。

【代表方】胃苓汤。

4. 阴虚痢

【主症】下痢赤白黏冻，或下鲜血黏稠，或大便干结，带有脓血。

【兼次症及舌脉】脐腹灼痛，虚坐努责，心烦，口干口渴，舌质红少津，苔少或无苔，脉细数。

【病机要点】久痢伤阴，湿热未尽。

【治法】养阴和营，清肠止痢。

【代表方】驻车丸。

5. 虚寒痢

【主症】下痢稀薄，带有白冻，甚则滑脱不禁。

【兼次症及舌脉】腹部隐痛，排便不爽，食少神疲，四肢不温，腰酸怕冷，或脱肛，舌质淡，苔白滑，脉沉细而弱。

【病机要点】下痢日久，脾肾阳虚，关门不固。

【治法】温补脾肾，收涩固脱。

【代表方】桃花汤合真人养脏汤。

6. 休息痢

休息痢以时作时止，反复发作为辨证重点，临床分为发作期及缓解期。

发作期

【主症】腹痛，里急后重，大便夹有脓血。

【兼次症及舌脉】倦怠怯冷，嗜卧，食少，舌质淡，苔腻，脉濡软或虚数。

【病机要点】正虚邪恋，脾阳不振，邪滞肠腑。

【治法】温中清肠，调气化滞。

【代表方】连理汤。

缓解期

（1）脾虚湿滞

【主症】大便溏薄或夹有少量黏液。

【兼次症及舌脉】腹胀食少，肢体倦怠，神疲乏力，少气懒言，面色萎黄，或脱肛，舌质淡，苔白或腻，脉缓弱。

【病机要点】久痢损伤脾胃，脾气虚弱，健运失职。

【治法】健脾益气，化湿止泻。

【代表方】参苓白术散。

（2）脾阳虚衰

【主症】腹痛绵绵，喜按喜温，大便稀溏，夹有少许黏液白冻。

【兼次症及舌脉】形寒气怯，四肢不温，纳少，面色不华，口淡不渴，或肢体浮肿，舌质淡胖或有齿痕，苔白滑，脉沉迟无力。

【病机要点】久痢伤脾，脾阳虚衰，寒凝气滞。

【治法】温阳散寒，益气健脾。

【代表方】附子理中汤。

（3）寒热错杂

【主症】腹痛绵绵，下痢稀溏，时夹少量黏冻。

【兼次症及舌脉】胃脘灼热，烦渴，或烧心泛酸，四肢不温，舌质淡红，苔黄腻，脉沉缓。

【病机要点】久痢伤及厥阴，寒热错杂，本虚标实。

【治法】温中补虚，清热化湿。

【代表方】乌梅丸。

（4）瘀血内阻

【主症】腹部刺痛，拒按，下痢色黑。

【兼次症及舌脉】腹部刺痛固定不移，常在夜间加重，面色晦暗，或腹部结块，推之不移，舌质紫暗或有瘀斑，脉细涩。

【病机要点】久痢不愈，瘀血积于肠腑，气滞血阻。

【治法】活血祛瘀，行气止痛。

【代表方】少腹逐瘀汤。

六、转归预后

1. 体质好、正气盛者，只要治疗及时正确，调护得当，预后一般良好。

2. 感受疫毒，邪气较盛者，可很快出现热入心营、热盛动风或内闭外脱的危证，甚至死亡，应积极救治。

3. 慢性痢疾多由急性痢疾迁延不愈而成，可见阴虚痢、虚寒痢、休息痢，一般病情缠绵，难于骤效，但只要辨证准确，治疗恰当，坚持用药，多能缓解或痊愈。

七、预防护理

1. 注意饮食卫生，不食生冷、不洁及变质食物，饮食有节，不宜过食辛辣、肥甘及腥膻之品。

2. 起居有常，调情志，防过劳。

3. 患病后尽快治疗，防止病情恶化。

八、历代文献述要

1. 痢疾在《内经》中称为“肠澼”或“赤沃”，并认为饮食不节为其病因。

2.《难经》补《内经》之不足，突出了里急后重，大便次数增多，便而不爽，以及痢下脓血等主症特点的描述，仍为现在临床诊断痢疾的主要依据。

3. 汉代张仲景将痢疾与泄泻统称为“下利”，并创立清肠解毒的白头翁汤，温涩固下的桃花汤等有效方剂，现仍在临床广为应用。

4. 东晋葛洪以“痢”称本病，以区别于泄泻。

5. 隋代巢元方的《诸病源候论》列有“痢病诸候”，记载有赤白痢、脓血痢、冷痢、热痢等 21 种证候，并首次记载了休息痢这一证候。

6. 金元时代对痢疾的病因病机及辨证论治已渐趋成熟，并认识到本病具有传染性，提出了“时疫痢”之名，刘河间提出“行血”、“调气”等治则成了后世治痢的重要原则。

7. 明清时代对痢疾的认识进一步深入，在病因病机上十分强调痢疾与脾肾密切相关，指出脾肾虚弱，遇有饮食生冷易发痢疾，且痢疾日久易损肾脏，故主张治疗时应用补肾之法。

巩固与练习

一、选择题

（一）A 型题

1. 患者痢下赤白黏冻，白多赤少，腹痛，里急后重，饮食乏味，中脘饱闷，头身重困，舌质淡，苔白腻，脉濡缓。其诊断是(　　)

A. 寒湿痢　　B. 休息痢　　C. 噤口痢

D. 虚寒痢

（二）X 型题

2. 疫毒痢的临床表现特点有(　　)

A. 发病急骤　　B. 病势凶险　　C. 痢下脓血鲜紫

D. 壮热烦渴

3. 痢疾的治疗原则包括(　　)

A. 初痢宜通　　B. 湿盛则宜分利　　C. 久痢宜涩

D. 调气和血

二、问答题

4. 痢疾的病机要点是什么？简述其病因病机？

5. 简述痢疾的辨证要点？

6. 湿热泄泻与湿热痢疾的病机和临床证治有何不同？

7. 治疗痢疾的基本原则是什么？并述其理。

参考答案

一、选择题

1. A　2. ABCD　3. ABCD

其他题型答案参见本章相关内容。

第九节 便　　秘

【考点重点点拨】

1. 掌握便秘的概念、病因病机、鉴别诊断、辨证要点、治则治法及分证论治。

2. 熟悉便秘的诊断。

3. 了解便秘的转归预后、预防护理及历代文献述要。

一、概念

1. 主症：以大便排出困难，排便时间或排便间隔时间延长为临床特征。

2. 病机要点：邪滞大肠，腑气闭塞不通或肠失温润，推动无力，导致大肠传导功能失常。

二、病因病机

便秘发病的原因归纳起来有饮食不节、情志失调、年老体虚、感受外邪，病机主要是热结、气滞、寒凝、气血阴阳亏虚引起肠道传导失常。

1. 饮食不节

饮酒过多，过食辛辣肥甘厚味，导致肠胃积热，大便干结；或恣食生冷，致阴寒凝滞，肠胃传导失司，造成便秘。

2. 情志失调

忧愁思虑过度，或久坐少动，每致气机郁滞，不能宣达，于是通降失常，传导失职，糟粕内停，不得下行，而致大便不畅。

3. 年老体虚

素体虚弱，或病后、产后及年老体虚之人，阴阳气血亏虚，阳气虚则温煦传送无力，阴血虚则润泽荣养不足，皆可导致大便不通。

4. 感受外邪

外感寒邪可导致阴寒内盛，凝滞胃肠，失于传导，或热病之后，余热留恋，肠胃燥热，耗伤津液，大肠失润，都可致大便秘结。

便秘的基本病机为大肠传导失常，病位主要在大肠，同时与肺、脾、胃、肝、肾等脏腑的功能失调有关。如胃热过盛，津伤液耗，肠失濡润；脾肺气虚，大肠传送无力；肝气郁结，气机壅滞，或气郁化火伤津，腑失通利；肾阴不足，肠道失润，或肾阳不足，阴寒凝滞，津液不通。皆可影响大肠的传导，发为本病。便秘的病性可概括为虚、实两方面。热秘、气秘、冷秘属实，燥热内结于肠胃者为热秘；气机郁滞者为气秘，阴寒积滞者为冷秘；气血阴阳亏虚所致者属虚。

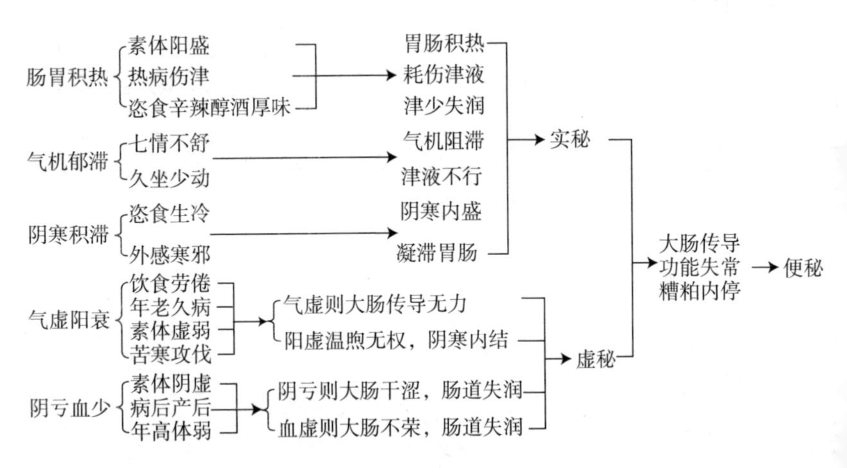

图 3－9－1　便秘病因病机要点示意图

三、诊断

1. 排便次数每周少于 3 次，或周期不长，但粪质干结，排出艰难或粪质不硬，虽频有便意，但排便不畅。

2. 常伴腹胀、腹痛、口臭、纳差及神疲乏力、头眩心悸等症。

3. 本病常有饮食不节、情志内伤、年老体虚等病史。

四、鉴别诊断

便秘须与积聚相鉴别

表 3－9－1　便秘与积聚鉴别表

	便　秘	积　聚
包块部位	常出现于左下腹	腹部各处
包块形状	条索状物	形状不定
与排便关系	排便后包块消失	包块与排便无关

五、辨证论治

（一）辨证要点

1. 辨寒热

表 3－9－2　寒热辨别表

	寒	热
大便	大便干涩，难以排出	大便坚硬，便下困难
兼症	喜温恶寒，四肢不温	面红身热，心烦不安，肛门灼热，小便短赤
舌脉	舌质淡，苔白腻，脉沉紧	舌质红，苔黄燥，脉滑数或弦数

2. 辨虚实表

表 3－9－3　虚实辨别表

	虚	实
大便	粪质不干，欲便不出，便下无力	大便坚硬，便下困难
兼症	年高体弱，久病新产，心悸气短，腰膝酸软，潮热盗汗	年轻气盛，腹胀腹痛，嗳气频作，面赤口臭
舌象	舌淡苔白	舌苔厚

（二）治则治法

1. 实证以祛邪为主，据热秘、冷秘、气秘之不同，分别施以泻热、温通、理气之法，辅以导滞之品，标本兼治，邪去便通。

2. 虚证以养正为先，依阴阳气血亏虚的不同，主用滋阴养血、益气温阳之法，酌用甘温润肠之药，标本兼治，正盛便通。

3. 六腑以通为用，大便干结，排便困难，可用下法，但应在辨证论治基础上以润下为基础，个别证型虽可暂用攻下之药，也以缓下为宜，以大便软为度，不得一见便秘，便用大黄、芒硝、巴豆、牵牛之属。

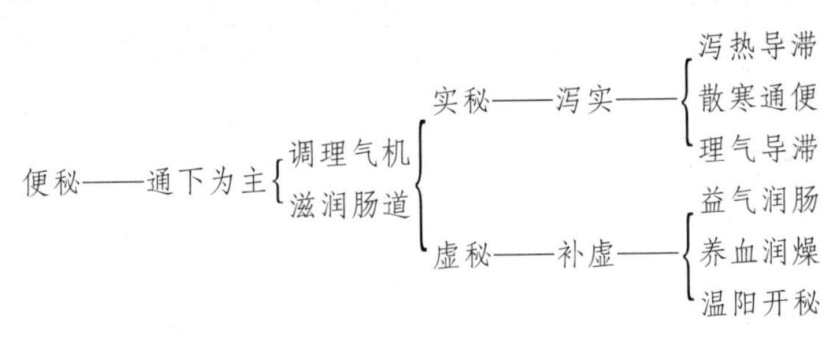

（三）治秘

1. 实秘

（1）热秘

【主症】大便干结，腹胀腹痛，口干口臭。

【兼次症及舌脉】面红身热，心烦不安，多汗，时欲饮冷，小便短赤，舌质干红，苔黄燥，或焦黄起芒刺，脉滑数或弦数。

【病机要点】肠腑燥热，津伤便结。

【治法】泻热导滞，润肠通便。

【代表方】麻子仁丸。

（2）气秘

【主症】大便干结，欲便不得出，腹中胀满。

【兼次症及舌脉】胸胁满闷，嗳气呃逆，食欲不振，肠鸣矢气，便后不爽，舌苔薄白，或薄黄，或薄腻。脉弦，或弦缓，或弦数，或弦紧。

【病机要点】肝脾气滞，腑气不通。

【治法】顺气导滞，降逆通便。

【代表方】六磨汤。

（3）冷秘

【主症】大便艰涩，腹痛拘急，胀满拒按。

【兼次症及舌脉】喜温恶寒，四肢不温，或呃逆呕吐，舌质淡，苔白腻，脉弦紧。

【病机要点】阴寒内盛，凝滞胃肠。

【治法】温里散寒，通便止痛。

【代表方】大黄附子汤。

2. 虚秘

（1）气虚秘

【主症】虽有便意，但临厕努责乏力，难以排出。

【兼次症及舌脉】便后乏力，汗出气短，面白神疲，肢倦懒言，舌淡胖，苔薄白，脉细弱。

【病机要点】肺脾气虚，传导无力。

【治法】补脾益肺，润肠通便。

【代表方】黄芪汤。

（2）血虚秘

【主症】大便干结，努责难下，面色苍白。

【兼次症及舌脉】头晕目眩，心悸气短，失眠健忘，或口干心烦，潮热盗汗，耳鸣，腰膝酸软，舌质淡，少苔，脉细。

【病机要点】血液亏虚，肠道失荣。

【治法】养血润燥，滋阴通便。

【代表方】润肠丸。

（3）阳虚秘

【主症】大便艰涩，排除困难。

【兼次症及舌脉】面色㿠白，四肢不温，喜热怕冷，小便清长，或腹中冷痛，拘急拒按，或腰膝酸冷，舌质淡，苔白，或薄腻，脉沉迟，或沉弦。

【病机要点】阳气虚衰，阴寒凝结。

【治法】温阳通便。

【代表方】济川煎。

(4) 阴虚秘

【主症】大便干结，形体消瘦，头晕耳鸣。

【兼次症及舌脉】两颧红赤，心烦少眠，潮热盗汗，腰膝酸软，舌红少苔，脉细数。

【病机要点】阴津不足，肠失濡润。

【治法】滋阴增液，润肠通便。

【代表方】增液汤。

六、转归预后

1. 便秘日久，腑气不通，可引起腹胀腹痛，满闷嗳气，食欲减退；浊气不降，清阳不升，往往引起头晕头胀，睡眠不安等症；便秘日久，过度努挣，可引起肛裂、痔疮。

2. 便秘一病，若积极治疗，并结合饮食、情志、运动等调护，多能在短期内治愈。

3. 年老体弱及产后病后等体虚便秘，多为气血不足，阳气虚弱，治疗宜缓缓图之，难求速效。

七、预防护理

1. 避免过食辛辣、油炸、寒凉和生冷之品，勿过度吸烟与饮酒，多食粗粮蔬菜、水果，多饮水。

2. 避免久坐少动，宜多活动，以疏通气血；养成定时排便的习惯，避免过度刺激，保持精神舒畅。

3. 便秘不可滥用泻药，使用不当，反使便秘加重。

八、历代文献述要

1.《内经》中认为便秘与脾胃受寒，肠中有热和肾病有关，如《素问·厥论》曰："太阴之厥，则腹满䐜胀，后不利。"《素问·举痛论》曰："热气留于小肠，肠中痛，瘅热焦竭，则坚干不得出，故痛而闭不通矣。"

2. 张仲景根据便秘寒、热、虚、实不同的发病机制，设立了承气汤的苦寒泻下，麻子仁丸的养阴润下，厚朴三物汤的理气通下，以及蜜煎导诸法，为后世医家认识和治疗本病确立了基本原则，其方药至今仍为临床治疗便秘所常用。

3. 李东垣强调饮食劳逸与便秘的关系，并指出治疗便秘不可妄用泻药，如《兰室秘藏·大便结燥门》谓："若饥饱失节，劳役过度，损伤胃气，及食辛热厚味之物，而助火邪，伏于血中，耗散真阴，津液亏少，故大便燥结。""大抵治病，不可一概用巴豆、牵牛之类下之，损其津液，燥结愈甚，复下复结，极则以至引导于下而不通，遂成不救。"

4. 程钟龄的《医学心悟·大便不通》将便秘分为"实秘、虚秘、热秘、冷秘"四种类型，并分别列出各类的症状、治法及方药，对临床有一定的参考价值。

巩固与练习

一、选择题

（一）A 型题

1. 肠胃积热的便秘应首选( )

A. 六磨汤　　B. 麻子仁丸　　C. 润肠丸

D. 济川煎

2. 大便干结，欲便不出，腹中胀满，胸胁痞满，嗳气呃逆，纳食减少，舌苔薄腻，脉弦。其治法是( )

A. 益气润肠　　B. 养血润肠　　C. 消食导滞

D. 顺气导滞

（二）X 型题

3. 导致便秘的病因有( )

A. 寒邪外袭　　B. 肠胃积热　　C. 阴亏血少

D. 阴寒凝滞

二、问答题

4. 试述血虚便秘的病因、证候、治法、方药。

5. 便秘常分哪几型？其证治规律如何掌握？

6. 便秘的治疗原则是什么？

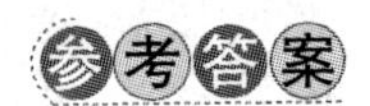

一、选择题

1. B　2. D　3. BCD

其他题型答案参见本章相关内容。

第四章　肝胆病证

第一节　胁　痛

【考点重点点拨】

1. 掌握胁痛的概念、病因病机、鉴别诊断、辨证要点、治则治法及分证论治。

2. 熟悉胁痛的诊断。

3. 了解胁痛的转归预后、预防护理及历代文献述要。

一、概念

1. 主症：以一侧或两侧胁肋部疼痛为主症。胁，指胁肋部，位于胸壁两侧由腋部以下至第十二肋骨之间。

2. 病机要点：脉络痹阻或失养，肝胆络脉失和所致。

二、病因病机

胁痛的病因包括情志失调、外邪内陷、饮食失节、久病体虚以及误治等。

1. 情志失调

尤其是少阳气郁体质，忧郁气结，厥阴肝旺体质，恼怒伤肝，肝郁气滞，或肝火内盛，或进一步发生气滞血瘀，皆可导致胁痛。

2. 外邪内陷

最多见的湿热，湿热壅郁，阻滞肝胆气机，或肝络瘀滞，则可致胁痛。

3. 饮食失节

过嗜醇酒厚味，或经药物误治，可内生湿热，肝胆湿热，气机不利，或肝络血瘀，皆可导致胁痛。

4. 久病体虚

久病体虚，或误治，药石所伤，可导致肝肾亏虚，肝阴虚，络脉失养，或脉络拘急，也可导致胁痛。

胁痛发病主要责之于肝胆，与脾胃肾有关。基本病机为肝胆疏泄不利，气机阻滞，肝胆经脉拘急，或气血阻痹，不通则痛，或肝阴不足，络脉失养，不荣则痛。病机转化，比较复杂。既可由实转虚，又可由虚转实，常见虚实并见之证。既可气滞及血，又可血瘀阻气，常见气血同病之候。气滞胁痛，久延不愈，或治疗不当，日久气滞血瘀，可转为瘀血胁痛。湿热蕴结胁痛，日久不愈，热邪伤阴，则可转为肝阴不足胁痛。而虚证胁痛，若情志失调，或重感湿热之邪，也可转化为阴虚气滞，或阴虚湿热等虚实并见之证。若久病胁痛，或经失治误治，迁延不愈，肝脾同病，气滞血瘀，可变生积聚，进一步甚至可渐成鼓胀顽证。

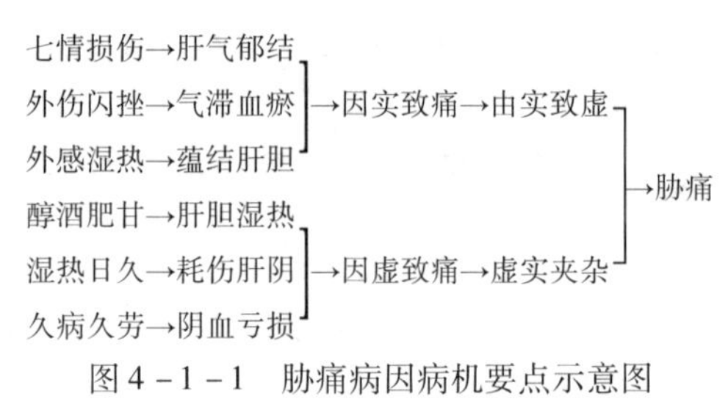

图 4－1－1　胁痛病因病机要点示意图

三、诊断

1. 以一侧或两侧胁肋部疼痛为主要表现者，可以诊断为胁痛。胁痛的性质可表现为刺痛、胀痛、灼痛、隐痛、钝痛等不同特点。

2. 部分病人可伴见胸闷、腹胀、嗳气呃逆、急躁易怒、口苦纳呆、厌食恶心等症。

3. 常有饮食不节、情志内伤、感受外湿、跌仆闪挫或劳欲久病等病史。

四、鉴别诊断

胁痛须与胸痛、胃痛、悬饮相鉴别

表4-1-1 胁痛与胸痛、胃痛、悬饮鉴别表

	胁痛	胸痛	胃痛	悬饮
病因病机	肝络失和	心脉闭阻	胃气失和	饮停胸胁
病位	肝胆	心肺	胃	肺
主要表现	以一侧或两侧胁肋部疼痛为主要表现，可伴有口苦，目眩，善呕等肝胆病症状。肝胆系统检查有助于明确诊断	胸痛为主，伴有胸闷不舒，心悸短气，咳嗽喘息，痰多等心肺病证候。心电图、胸部X线透视等检查多可查见心肺疾病的证据	以上腹部胃脘处疼痛为主要表现，伴有嘈杂，恶心，反酸，呕吐等症状	胸胁胀痛，持续不已，伴见咳嗽、咯痰，咳嗽、呼吸时疼痛加重，常喜向病侧睡卧，患侧肋间饱满，叩呈浊音，或兼见发热。相当于西医学的渗出性胸膜炎

五、辨证论治

（一）辨证要点

1. 辨气血

表4-1-2 胁痛辨在气在血

	在气	在血
证候特点	胀痛为主，多属气郁，且疼痛呈游走不定，时轻时重，症状轻重与情绪变化有关	刺痛为主，多属血瘀，且痛处固定不移，疼痛持续不已，局部拒按，入夜尤甚

2. 辨虚实

表4-1-3 胁痛辨虚实

	实证	虚证
病因病机	气滞、血瘀、湿热为主	多为阴血不足，脉络失养
证候特点	病程长，来势缓，症见其痛隐隐，绵绵不休，并伴见全身阴血亏耗之症	多病程短、来势急，症见疼痛剧烈而拒按

（二）治则治法

1. 治疗当以疏肝和络止痛为基本治则。

2. 胁痛的治疗着眼于肝胆，分虚实而治。实证宜理气、活血通络、清热祛湿；虚证宜滋阴，养血柔肝。

3. 临床上还应据“痛则不通”，“通则不痛”的理论，以及肝胆疏泄不利的基本病机，在各证中适当配伍疏肝理气，利胆通络之品。

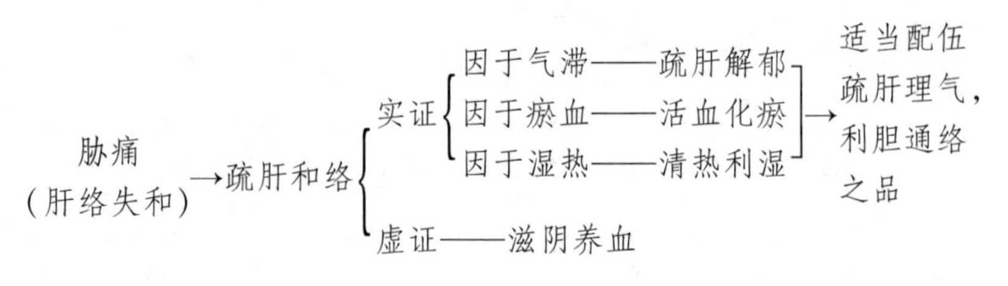

（三）分证论治

1. 肝郁气滞

【主症】胁肋胀痛，走窜不定，甚则延及胸背肩臂，疼痛每因情志变化而增减。

【兼次症及舌脉】胸闷腹胀，嗳气频作，得嗳气而胀痛稍舒，纳少口苦。舌苔薄白，脉弦。

【病机要点】肝失条达，气机郁滞，络脉失和。

【治法】疏肝理气，柔肝止痛。

【代表方】柴胡疏肝散。

2. 肝胆湿热

【主症】胁肋胀痛或刺痛。

【兼次症及舌脉】口苦口黏，胸闷纳呆，恶心呕吐，小便黄赤，大便不爽，或兼有身热恶寒，身目发黄，舌红苔黄腻，脉弦滑数。

【病机要点】湿热蕴结，肝胆失疏，络脉失和。

【治法】疏肝利胆，清热利湿。

【代表方】龙胆泻肝汤。

3. 瘀血阻络

【主症】胁肋刺痛，痛有定处，痛处拒按，入夜痛甚。

【兼次症及舌脉】胁肋下或见有癥块，舌质紫暗，脉象沉涩。

【病机要点】瘀血内阻，肝络痹阻。

【治法】活血祛瘀，通络止痛。

【代表方】血府逐瘀汤或复元活血汤。

4. 肝络失养

【主症】胁肋隐痛，绵绵不已，遇劳加重。

【兼次症及舌脉】口干咽燥，两目干涩，心中烦热，头晕目眩，舌红少苔，脉弦细数。

【病机要点】肝肾阴亏，精血耗伤，肝络失养。

【治法】养阴柔肝，理气通络。

【代表方】一贯煎。

六、转归预后

1. 肝郁胁痛如久延不愈，或治疗不当，日久气滞血瘀，可转化为瘀血胁痛；湿热蕴结胁痛日久不愈，热邪伤阴，可转化为肝阴不足胁痛；邪伤正气，久病致虚，各实证胁痛皆可转化为虚实并见之证；而虚证胁痛若情志失调，或重感湿热之邪，也可转化为阴虚气滞，或阴虚湿热之虚实并见证。

2. 若失治误治，久延不愈，个别病例也可演变为积聚，甚者转为鼓胀重证。

3. 无论外感或内伤胁痛，只要调治得法，一般预后良好。若治疗不当，转为积聚、鼓胀者，治疗较为困难。

七、预防护理

1. 胁痛皆与肝的疏泄功能失常有关。所以，精神愉快，情绪稳定，气机条达，对该病证的预防与治疗有着重要的作用。

2. 胁痛属于肝阴不足者，应注意休息，劳逸结合，多食蔬菜、水果、瘦肉等清淡而富有营养的食物。

3. 胁痛属于湿热蕴结者，尤应注意饮食，要忌酒，忌辛辣肥甘、生冷不洁之品。

八、历代文献述要

1. 胁痛一证，最早见于《内经》。《内经》明确指出了本病的发生主要与肝胆病变相关。《灵枢·五邪》云：“邪在肝，则两胁中痛。”

2. 《伤寒论》提出用小柴胡汤和解少阳治疗外感胁痛。

3. 《诸病源候论》指出胁痛的发病主要与肝、胆、肾相关：“胸胁痛者，由胆与肝及肾之支脉虚，为寒所乘故也”。

4. 《严氏济生方》认为胁痛的病因主要是由于情志不遂所致。

5. 《景岳全书》将胁痛分为外感与内伤两大类，指出其病位主要在肝胆，但与它脏亦有关：“胁痛之病，本属肝胆二经，以二经之脉皆循胁肋故也，然而心、肺、脾、胃、肾与膀胱亦皆有胁痛之病。”

6. 《证治汇补》对胁痛的病因和治疗原则进行了较为全面系统的描述。

7. 《临证指南医案·胁痛》对胁痛之属久病入络者，善用辛香通络、甘缓补虚、辛泄祛瘀等法，立方遣药，颇为实用，对后世医家影响较大。

8. 《类证治裁·胁痛》在叶氏的基础上将胁痛分为肝郁、肝瘀、痰饮、食积、肝虚诸类，对胁痛的分类与辨证论治作出了一定的贡献。

巩固与练习

一、选择题

A 型题

1. 胁痛牵及后背，脘腹痞闷，口苦，恶心呕吐，小便黄赤，舌红，苔黄腻，脉弦滑数者，治疗宜选用(　　)

A. 丹栀逍遥散　B. 龙胆泻肝汤　C. 滋水清肝饮

D. 化肝煎

2. 胁痛的病机关键是(　　)

A. 肝气郁结，胃失和降　B. 肝胃不和，胃气郁滞

C. 肝胆湿热，络脉不和　D. 肝失疏泄，络脉不和

二、问答题

3. 如何掌握胁痛病理特点？气与血、虚与实如何辨证？

4. 试述肝郁气滞、瘀血停着、湿热蕴结、肝阴不足四型胁痛的证治。

5. 治疗胁痛，如何理解“通则不痛”？

参考答案

一、选择题

1. B　2. D

其他题型答案参见本章相关内容。

第二节　黄　疸

【考点重点点拨】

1. 掌握黄疸的概念、病因病机、鉴别诊断、辨证要点、治则治法

及分证论治。

2. 熟悉黄疸的诊断。

3. 了解黄疸的转归预后、预防护理及历代文献述要。

一、概念

1. 主症：以目黄、身黄、小便黄为主症，其中目睛黄染为诊断本病的主要依据。

2. 病机要点：湿邪困遏脾胃，壅塞肝胆，疏泄失常，胆汁泛溢，或血败不华于色所致。

二、病因病机

黄疸的病因有外感内伤两端。外感源于疫毒、湿热；内伤常与饮食、劳倦、病后有关。其病理因素有湿邪、热邪、寒邪、疫毒、气滞、瘀血六种。病机关键是湿邪为患。

1. 感受时邪疫毒

暑湿，湿热之邪由表入里，内蕴中焦，熏蒸肝胆，肝胆失于疏泄，胆汁外溢于肌肤，上注于肝窍，下流于膀胱，故身目小便俱黄。若湿热夹疫毒伤人，其病势暴急凶险，而见热毒炽盛伤及营血之象，名曰“急黄”。

2. 内伤饮食、劳倦

嗜食膏粱，酗酒过度，皆能损伤脾胃，脾失健运，湿浊内阻，积久成热。湿热交阻，蕴结中焦，熏蒸肝胆，胆汁不循常道而泛溢，熏染身目肌肤而发黄；亦有嗜食寒凉，或服苦寒之药，或劳倦太过损伤脾阳，或脾阳素虚，湿从寒化，胆汁为湿所阻，浸渍于肌肤而发黄。

3. 病后续发

胁痛积聚或其他疟病之后，瘀血，湿热残留，日久损肝伤脾，湿遏瘀阻，胆汁失于常道而外溢，致肌肤身目发黄。

4. 脾胃虚弱

素体脾胃虚弱或肾精不足，以致气血化源不充，肾精难以化生阴血，血败不荣于色，从而引发黄疸。

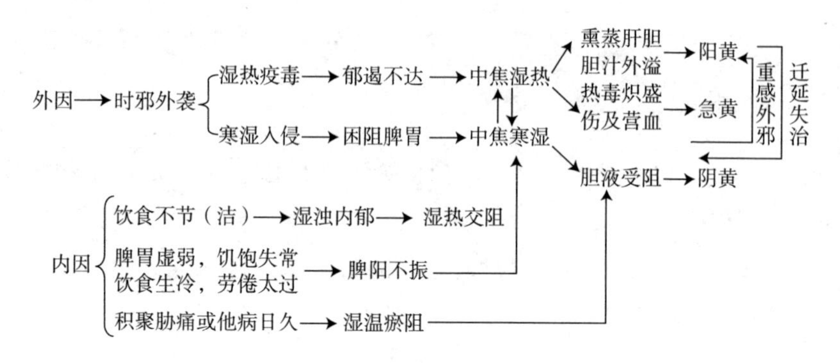

图4－2－1 黄疸病因病机要点示意图

三、诊断

1. 目黄、肤黄、小便黄，以目睛黄染为本病的重要特征。因为目白睛发黄是出现最早、消退最晚而最易发现的指征之一。

2. 常伴食欲减退、恶心呕吐、胁痛腹胀等症状。

3. 常有外感湿热疫毒，内伤酒食不节，或有胁痛，积聚等病史。

四、鉴别诊断

黄疸须与萎黄相鉴别

表4－2－1 黄疸与萎黄鉴别表

	黄疸	萎黄
病因	外感湿热疫毒、饮食所伤、劳倦太过，他病续发	大失血或重病之后
病机要点	湿浊阻滞，胆液外溢	气血不足，血不华色
目黄	目黄、身黄、溲黄	身面皮肤萎黄不华，无目黄、溲黄
兼症	恶心呕吐，腹胀纳呆，大便不调	眩晕、气短、心悸、纳少便溏等

五、辨证论治

（一）辨证要点

1. 辨阳黄、阴黄与急黄

表4-2-2　阳黄、阴黄与急黄辨别表

	阳黄	阴黄	急黄
病因	湿热	寒湿	疫毒
病机要点	湿热中阻，胆汁外溢	寒湿困阻，或肝郁血瘀，胆汁不循常道	热毒内迫，胆汁外溢
证候特点	黄色鲜明如橘色，伴口干发热，小便短赤，大便秘结，舌苔黄腻，脉弦数	黄色晦暗如烟熏，伴脘闷腹胀，畏寒神疲、口淡不渴，舌质淡，苔白腻，脉濡缓或沉迟	黄色如金，发病迅速，伴神昏，谵语，衄血、便血，发斑，舌质红绛，苔黄燥，脉弦细数或洪大
预后	治疗及时，预后良好	病情缠绵，不易速愈	病情凶险，预后多不良

2. 阳黄宜辨湿热轻重

表4-2-3　阳黄辨湿热偏盛表

	热重于湿	湿重于热
黄疸色泽	身目俱黄，黄色鲜明	身目俱黄，其色不如热重者鲜明
兼症	发热口渴，恶心呕吐，溲赤，便秘	头身困重，胸脘痞闷，呕恶便溏
舌脉	舌苔黄腻，脉弦数	舌苔厚腻微黄，脉弦滑

（二）治则治法

1. 黄疸的治疗大法，主要为化湿邪、利小便。

2. 阳黄证以清热利湿为主，通利二便是祛除体内湿邪的主要途径。

3. 急黄证的治疗以清热解毒，凉营开窍为主。

4. 阴黄证之治疗则依据寒湿或血瘀的病机特点，分别采用温化寒湿、化瘀退黄之法。脾虚湿滞者，治以健脾养血，利湿退黄。

黄疸（湿浊阻滞、胆液外溢）→化湿邪、利小便：
- 阳黄→偏治在胃→清胃利湿，注意保护阴液
- 阴黄→偏治在脾→健脾温中利湿，注意保护阳气
- 急黄→清热解毒，凉营开窍

均要注意调整肝脾功能，活血化瘀

（三）分证论治

1. 阳黄

（1）热重于湿

【主症】身目俱黄，黄色鲜明，发热口渴。

【兼次症及舌脉】小便短赤，腹胀便秘，心中懊恼，口干口苦，恶心欲吐，舌苔黄腻，脉象弦数。

【病机要点】湿热熏蒸，胆汁外溢。

【治法】清热通腑，利湿退黄。

【代表方】茵陈蒿汤加减。

（2）湿重于热

【主症】身目俱黄，黄色不如热重者鲜明，头身困重。

【兼次症及舌脉】脘腹痞满，纳呆，恶心呕吐，腹胀便溏，舌苔厚腻微黄，脉弦滑或濡缓。

【病机要点】湿遏热扰，胆汁外溢。

【治法】利湿化浊运脾，佐以清热。

【代表方】茵陈五苓散合甘露消毒丹加减。

（3）疫毒炽盛证（急黄）

【主症】发病迅速，身目俱黄，其色如金，高热烦渴。

【兼次症及舌脉】胁痛胀满，神昏谵语，衄血、便血，舌质红绛，苔黄燥，脉弦数或细数。

【病机要点】湿热毒盛，内扰心神，迫血妄行。

【治法】清热解毒，凉血开窍。

【代表方】犀角散加味。

（4）胆腑郁热

【主症】身目发黄鲜明，右胁剧痛放射至肩背，壮热或寒热往来。

【兼次症及舌脉】呕逆，尿黄便秘，舌红苔黄而干，脉弦滑数。

【病机要点】湿热阻滞，胆腑郁热。

【治法】疏肝泄热，利胆退黄。

【代表方】大柴胡汤加减。

3. 阴黄

（1）寒湿阻遏证

【主症】身目俱黄，黄色晦暗，或如烟熏。

【兼次症及舌脉】腹胀，大便不实，口淡不渴，神疲畏寒，舌质淡，苔白腻，脉濡缓或沉迟。

【病机要点】寒湿阻滞，脾阳不振。

【治法】健脾和胃，温中化湿。

【代表方】茵陈术附汤加减。

（2）脾虚湿滞证

【主症】身目发黄，黄色较淡而不鲜明，肢体倦怠乏力。

【兼次症及舌脉】食欲不振，心悸气短，食少腹胀，大便溏薄，舌淡苔薄，脉濡细。

【病机要点】气血两亏，脾虚湿阻。

【治法】健脾养血，利湿退黄。

【代表方】黄芪建中汤加减。

（四）黄疸后期

1. 湿热留恋证

【主症】脘痞腹胀，胁肋隐痛，饮食减少。

【兼次症及舌脉】小便黄赤，口干口苦，舌苔腻，脉濡数。

【病机要点】湿热留恋，余邪未清。

【治法】利湿清热，以除余邪。

【代表方】茵陈四苓散加减。

2. 肝脾不调证

【主症】脘腹痞闷，肢倦乏力，胁肋隐痛不适。

【兼次症及舌脉】饮食欠佳，大便不调，舌苔薄白，脉细弦。

【病机要点】肝脾不调，疏运失职。

【治法】调和肝脾，理气助运。

【代表方】柴胡疏肝散或归芍六君子汤加减。

3. 气滞血瘀证

【主症】胁下结块，隐痛、刺痛不适。

【兼次症及舌脉】胸胁胀闷，面颈部见有赤丝红纹，舌有紫斑或紫点，脉涩。

【病机要点】气滞血瘀，积块留着。

【治法】疏肝理气，活血化瘀。

【代表方】逍遥散合鳖甲煎丸。

六、转归预后

本病的转归与黄疸性质、体质强弱、治疗护理等因素有关。

1. 阳黄证，身体强壮，又能获得正确之治疗，黄疸能在短期消退；而素体虚弱、失治误治者，则易转为阴黄。

2. 急黄证，起病急骤，病势凶险，若年高体弱者患此证，每致邪毒内陷心营而难以再现生机，而素体壮盛，治疗及时者，亦可转危为安，或形成正气虚弱，正虚邪恋之阴黄证候。

3. 阴黄证，起病缓慢，多因阳黄证失治误治损伤脾阳，使湿从寒化，若迁延日久，易转成积聚、鼓胀。

七、预防护理

1. 精神调摄，保持心情舒畅，提高抗病能力。
2. 饮食有节，勿嗜酒，勿进食不洁之品。
3. 起居有常，勿妄作劳，避触秽浊之气。
4. 注意观察患者神志、脉象之变化。

八、历代文献述要

1.《内经》首创黄疸之病名，提出了本病的临床证候，指出目黄、身黄、小便黄为黄疸病的三大主要症状。提出了黄疸的病因为湿热外发所致，病变脏腑主要在脾，并确立了祛湿之治则。

2. 张仲景进一步深化了对黄疸病的认识，首创黄疸病辨证论治之先河。将黄疸区分为“黄疸”、“谷疸”“女劳疸”“酒疸”“黑疸”等五种。

3. 元代罗天益著《卫生宝鉴》，进一步明确湿从热化为阳黄，湿从寒化为阴黄，把阳黄和阴黄的辨证论治系统化。

4. 明代张景岳所著《景岳全书·黄疸》篇提出“胆黄”这一病名。

5. 清代沈金鳌所著《沈氏尊生书》认识到黄疸具有传染性，并提出“瘟黄”病名。

巩固与练习

一、选择题

（一）A 型题

1. 患者身目发黄，黄色较淡，心悸气短，肢体倦怠，乏力食少，舌淡苔薄，脉细，其治法为(　　)

A. 温中化湿，健脾和胃　　B. 除湿化浊，泄热退黄

C. 清热利湿，健脾和胃　　D. 补气养血，健脾退黄

2. 因砂石阻滞胆道，而见身目黄染，右胁疼痛，牵引肩背，或有寒热往来，大便秘结，舌苔黄，脉弦数，宜用何方加金钱草、鸡内金、郁金、茵陈(　　)

A. 麻黄连翘赤小豆汤　　B. 大柴胡汤

C. 柴芩温胆汤　　D. 小柴胡汤

（二）B 型题

A. 目黄　　B. 身黄　　C. 舌苔黄

D. 小便黄

3. 确定黄疸的主要依据是(　　)

4. 虚证黄疸与萎黄病之区别主要在于(　　)

二、问答题

5. 黄疸的三大主症是什么？以哪一症状为黄疸的主要特征？

6. 目前临床上如何对黄疸进行分类？

7. 黄疸与萎黄如何区别？

8. 黄疸的病理变化与哪种邪气关系最密切？与哪些脏腑有关？

9. 试述阳黄、急黄、阴黄的类证鉴别与治疗规律。

10. 阳黄如何辨湿热之轻重？

参考答案

一、选择题

（一）A 型题

1. D　2. B

（二）B 型题

3. A　4. A

其他题型答案参见本章相关内容。

第三节　鼓　　胀

【考点重点点拨】

1. 掌握鼓胀的概念、病因病机、鉴别诊断、辨证要点、治则治法及分证论治。
2. 熟悉鼓胀的诊断。
3. 了解鼓胀的转归预后、预防护理及历代文献述要。

一、概念

1. 主症：以腹部胀大如鼓、皮色苍黄、腹壁脉络暴露为主症，或有胁下或腹部痞块，四肢枯瘦等表现。

2. 病机要点：肝脾肾三脏受损，气、血、水瘀积于腹内所致。

二、病因病机

鼓胀的发生，其直接原因当责之于黄疸、胁痛、积聚等病迁延日久，使肝、脾、肾三脏功能失调，气、血、水瘀积于腹内，以致腹部日渐胀大，而成鼓胀。

1. 病后续发

（1）黄疸由湿热或寒湿阻滞中焦，气机升降失调不化，土壅木郁，肝气失条达，致肝脾俱损，迁延日久，伤及于肾，气、血、水互结，终成鼓胀。

（2）胁痛病在肝，肝失疏泄，气机不畅，日久肝气犯脾，脾失健运，湿浊内生，若久治不愈，累及于肾，终至肝、脾、肾俱伤，气、血、水互结而成鼓胀。

（3）积聚病在肝脾，肝脾受损，脏腑失和，气机阻滞，瘀血内停，痰湿凝滞，迁延日久，病及于肾，开合不利，水湿内停，最终气、血、水互结而成鼓胀。

2. 情志刺激

若忧思恼怒，肝失调达，气机不利，则血液运行不畅，气阻络痹而致胁痛；肝郁气滞日久，则致血脉瘀阻或津液停聚成痰，日积月累，气血痰凝滞，肝脾俱损，而成积聚。胁痛、积聚迁延日久而成鼓胀。

3. 酒食不节

饮酒太过，或嗜食肥甘厚味，日久使脾胃受损，运化失职，湿浊内生，湿邪阻滞中焦，土壅木郁，影响肝胆疏泄，病由脾及肝，或胆汁被阻而不循常道，浸淫肌肤而发黄疸。此外，湿浊内生，凝结成痰，痰阻气机，气血失和，气、血、痰互相搏结，阻于腹中，结成积聚。黄疸、积聚迁延日久可成鼓胀。

4. 虫毒感染

在血吸虫流行区接触疫水，遭受血吸虫感染，未能及时治疗，虫阻络道，内伤肝脾，肝脾气血失和，脉络瘀阻，脾伤运化失健而致痰浊内生，日久气滞、血瘀、痰凝互相影响，胶结不化，搏结腹部而成积聚，积聚日久又可发为鼓胀。

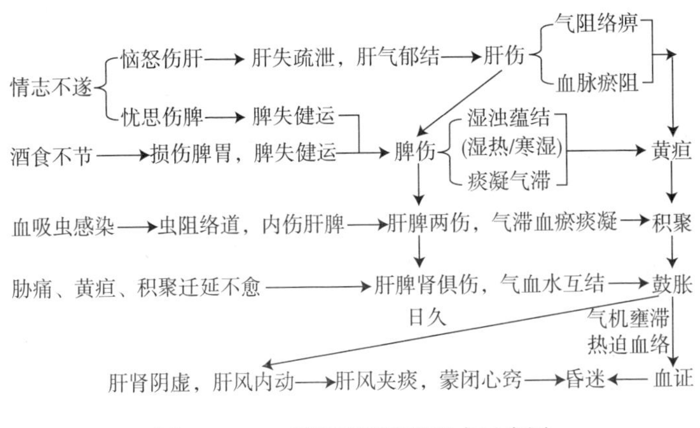

图4－3－1　鼓胀病因病机要点示意图

三、诊断

1. 初则脘腹作胀，食后尤甚，继则腹部渐大，可见面色萎黄、乏力、纳呆等症，日久则腹部胀满高于胸部，重者腹壁青筋暴露，脐心突出，四肢消瘦，或伴下肢浮肿。常有小便不利，牙龈出血、皮肤紫斑等出血倾向。

2. 胁下或腹部积块，腹部有振水音，黄疸，手掌赤痕，面、颈、胸、臂可见红丝赤缕，血痣及蟹爪纹。

3. 多有黄疸、胁痛、积聚病史。常与酒食不节、情志内伤、血吸虫感染有关。

四、鉴别诊断

鼓胀须与水肿相鉴别

表 4-3-1　鼓胀与水肿鉴别表

	鼓胀	水肿
病因	外感六淫、饮食不节或劳倦太过	情志不遂、酒食不节、感染血吸虫或它病转化而来
病机	肝脾肾功能失调，气血水互结于腹内	肺失宣降，脾失健运，气化不行
病位	肝、脾、肾	肺、脾、肾
主症	腹部胀大坚满，四肢不肿或枯瘦。初起腹部胀大但按之柔软，逐渐坚硬，以至脐心突起，四肢消瘦，皮色苍黄，晚期可出现四肢浮肿，每兼见面色青晦、面颈部有血痣赤缕、胁下癥积坚硬，腹皮青筋显露，甚则吐血、昏迷等危象	颜面、四肢浮肿，初起从眼睑部开始，继则延及头面四肢以至全身，亦有从下肢开始水肿，后及全身，皮色一般不变。后期病势严重，可见腹胀满，不能平卧等症

五、辨证论治

（一）辨证要点

鼓胀为本虚标实之证，其标实有气滞、血瘀、水停的侧重。本虚有脾气虚、气阴两虚、脾阳虚、脾肾阳虚、肝肾阴虚的不同。因此，其主症虽然都以腹大如鼓，胀满不适为主，而临床表现尚有差异，临证时应注意辨别标实与本虚的主次。

1. 辨标实

表 4－3－2　辨标实鉴别表

	气滞	血瘀	水停
特征	腹部膨隆，脐突皮光，嗳气或矢气则舒，腹部按之空空然，叩之如鼓	鼓胀病日久，腹部胀满。青筋暴露，内有癥积，按之胀满疼痛，颈胸部可见赤丝血缕	腹部胀大，状如蛙腹，按之如囊裹水
兼症	两胁胀满，善太息，嗳气，或得矢气后腹胀稍缓，口苦	四肢消瘦，腹壁脉络显露，胁下或腹部痞块，面色黧黑，面颊、胸臂血痣或血缕，肌肤甲错不润，手掌赤痕，唇及爪甲色黯	腹胀之形如囊裹水，或腹中有振水音，周身困乏无力，溲少便溏，或有下肢浮肿等
舌脉	舌淡红，苔白，脉弦	舌暗，边有瘀点瘀斑，脉涩	舌淡，苔白滑，脉弦滑
病机	多属肝郁气滞	多属肝脾血瘀水停	多属阳气不振，水湿内停

2. 辨本虚

表 4－3－3　辨本虚鉴别表

	脾气虚	脾阳虚	气阴两虚	脾肾阳虚	肝肾阴虚
兼症	面色萎黄，神疲乏力，纳少不馨	面色苍黄，畏寒肢冷，大便溏薄	除脾气虚见症外，还可见口干不欲饮，饥而不欲食，形体消瘦，五心烦热	脾阳虚见症外，还可见腰膝冷痛，男子阴囊湿冷，阳痿早泄，女子月经先期，量少色淡	头晕耳鸣，腰膝酸软，心烦少寐，颧赤烘热，鼻齿衄
舌脉	舌淡苔白，脉缓	舌淡体胖，脉细	舌红体瘦而少津，脉细	舌淡苔白，脉沉细	舌红少苔，脉弦细而数

（二）治疗原则

1. 本病为本虚标实之证，总以攻补兼施为治则。

2. 临床应按照气滞、血瘀、水停、正虚的不同侧重，在理气消胀，活血化瘀，利尿逐水，扶正培本诸法中化裁，早期以祛邪为主，中期和晚期，均宜攻补兼施，中期以利水消胀为目的，晚期应重视严重并发症的防治。

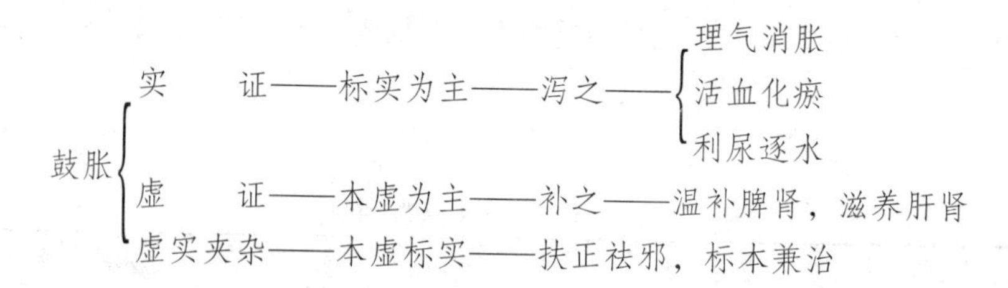

（三）证治的分类

1. 气滞湿阻证

【症状】腹胀按之不坚，胁下胀满或疼痛，饮食减少，食后胀甚，得嗳气，矢气稍减，小便短少，舌苔薄白腻，脉弦。

【证机概要】肝郁气滞，脾运不健，湿浊中阻。

【治法】疏肝理气，运脾利湿。

【代表方】柴胡疏肝散合胃苓汤加减。

2. 寒水困脾证

【症状】腹大胀满，按之如囊裹水，甚则颜面微浮，下肢浮肿，脘腹痞胀，得热则舒，周身困倦，怯寒懒动，小便短少，大便溏薄，舌苔白腻，脉弦迟。

【证机概要】湿邪困遏，脾阳不振，寒水内停。

【治法】温中健脾，行气利水。

【代表方】实脾饮加减。

3. 水热蕴结证

【症状】腹大坚满，脘腹胀急，烦热口苦，渴不欲饮，或有面目，皮肤发黄，小便赤涩，大便秘结或溏垢，舌边尖红，苔黄腻或兼灰黑，脉象弦数。

【证机概要】湿热壅盛，蕴结中焦，浊水内停。

【治法】清热利湿，攻下逐水。

【代表方】中满分消丸合茵陈蒿汤加减。

4. 瘀结水留证

【症状】脘腹坚满，青筋显露，胁下癥结，痛如针刺，面色晦暗黧黑，或见赤丝血缕，面、颈、胸、臂出现血痣或蟹爪纹，口干不欲饮水，或见大便色黑，舌质紫黯或有紫斑，脉细涩。

【证机概要】肝脾瘀结，络脉滞涩，水气停留。

【治法】活血化瘀，行气利水。

【代表方】调营饮加减。

5. 阳虚水盛证

【症状】腹大胀满，形似蛙腹，朝宽暮急，面色苍黄，或呈㿠白，脘闷纳呆，神倦怯寒，肢冷浮肿，小便短少不利，舌体胖，边有齿痕，质紫，苔白滑，脉沉细无力。

【证机概要】脾肾阳虚，不能温运，水湿内聚。

【治法】温补脾肾，化气利水。

【代表方】附子理苓汤或济生肾气丸加减。

6. 阴虚水停证

【症状】腹大胀满，形体消瘦或见青筋暴露，面色晦滞，唇紫，口干而躁烦失眠，时或鼻衄，牙龈出血，小便短少，舌质红绛少津，苔少或光剥，脉弦细数。

【证机概要】肝肾阴虚，津液失布，水湿内停。

【治法】滋肾柔肝，养阴利水。

【代表方】六味地黄丸合一贯煎加减。

附：变证

1. 大出血

骤然大量呕血，血色鲜红，大便下血，暗红或油黑。多属瘀热互结，热迫血溢，治宜清热凉血，活血止血，方用犀角地黄汤加参三七，仙鹤草、地榆炭、血余炭、大黄炭等；若大出血之后，气随血脱，阳气衰微，汗出如油，四肢厥冷，呼吸微弱，脉细微欲绝，治宜回阳固脱，益气摄血，方用大剂独参汤加山萸肉，并可与“血证”节互参。

2. 昏迷

痰热内扰，蒙蔽心窍，症见神识昏迷，烦躁不安，甚则怒目狂叫，四肢抽搐颤动，口臭便秘，溲赤尿少，舌红苔黄，脉弦滑数，治当清热豁痰，开窍熄风，方用安宫牛黄丸合龙胆泻肝汤加减，亦可用醒脑静注射液静脉滴注。

若痰浊壅盛，蒙蔽心窍，症见静卧嗜睡，语无伦次，神情淡漠，舌苔厚腻，治当化痰泄浊开窍，方用苏合香丸合菖蒲郁金汤。

病情继续恶化，昏迷加深，汗出肤冷，气促，撮空理线，两手抖动，脉细微弱者，为气阴耗竭，正气衰败，急予生脉散、参附龙牡汤以敛阴回阳固脱。

六、转归预后

1. 本病在临床上往往虚实互见，本虚标实，虚实夹杂。如攻伐太过，实胀可转为虚胀，如复感外邪，或过用滋补壅塞之剂，虚胀亦可出现实胀的症状。

2. 鼓胀早期及时投疏肝理气、除湿消满之剂，可使病情得到控制。若迁延不愈，正气渐伤，邪气日盛，病情可进一步加重。

3. 如果病至晚期，腹大如瓮，青筋暴露，脐心突起，大便溏泻，四肢消瘦，或见脾肾阳虚证，或见肝肾阴虚证，则预后不良。

4. 鼓胀久治不愈，可出现出血、神昏、痉证和癌证等。

七、预防护理

1. 注意休息，早期时可进行散步、打太极拳等运动，病重时以卧床休息为主。

2. 饮食有节，宜低盐饮食，禁忌生冷、油腻、辛辣、油炸、粗糙和坚硬等食物，忌饮酒、少吸烟，避免与血吸虫疫水接触，不食对肝脏有害的毒性物质。饮食清淡，多食新鲜蔬菜水果，富有营养的食物。

3. 保持情绪稳定，避免精神刺激，消除恐惧心理，增强治疗信心，积极治疗胁痛、黄疸和积聚。

八、历代文献述要

1. 本病在古代文献中名称繁多，如“水蛊”、“蛊胀”、“膨脝”、“蜘蛛蛊”、“单腹胀”等。鼓胀病名，首见于《内经》，《灵枢·水胀》详细描述了本病：“鼓胀何如？岐伯曰：腹胀，身皆大，大与肤胀等也。色苍黄，腹筋起，此其候也。”较详细地描述了鼓胀的临床特征。

2. 关于本病的病因病机认识，《素问·阴阳应象大论》认为是浊气在上。

3.《诸病源候论》认为本病与“水毒”有关。

4. 金元四大家对鼓胀的病因病机各有所主。刘河间在《素问玄机原病式·腹胀大》中指出：“腹胀大，鼓之如鼓，气为阳，阳为热，气甚则如是也，肿胀热甚于内，则气郁而为肿也，阳热气甚，则腹胀也。”而李东垣主脾胃虚弱生寒，在《兰室秘藏·中满腹胀论》提出“大抵寒胀多而热胀少”，“胃中寒则胀满，或藏寒生满病，以治寒胀，中满分消汤主之。”朱丹溪《格致余论·鼓胀论》指出：“七情内伤，六淫外侵，饮食不节，房劳致虚，脾土之阴受伤，转运之官失职，胃虽受谷，不能运化，故阳自升，阴自降，而成天地不交之否，清浊相混，隧道壅塞，郁而为热，热留为湿，湿热相生，遂成胀满，经曰鼓胀是也”。

5. 明代张景岳明确指出“少年饮酒无节，多成水臌。”

6. 喻嘉言在《医门法律·胀病论》中指出：“胀病亦不外水裹、气结、血凝，……”。

7. 明·李梴《医学入门·鼓胀》曰：“凡胀初起是气，久则成水……，治胀必补中行湿，兼以消积，更断盐酱”，不但指出了鼓胀的病机转变，同时提出了治疗法则。

巩固与练习

一、选择题

（一）A 型题

1. 患者腹大胀满，按之如囊裹水，胸脘胀闷，得热稍舒，精神困倦，怯寒乏力，大便稀溏，小便短少，舌苔白腻，脉缓，治宜选用的方剂是(　　)

A. 胃苓汤　　B. 实脾饮　　C. 金匮肾气丸

D. 附子理中丸

2. 腹大坚满，脘腹撑急，动之振水声，神疲肢倦，口渴不欲饮，下肢浮肿，舌苔白腻，脉缓，治疗以何为法(　　)

A. 清热化湿，行气利水　　B. 清肝泻热，攻上逐水

C. 温中健脾，行气利水　　D. 清热利湿，通腑泻下

（二）B 型题

A. 关格 B. 黄疸 C. 昏迷
D. 水肿

3. 鼓胀后期常见合并症有(　　)
4. 消渴后期常见合并症有(　　)

（三）X 型题

5. 治疗鼓胀时，适宜用逐水法的有(　　)
A. 腹水较多者 B. 大便不通者 C. 利尿无效者
D. 小便不利者

二、问答题

6. 为什么说鼓胀的病因主要责之于肝脾肾三脏功能的失调？
7. 鼓胀的病理变化应如何认识？
8. 试述鼓胀常见证型的证治规律。
9. 如何掌握逐水法在鼓胀治疗中的使用要点？
10. 鼓胀平时应如何进行调护？

参考答案

一、选择题

1. B　2. C　3. C　4. D　5. ABD

其他题型答案参见本章相关内容。

第五章　肾、膀胱病证

第一节　水　　肿

【考点重点点拨】

1. 掌握水肿的概念、病因病机、鉴别诊断、辨证要点、治则治法及分证论治。

2. 熟悉水肿的诊断。

3. 了解水肿的转归预后、预防护理及历代文献述要。

一、概念

1. 主症：以头面、眼睑、四肢、腹背，甚至全身浮肿为典型临床表现的一类病证。严重者还可伴有胸水、腹水等多种体腔积液的表现。

2. 病机要点：肺失通调、脾失转输、肾失开合、膀胱气化不利，从而导致体内水液潴留，泛滥肌肤。

二、病因病机

水肿是全身气化功能障碍的一种表现。其主要病因有外邪侵袭，饮食起居失常和劳倦内伤等。

1. 风邪外袭，肺失通调

风邪外袭，内舍于肺，肺失宣降，水道不通，风水相搏，泛滥肌肤，发为水肿。

2. 湿毒浸淫，内归脾肺

肌肤因痈疡疮毒，未能清解消透，内归脾肺，水液代谢受阻，泛滥肌肤，也成水肿。

3. 水湿浸淫，脾气受阻

久居湿地，或冒雨涉水，水湿之气内侵，或平素饮食不节，过食生冷，使脾为湿阻，失其健运，水湿不得下行，泛于肌肤，而成水肿。

4. 湿热内盛，三焦壅滞

湿热久羁，或湿郁化热，中焦脾胃失其升清降浊之能，三焦壅滞，水道不通，而成水肿。

5. 饮食劳欲，伤及脾肾

饮食不节，脾气受损，运化失司，水湿停聚，泛滥肌肤，劳欲过度，肾精亏耗，肾气内伐，不能化气行水，膀胱气化失常，水液内停，而成水肿。

6. 先天禀赋不足

先天禀赋薄弱，精气不足，易受外邪、致肺、脾、肾功能的失职，亦为水肿。

总之，水肿之发病是以肾为本，以肺为标，以脾为制，瘀血阻滞往往使水肿难愈。

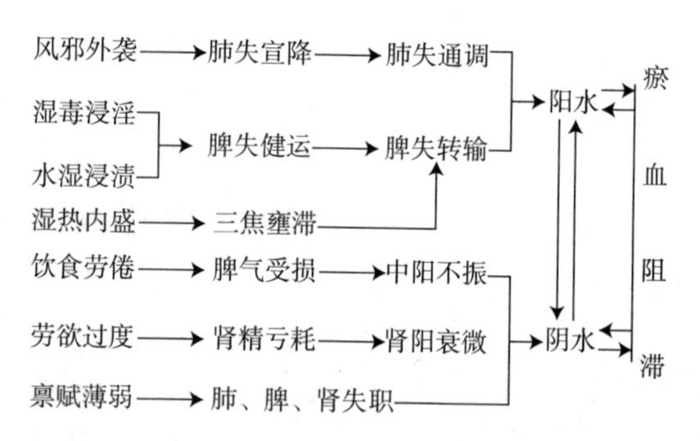

图5－1－1　水肿病因病机要点示意图

三、诊断

1. 水肿从眼睑或下肢开始出现，继而延及四肢和全身。轻者可仅见眼睑或足胫浮肿，重者全身皆肿，甚者腹大胀满，喘促不能平卧；更甚者可能出现尿闭、恶心呕吐、口有秽味、鼻衄牙宣，甚则头痛、抽搐、神昏谵语等危象。

2. 可有乳蛾、心悸、疮毒、紫癜及久病体虚病史。

血常规、尿常规、肾功能、血浆白蛋白、24 小时尿蛋白定量、肾脏 B 超等检查，有助于本病的诊断。必要时还可进行心脏超声、胸片、血沉、免疫功能、自身抗体或甲状腺功能等实验室检查。

【鉴别诊断】水肿与支饮、溢饮相鉴别

表 5-1-1

	水肿	支饮	溢饮
病机要点	肺脾肾三脏功能失调，水液泛滥肌肤	肺脾肾三脏阳气不足，水饮上凌心肺，支撑胸胁	风寒闭塞玄府，肺失输布，饮溢四肢
主症	多周身皆肿，先从眼睑或下肢开始，继及周身四肢，小便不利，甚则胸水、腹水、喘息	气喘息粗，胸胁支满，甚则面目、四肢浮肿	喘咳痰多，胸闷身痛，恶风无汗，甚则肢体浮肿
鉴别要点	先肿而后喘	先喘后肿	先喘后肿

四、辨证论治

（一）辨证要点

1. 辨阳水、阴水

表 5-1-2　阳水、阴水辨别表

	阳水	阴水
病因	风邪疮毒，水湿	饮食劳倦，禀赋不足，劳欲过度
病机要点	肺不宣降，脾失健运	脾肾亏虚，气化不利
主症	起病较急，水肿多由上而下，继及全身，肿处皮肤绷急光亮，按之凹陷即起	起病缓慢，水肿多由下而上，继及全身，肿处皮肤松弛，按之凹陷不易恢复，甚则按之如泥
兼症	烦热口渴，小便赤涩，大便秘结	神疲乏力，无烦渴，小便少，但不赤涩，便溏
证型	表、热、实证	里、虚、或虚实类杂证
病程	较短	较长

2. 辨脏腑病位

表5-1-3 外感内伤辨别表

病变脏腑	兼见症状
肺	咳嗽气喘
脾	胸腹满闷
肾	腰膝酥软
心	心悸怔忡

（二）治则治法

发汗、利尿、泻下逐水是水肿治疗的三条基本原则。

阴阳分治：阳水以祛邪为主，可发汗、利小便或攻逐水饮，同时配合解毒祛湿、理气化湿等法；阴水表现为里、寒、虚证，以扶正为主，治以健脾、温肾，益气养阴，同时配以行气、活血、利水等法。

（三）分证论治

1. 阳水

（1）风水相搏证

【主症】眼睑浮肿，继则四肢及全身皆肿，来势急骤，常伴有外感风热证或风寒证。

【兼次症及舌脉】多有恶寒，发热，肢节酸重，小便不利等症。偏于风热者，伴咽喉红肿疼痛，舌质红，脉浮滑数，如水肿较甚也可见沉脉。偏于风寒者，兼恶寒，喘促，舌苔薄白，脉浮滑或浮紧。

【病机要点】风邪外袭，肺失通调，风遏水阻。

【治法】疏风解表，宣肺行水。

【代表方】越婢加术汤。

（2）湿毒浸淫证

【主症】眼睑浮肿，延及周身，小便不利，身发疮疖，甚者溃烂。

【兼次症及舌脉】恶风发热，舌质红，苔薄黄，脉浮数或滑数。

【病机要点】湿毒浸淫，肺失通调，脾失健运，水湿内停。

【治法】宣肺解毒，利湿消肿。

【代表方】麻黄连翘赤小豆汤合五味消毒饮。

（3）水湿浸渍证

【主症】全身水肿，按之没指，小便短少，起病缓慢，病程较长。

【兼次症及舌脉】身体困重，胸闷，纳呆，泛恶，舌苔白腻，脉象沉缓。

【病机要点】水湿内侵，困阻脾阳，脾失转输，水泛肌肤。

【治法】运脾化湿，通阳利水。

【代表方】五皮饮合胃苓汤。

（4）湿热壅盛证

【主症】遍体浮肿，皮肤绷急光亮。

【兼次症及舌脉】胸胁痞闷，烦热口渴，小便短赤，或大便干结，舌红苔黄腻，脉沉数或濡数。

【病机要点】湿热内盛，三焦壅滞、气滞水停。

【治法】分利湿热。

【代表方】疏凿饮子。

2. 阴水

（1）脾阳虚衰证

【主症】身肿，腰以下为甚，按之凹陷不易恢复，小便短少，面色萎黄，纳减便溏。

【兼次症及舌脉】神倦肢冷，脘腹胀闷，舌质淡，苔白腻或白滑，脉沉缓或沉弱。

【病机要点】中阳不振，运化无权，土不制水。

【治法】健脾温阳利水。

【代表方】实脾饮。

（2）肾阳衰微

水肿反复消长不已。

【主症】面浮身肿，以腰以下为甚，按之陷下不起，尿量减少或增多，心悸、气促、腰部冷痛酸重。

【兼次症及舌脉】四肢厥冷，怯寒神疲，面色㿠白或灰滞，舌质淡，体胖，苔白，脉沉细或沉迟无力。

【病机要点】脾肾阳虚，水寒内聚。

【治法】温肾助阳，化气行水。

【代表方】济生肾气丸合真武汤。

3. 瘀水互结证

【主症】水肿延久不退、肿势轻重不一、四肢或全身浮肿，以下肢为主，皮肤瘀斑，腰部刺痛。

【兼次症及舌脉】伴血尿、舌紫暗、苔白、脉沉细。

【病机要点】水停湿阻、气滞血瘀、三焦气化不利。

【治法】活血祛瘀、化气行水。

【代表方】桃红四物汤合五苓散。

五、转归预后

1. 水肿初期，或由于摄养不足引起的浮肿，只要及时治疗，预后一般较好。

2. 病程较长，反复发作，则缠绵难愈。

3. 肿势较甚，症见唇黑，缺盆平，脐突，足下平；或见心悸，喘促不能平卧甚至尿闭，下血，属病情危重。

4. 病久正气衰竭，浊邪上犯，肝风内动，预后不良。

六、预防护理

1. 水肿初期，应吃无盐饮食，肿势渐退后，改为低盐饮食，最后恢复普通饮食。

2. 忌食辛辣、烟、酒等刺激性物品。

3. 起居有时，预防感冒，节制房事，不宜过度劳累。

4. 避免使用肾毒性药物。

5. 水肿病应注意记录每日出入量。

6. 高度水肿患者，要保持皮肤干燥、勤翻身，以免褥疮的发生。

七、历代文献述要

1.《内经》称本病为“水”，对水肿病已经有明确的认识。《金匮要略》称水肿为“水气”。《诸病源候论·水肿候》始将水肿作为各种水病的总称，并重视脾胃虚弱在发病中的作用。

2.《丹溪心法·水肿》将本病分为阴水、阳水两大类。

3.《金匮要略·水气病脉证并治》指出："诸有水者，腰以下肿，当利小便；腰以上肿，当发汗乃愈。"

巩固与练习

一、选择题

（一）A 型题

1. 患者下肢浮肿多年，近1周来，尿量减少，纳呆脘痞，恶心呕吐，胸闷烦躁，舌苔黄腻，脉沉数。急则治标，宜选（　　）

A. 滋肾通关丸　　B. 五苓散　　C. 黄连温胆汤

D. 胃苓汤

2. 患者水肿反复发作，下肢肿甚，日轻夜重，畏寒肢冷，腰膝酸软，呼吸急促，呼多吸少，舌淡胖，有齿痕，脉沉细。其治法是（　　）

A. 温肾纳气，化气行水　　B. 温肾健脾，行气利水

C. 健脾益肾，降气平喘　　D. 温肺化痰，利水消肿

（二）B 型题

A. 脾肾阳虚　　B. 风水相搏　　C. 瘀血互结

D. 湿热壅盛

3. 越婢加术汤的适应证是（　　）

4. 疏凿饮子的适应证是（　　）

（三）X 型题

5. 水肿的治疗原则包括（　　）

A. 上下异治　　B. 阴阳分治

C. 开鬼门，洁净府　　D. 去菀陈莝

二、问答题

6. 水肿的主要症状是什么？

7. 水肿的基本病机是什么？

8. 水肿的辨证以何为纲？

9. 水肿的治法是什么？

10. 水肿患者的调护应注意哪些？

参考答案

一、选择题

1. C　2. A　3. B　4. D　5. ABCD

其他题型答案参见本章相关内容。

第二节　淋　　证

【考点重点点拨】

1. 掌握淋证的概念、病因病机、鉴别诊断、辨证要点及分证论治。
2. 熟悉淋证的治则治法。
3. 了解淋证的转归预后及历代文献述要。

一、概念

1. 主症：小便频数短涩，淋沥刺痛，小腹拘急，引痛为主要临床表现。
2. 病机要点：多为肾虚、湿热引起的膀胱气化失司、水道不利所致。

二、病因病机

淋证病位主要在肾与膀胱，与肝、脾、心等有关。一般说来，初起多实证，常为湿热蕴结膀胱。素体脾虚、肾虚，或病延日久，热邪伤阴，湿邪伤气，也可导致气阴两伤、阴阳两虚，以致脾肾俱虚，膀胱气化无权，病证由实转虚，而见虚实夹杂之证。

1. 膀胱湿热

过食辛热肥甘或嗜酒，酿成湿热，下注膀胱；下阴不洁，秽浊之邪侵入膀胱，酿成湿热，导致膀胱气化不利，则可为热淋。若湿热蕴积，尿液受其煎熬，日积月累，尿中杂质结为砂石，则为石淋。若湿热蕴结于下，以致气化不利，无以分清泌浊，脂液随小便而出，小便如脂如膏，则为膏淋。湿热下注，热伤络脉，络破血溢，小便涩痛有血，则为血淋。

2. 脾肾亏虚

年老久病，或劳累过度，房室不节，或久淋不愈，湿热耗伤正气，耗气伤阴，甚至阴损及阳，均可导致脾肾亏虚。脾虚则中气下陷，肾虚则下元不固，因而小便淋沥不已。脾肾不足，气阴两虚，或阴阳俱虚，如遇劳即发者，则为劳淋；中气不足，气虚下陷者，则为气淋。肾阴亏虚，阴虚火旺，灼伤血络，也可以导致尿中夹血，则为血淋。肾气亏虚，下元不固，不能制约脂液，脂液下泄，尿液浑浊，则为膏淋。脾气虚，或肾阴虚，容易复感湿热，或致湿热之邪内生，影响膀胱气化功能，可致淋证急性发作；肾阴不足，或加以烦劳过度，心火内炽下移，热灼血络，可致血淋急性发作。

3. 肝郁气滞

郁怒伤肝，气滞不宣，肝经郁热，影响膀胱的气化，则少腹作胀，小便艰涩而痛，余沥不尽，而发为气淋，此属气淋之实证。湿热蕴结于内，也可阻滞气机，以致膀胱气化不行，引起淋证加重。

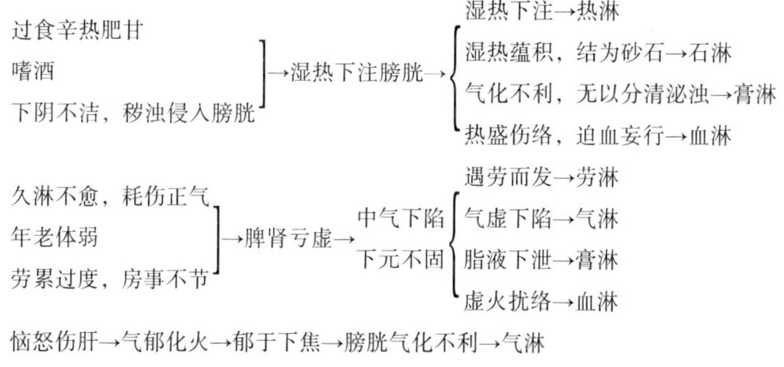

图 5-2-1 淋证病因病机要点示意图

三、诊断

1. 以小便频急、淋沥涩痛、小腹拘急、腰部酸痛为主症。
2. 病久或反复发作者，常伴有低热、小腹坠胀、疲乏无力、腰痛等症。
3. 多见于已婚女性，常以劳累、工作紧张、情绪波动为诱因。

尿常规检查、尿细菌培养阳性，结合泌尿系统 B 超、X 线腹部摄片、肾盂造影、膀胱镜检查等，有助于淋证的诊断。

四、鉴别诊断

1. 淋证须与癃闭鉴别

表 5－2－1　淋证与癃闭鉴别表

	淋证	癃闭
病位	肾与膀胱	膀胱
病机要点	多为肾虚、湿热下注，膀胱气化不利	膀胱气化不利，尿液潴留
尿量	排尿困难，小便每日总量不少	排尿困难，小便量少甚至点滴全无
尿痛	尿频、尿急，常伴有排尿热涩、疼痛	一般无排尿疼痛

2. 血淋须与尿血鉴别

表 5－2－2　血淋与尿血鉴别表

	血淋	尿血
相同点	小便出血、尿色红赤，甚至溺出纯血的症状	
不同点	常有小便热涩疼痛	多无疼痛，或有轻微的不舒或热痛

3. 膏淋须与尿浊鉴别

表 5－2－3　膏淋与尿浊鉴别表

	膏淋	尿浊
相同点	小便浑浊，白如泔浆	
不同点	排尿时有疼痛滞涩感	排尿时无疼痛滞涩感

五、辨证论治

（一）辨证要点

1. 辨淋证类别

表 5－2－4　六种淋证鉴别表

	病因	病机要点	证候特点
热淋	湿热	湿热下注膀胱，膀胱气化不利	小便短数，灼热刺痛，溺色黄赤，少腹拘急胀痛

续表

	病因	病机要点	证候特点
石淋	湿热	湿热煎熬尿液成石	尿中时夹砂石，小便艰涩，或排尿时突然中断，尿道窘迫疼痛，少腹拘急，或腰腹绞痛难忍，尿中带血
血淋	湿热	湿热下注膀胱，热伤血络	小便热涩刺痛，尿色深红，或夹有血块，疼痛胀满，突然加剧
	肾虚	虚火灼伤血络	尿色淡红，尿痛涩滞不甚
气淋	气郁	气郁化热累及膀胱	小便涩滞，淋沥不畅
	气滞	气滞化热累及膀胱	
	脾气不足	气虚下陷	尿有余沥
膏淋	湿热	分清泌浊无权	小便浑浊如米泔水，置之沉淀如絮状，上有浮油如脂，或夹有凝块，或混有血液
	肾虚	脂液下泄	病久不已，反复发作，淋出如脂
劳淋	脾肾亏虚	膀胱气化不行	小便淋沥不已，时作时止，遇劳即发，尿时涩痛较轻
	久淋不愈		

2. 辨淋证虚实

表5-2-5 淋证虚实鉴别表

	实证	虚证
病程	初起或急性加重	久病
病机要点	膀胱湿热、砂石结聚、气机阻滞	脾虚、肾虚、气阴两虚、阴阳俱虚
症状	小便隐痛不利	小便紧急、痛涩不甚
舌脉	舌红苔黄、脉实数	舌淡苔薄、脉细软

表5-2-6 淋证病机虚实鉴别表

	实证	虚证
气淋	气滞不利	气虚下陷
血淋	湿热下注，热盛伤络	阴虚火旺，扰动阴血
膏淋	湿热蕴结，气化不利，无以分清泌浊	肾气亏虚，下元不固，不能约束脂液

（二）治则治法

基本原则：实则清利，虚则补益。根据淋证具体类型再确定治法。

淋证的治法古有“忌汗、忌补”之说。《金匮要略·消渴小便不利淋病脉证并治》：“淋家不可发汗”。《丹溪心法·淋》：“最不可用补气之药，气得补而愈胀，血得补而愈涩，热得补而愈盛”。淋证往往有畏寒发热之症，此并非外邪袭表，而是湿热熏蒸，邪正相搏所致，发汗解表，自非所宜。但淋证若确由外感诱发，或淋家新感外邪，仍可适当配合运用辛散解表发汗之剂。至于淋证忌补之说，是指湿热之证而言，诸如脾虚中气下陷，肾虚下元不固，自当运用健脾益气、补肾固涩等法治之，唯不可过用壅补之剂，常需补益与清利并举。

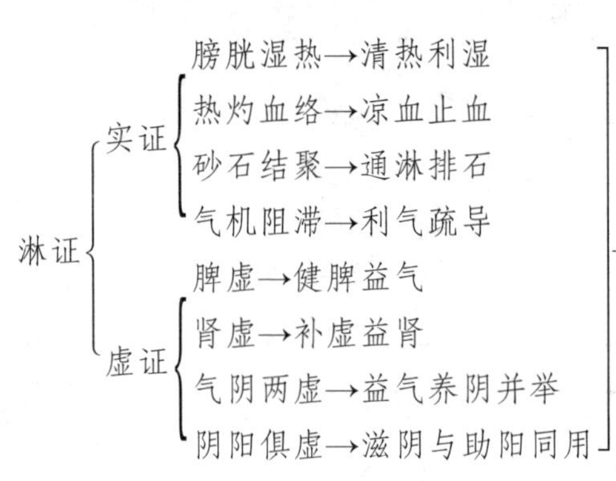

（三）分证论治

1. 热淋

【主症】小便短数，灼热刺痛，溺色黄赤，少腹拘急胀痛。

【兼次症及舌脉】腰痛，寒热起伏，口苦，呕恶，大便秘结，舌质红，苔黄腻，脉滑数。

【病机要点】湿热下注膀胱，膀胱气化不利。

【治法】清热利湿通淋。

【代表方】八正散。

2. 石淋

【主症】尿中时夹砂石，小便艰涩，或排尿时突然中断，尿道窘迫疼痛，少腹拘急，或腰腹绞痛难忍，尿中带血。

【兼次症及舌脉】舌质红，苔薄黄；脉弦或带数。

【病机要点】湿热煎熬尿液成石。

【治法】清热利湿，通淋排石。

【代表方】石韦散。

3. 气淋

【主症】实证表现为小便涩滞，淋沥不宣；虚证表现为尿有余沥。

【兼次症及舌脉】实证少腹满痛；虚证少腹坠胀，颜面色白。舌质淡，苔薄白，实证或可见舌边苔有白沫。实证脉沉弦；虚证脉细而无力。

【病机要点】实证为气郁、气滞化热累及膀胱；虚证为气虚下陷。

【治法】实证宜利气疏导；虚证宜补中益气。

【代表方】实证用沉香散；虚证用补中益气汤。

4. 血淋

【主症】实证表现为小便热涩刺痛，尿色深红，或夹有血块，疼痛胀满，突然加剧；虚证表现为尿色淡红，尿痛涩滞不甚。

【兼次症及舌脉】实证可见心烦失眠，或口舌生疮，舌尖红，苔黄，脉滑数；虚证多腰酸膝软，咽干烦热，神疲乏力，舌质淡红，苔薄黄或少苔，脉细数。

【病机要点】实证为湿热下注膀胱，热伤血络；虚证为虚火灼伤血络。

【治法】实证宜清热通淋，凉血止血；虚证宜滋阴清热，补虚止血。

【代表方】实证用小蓟饮子；虚证用知柏地黄丸。

5. 膏淋

【主症】实证表现为小便浑浊如米泔水，置之沉淀如絮状，上有浮油如脂，或夹有凝块，或混有血液；虚证表现为病久不已，反复发作，淋出如脂。

【兼次症及舌脉】实证可见尿道热涩疼痛，舌质红，苔黄腻，脉濡数；虚证涩痛较轻，但形体日渐消瘦，头昏乏力，腰酸膝软，舌质淡，苔腻，脉细弱无力。

【病机要点】实证为分清泌浊无权；虚证为下元不固，脂液下泄。

【治法】实证宜清热利湿，分清泄浊；虚证宜补虚固摄。

【代表方】实证用程氏萆薢分清饮；虚证用膏淋汤。

6. 劳淋

【主症】小便淋沥不已，时作时止，遇劳即发，涩痛不甚。

【兼次症及舌脉】腰酸膝软，神疲乏力。舌质淡，脉虚弱。

【病机要点】膀胱气化不行。

【治法】健脾益肾。

【代表方】无比山药丸。

六、转归预后

淋证虚实之间可以相互转化，如实证的热淋、气淋、血淋可以转化为虚证的劳淋，反之虚证的劳淋也可转化为实证的热淋、气淋、血淋；而气淋、血淋、膏淋等自身虚实转化亦同样存在，如石淋由实转虚时，由于砂石未去，则表现为正虚邪实之证。

淋证的预后，往往与其类型和病情轻重有关。

1. 一般淋证初起，多较易治愈。但少数热淋、血淋，湿热弥漫三焦，热毒入营入血，可出现高热、神昏、谵语等危重证候。

2. 淋证日久不愈，或反复发作，可以转为劳淋，导致脾肾两虚，甚则肾元虚损，脾肾衰败，成为水肿、癃闭、关格；或石阻水道，出现水气上凌心肺等重证。

七、预防护理

1. 注意外阴清洁，多饮水，不憋尿，房事后即行排尿，防止秽浊之邪从下阴上犯膀胱。

2. 起居有节，饮食清淡，忌肥腻辛辣酒醇之品。

3. 妇女在月经期、妊娠期、产后更应注意外阴卫生，以免体虚受邪。

4. 尽量避免使用尿路器械，如导尿管、膀胱镜、膀胱逆行造影，以防外邪累及膀胱。

5. 积极治疗消渴病、肺痨等，防止并发淋证。

八、历代文献述要

1. 淋之名始见于《内经》，《素问·六元正纪大论》称为“淋闷”。

2.《金匮要略·消渴小便不利淋病脉证并治》曰："淋之为病，小便如粟状，小腹弦急，痛引脐中。"是对淋证临床表现的早期描述。

3.《诸病源候论》分为石、劳、气、血、膏、寒、热七种。《备急千金要方》有"五淋"之称。《外台秘要》在五淋的基础上指出："集验论五淋者，石淋、气淋、膏淋、劳淋、热淋也"。

4. 淋证的病因，《金匮要略·五脏风寒积聚病脉证并治》认为是"热在下焦"。《诸病源候论·淋病诸候》提出"诸淋者，由肾虚而膀胱热故也"。《丹溪心法·淋》亦认为"淋有五，皆属乎热"。古人多责之肾虚夹热。

5.《丹溪心法·淋》："血淋一证，须看血色冷热，色鲜者，心、小肠实热；色瘀者，肾、膀胱虚冷"。"痛者为血淋，不痛者为尿血"。

巩固与练习

一、选择题

（一）A型题

1. 患者平素嗜食肥甘，近1周来出现小便浑浊，上有浮油，尿道热疼痛，口渴，苦黄腻，脉濡数，其治法为(　　)

A. 清热化湿、利尿通淋　　B. 清热化湿、升清降浊

C. 清热利湿、分清化浊　　D. 清热利湿、解毒活血

2. 患者少腹满痛，小便涩赤，淋沥不畅，舌苔薄白，脉沉弦，治宜选用(　　)

A. 八正散　　B. 沉香散　　C. 石韦散

D. 小蓟饮子

（二）B型题

A. 热淋　　B. 血淋　　C. 膏淋

D. 劳淋

3. 小便不甚涩赤，尿痛不甚，但淋漓不已，时作时止，遇劳即发的是(　　)

4. 小便浑浊如米泔水，或滑腻如脂膏的是(　　)

二、问答题

5. 淋证的主要临床表现是什么？

6. 淋证临床常见到的六种类型是什么？其各自的临床特点是什么？

7. 淋证不同类型之间如何转化？虚证与实证之间如何转化？请各举例说明。

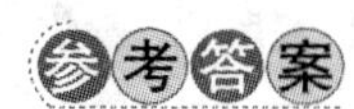

一、选择题

1. C 2. B 3. D 4. C

其他题型答案参见本章相关内容。

第三节 癃 闭

【考点重点点拨】

1. 掌握癃闭的概念、病因病机、鉴别诊断、治则治法。
2. 熟悉癃闭的辨证要点及分证论治。
3. 了解癃闭的转归预后及预防护理。

一、概念

1. 主症：尿量减少，排尿困难，甚则闭塞不通。癃和闭均指尿量减少、排尿困难，小便不畅，点滴而短少，病势较缓者称为癃；小便闭塞，点滴不通，病势较急者称为闭。

2. 病机要点：肾和膀胱气化失司，小便不利。

二、病因病机

癃闭的病位主要在肾与膀胱，但与肺、脾、肝密切相关。肝郁气滞，三焦气化不利；肺不能通调水道下输膀胱；脾气虚弱不能升清降浊；肾阳亏虚，气不化水，肾阴亏虚，水府枯竭，均可导致癃闭的发生。

1. 湿热蕴结

过食辛辣厚味，酿生湿热，下注膀胱，或湿热素盛，肾热下移膀胱，膀胱湿热阻滞，气化不利，而为癃闭。

2. 肺热气壅

热壅于肺，肺气不能肃降，津液输布失常，水道通调不利，不能下输膀胱；又因热气过盛，下移膀胱，以致上下焦均为热气闭阻，而成癃闭。

3. 脾气不升

劳倦伤脾，饮食不节，或久病体弱，导致清气不升，浊气不降，小便因而不利。

4. 肾元亏虚

年老体弱或久病体虚，肾阳不足，气不化水，而致尿不得出；或因下焦积热，日久不愈，耗损阴液，肾阴亏耗，水府枯竭而致无尿。

5. 肝郁气滞

肝经绕阴器，抵少腹。七情所伤，肝气郁结，影响三焦水液运化及气化功能，致水道通调受阻，形成癃闭。

6. 尿路阻塞

败精槁血，或肿块结石，阻塞尿路，小便难以排出，而形成癃闭。

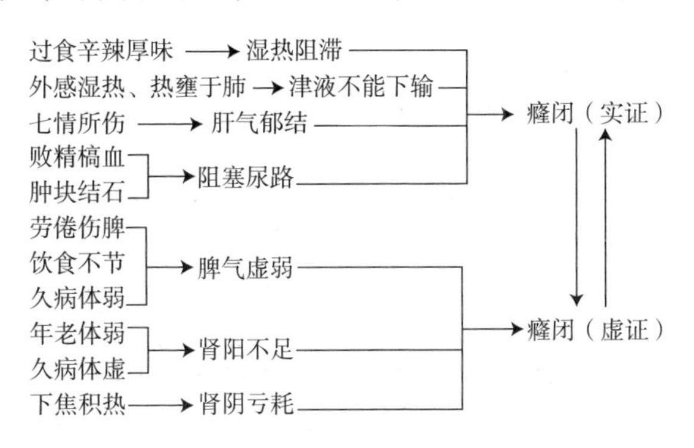

图 5－3－1　癃闭病因病机要点示意图

三、诊断

1. 起病急骤或逐渐加重，典型临床表现为小便量少，点滴不畅，甚或小便闭塞，点滴全无，伴小腹胀满。

2. 多见于老年男性，或产后妇女及术后患者。

3. 凡小腹胀满，小便欲解不出，叩小腹部膀胱区明显胀满者，是水蓄膀胱证候；若小便量少或不通，无排尿感觉和小腹胀满，叩小腹膀胱区也无明显充盈征象，多属肾元衰竭证候。

结合肛门指诊、肾、膀胱 B 超、腹部 X 线摄片、膀胱镜、肾功能检查，以确定是肾、膀胱、尿道，还是前列腺等疾病引起的癃闭。

四、鉴别诊断

1. 癃闭须与淋证相鉴别

表 5-3-1　癃闭与淋证鉴别表

	癃闭	淋证
病因	湿热蕴结，肺热气壅，尿道阻塞，脾肾亏虚，肝郁气滞	膀胱湿热，脾肾亏虚，肝气郁滞
病机要点	肾和膀胱气化失司	湿热蕴结下焦，膀胱气化不利
主症	排尿困难，点滴而下或余沥不尽，尿量减少，甚至点滴全无	尿频，排尿次数增多，伴尿道灼热、疼痛，尿量正常

2. 癃闭须与关格相鉴别

表 5-3-2　癃闭与关格鉴别表

	癃闭	水肿
主要病位	膀胱、肾	肾、脾、肺
病机要点	肾和膀胱气化失司	肺失通调、脾失转输、肾失气化、水液潴留、泛溢肌肤
主症	排尿困难，一般无恶心呕吐，有尿意而每日尿量低于正常，甚至点滴全无，蓄于膀胱	头面、眼睑、四肢浮肿
其他症状	伴或不伴有浮肿，小腹胀痛，乏力，腰痛等	甚者伴有胸、腹水

五、辨证论治

（一）辨证要点

1. 辨病之缓急轻重

表5-3-3　辨病之缓急轻重

缓	小便量少，点滴所出，无水蓄膀胱者	轻	由“闭”转“癃”
急	水蓄膀胱、小便闭塞不通者	重	由“癃”转“闭”

2. 详辨虚实

表5-3-4　癃闭虚实辨别

	实	虚
病因	湿热蕴结、浊瘀阻滞、肝郁气滞、肺热气壅	脾气不升、命门火衰
主症	起病急，病程短，尿流窘迫，赤热或短涩	起病缓，病程长，尿流无力，精神疲乏
舌脉	舌苔黄腻或薄黄，脉弦涩或数	舌淡，脉沉细弱

（二）治则治法

癃闭治疗依据“腑以通为用”的原则，着眼于通。实证治宜清湿热、散瘀结、利气机；虚证治宜补脾肾、助气化。此外尚可应用开提肺气，开上以通下的治法。若小腹胀急，小便点滴不下，应配合导尿或针灸以急通小便。

（三）分证论治

1. 实证

（1）膀胱湿热证

【主症】小便点滴不通，或量少而短赤灼热，小腹胀满。

【兼次症及舌脉】口苦口黏，或口渴不欲饮，或大便不畅，舌质红，苔根黄腻，脉濡数。

【病机要点】湿热互结，膀胱气化不利。

【治法】清热利湿，通利小便。

【代表方】八正散。

（2）肺热壅盛证

【主症】小便不畅或点滴不通，呼吸急促或咳嗽。

【兼次症及舌脉】咽干，烦渴欲饮，苔薄黄，脉滑数。

【病机要点】肺热壅盛，不能通调水道。

【治法】清肺热，利水道。

【代表方】清肺饮。

（3）肝郁气滞证

【主症】小便不通或通而不爽，胸胁脘腹胀满不舒。

【兼次症及舌脉】多烦善怒，舌质红，苔薄黄，脉弦。

【病机要点】气机郁滞，肝失疏泄。

【治法】疏调气机，通利小便。

【代表方】沉香散。

（4）浊瘀阻塞证

【主症】小便点滴而下，或尿如细线，甚至阻塞不通。

【兼次症及舌脉】小腹胀满而疼痛，舌质紫暗，或有瘀点、瘀斑，脉细涩。

【病机要点】瘀血败精阻塞膀胱尿道。

【治法】行瘀散结，通利水道。

【代表方】代抵当丸。

2. 虚证

（1）脾气不升证

【主症】时欲小便而不得出，或尿量少而不爽利，小腹坠胀。

【兼次症及舌脉】气短，语声低微，精神疲乏，食欲不振，舌质淡，边有齿印，脉细弱。

【病机要点】清气不升，浊阴不降。

【治法】升清降浊，化气行水。

【代表方】补中益气汤合春泽汤。

（2）肾阳衰惫证

【主症】小便不通或点滴不爽，排出无力，畏寒怕冷，腰膝冷而酸软无力。

【兼次症及舌脉】面色㿠白，神气怯弱，舌质淡，苔白，脉沉细尺弱。

【病机要点】命门火衰，州都气化不及。

【治法】温补肾阳，化气利水。

【代表方】济生肾气丸。

(3) 肾阴方耗证

【主症】小便量少或全无，腰膝酸软。

【兼次症及舌脉】口咽干燥、烦躁不安、潮热盗汗、头昏耳鸣、舌绛红、少苔，脉细数。

【病机要点】肾阳亏耗、气化无源。

【治法】滋补肾阴，育阴利水。

【代表方】六味地黄丸合猪苓汤。

六、转归预后

1. 初起“闭”若得到积极有效的治疗，后转为“癃”，尿量逐渐增加，是病情好转的标志，可以获得痊愈。

2. 如果治疗不当，或初起病“癃”，后来转“闭”，为病势由轻转重。

3. 如果出现头晕、目眩、胸闷、喘促、恶心、呕吐、水肿、烦躁、神昏、抽筋等症是由癃闭转为关格，若不及时抢救，可以导致死亡。

七、预防护理

1. 锻炼身体，增强抵抗力，起居生活有规律，避免久坐少动。

2. 保持心情舒畅，消除紧张情绪，切忌忧思恼怒。

3. 消除外邪入侵和湿热内生的有关因素，过食肥甘、辛辣、醇酒或憋尿、纵欲过劳等。

4. 尽早治疗淋证、水肿、尿路肿块、结石等疾患。

八、历代文献述要

1. 癃闭之名首见于《内经》，该书称其为“癃闭”或“闭癃”，并提出病因主要为外邪伤肾和饮食不节。

2. 巢元方在《诸病源候论》中认为“小便不通和小便难”缘于肾和膀胱有热，由于热的程度不同，导致小便不通与小便难。

3. 孙思邈在《千金要方》中载有治小便不通方剂 13 首，并记载了应用导尿治疗小便不通的方法，是世界上最早关于导尿术的记载。

4. 徐灵胎评《临证指南医案·淋浊》："治淋之法，有通有塞，要当分类。有瘀血积塞住溺管者，宜先通，无瘀积而虚滑者，宜峻补"。

巩固与练习

一、选择题

A 型题

1. 患者小便不畅数年，近1周来小便量少，排尿困难，气短声低，神疲乏力，小腹坠胀，舌淡苔白，脉缓无力。其治法是(　　)

A. 健脾利尿　　B. 温肾利尿

C. 温补脾肾，通利小便　　D. 益气升清，降浊利尿

2. 患者排尿不畅反复发作，小便点滴而出，神疲乏力，畏寒肢冷，腰膝酸痛，舌淡苔白，脉沉细无力。治疗宜选用的方剂是(　　)

A. 疏凿饮子　　B. 济生肾气丸　　C. 真武汤

D. 补中益气汤合春泽汤

B 型题

A. 代抵挡丸　　B. 济生肾气丸　　C. 沉香散

D. 八正散

3. 时有排尿中断或尿细如线，甚则阻塞不通，小腹胀满疼痛者适用(　　)

4. 排尿无力，点滴不爽，畏寒肢冷者适用(　　)

二、问答题

5. 癃闭的定义及主要临床表现是什么?

6. 癃闭的主要病因病机是什么?

7. 癃闭的治疗原则是什么? 对于癃闭急症，有哪些临床常用的外治法? 请试举三种。

参考答案

一、选择题

1. D　2. B　3. A　4. B

其他题型答案参见本章相关内容。

第四节　关　格

【考点重点点拨】

1. 掌握关格的概念、病因病机、鉴别诊断、治则治法。
2. 熟悉关格的诊断及分证论治。
3. 了解关格的转归预后及历代文献述要。

一、概念

1. 主症：以小便不通与恶心呕吐并见，或伴有大便不通为典型表现。

2. 病机要点：脾肾虚衰，气化不利，浊邪壅塞三焦而引起的病证。

二、病因病机

水肿、淋证、癃闭等病证，反复发作，损伤肾元，肾元虚衰，不能主一身之气化，关门不利，致湿浊毒邪内蕴，损伤脏腑，耗伤气血，三焦壅塞，犯胃、阻肾、导致小便不通与呕吐并见，形成关格。

1. 肾元虚衰

水肿、淋证、癃闭等病证，反复发作，或消渴病迁延日久，湿、热邪毒留恋，痰瘀互结，导致肾体受损，肾用失司，肾元受伤。肾元受伤，或伤元阴，或伤元阳，阴阳互根，所以关格日久，可表现为阴阳俱伤，甚或气血阴阳俱虚。又因五脏相关，肾藏元阴、元阳，“五脏之阴非此不能滋，五脏之阳非此不能发”，肾病日久，必然累及它脏，出现多脏损伤。

2. 浊毒内停

肾主一身之气化，肾元虚衰，气化不行，关门不利，致湿浊毒邪内蕴，三焦壅塞、气机升降失司，并可进一步损伤肾元，耗伤气血。湿浊损胃，胃气失于和降，可见厌食、纳呆、恶心、呕吐，大便不通；湿浊损脾，运化失司，可见腹满、或腹泻；浊毒外溢肌肤，可见皮肤瘙痒，甚或有霜样析出；浊毒上熏，可见口中秽臭，或有尿味，舌苔厚腻；湿浊毒邪上蒙清窍，可见昏睡或神识不清。

总之，关格为本虚标实之证，脾肾阴阳衰惫是其本，湿浊毒邪内盛是其标。病位在脾（胃）肾膀胱，尤以肾为关键，涉及肝、心、肺多脏。病理因素为湿浊、瘀毒。湿浊毒邪留恋不去，浊毒伤血、动血，或湿浊蒙蔽清窍，或湿热邪毒，惹动肝风，或心肾阳衰、水饮上凌心肺，或元气虚衰、阳脱神亡，更可发生动风、动血、停饮、伤神之变。

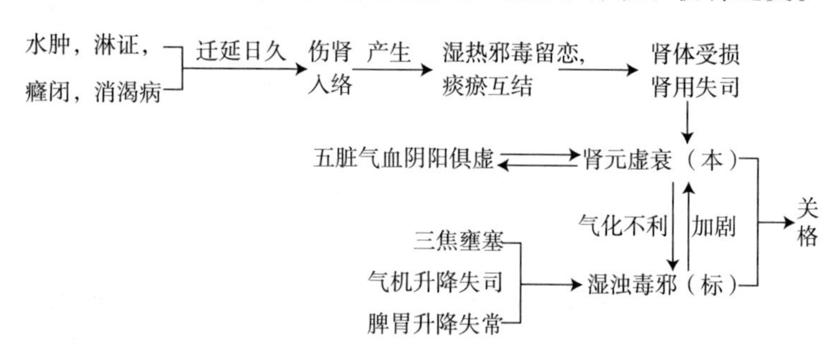

图 5-4-1　关格病因病机要点示意图

三、诊断

1. 临床以小便不通与恶心呕吐并见，或伴有大便不通为典型表现。

2. 肾元虚衰，可以累及多脏。肾病及肝，症见手足抽搐，甚则痉厥；肾病及心，症见胸闷气短，心悸怔忡，心胸憋闷，甚至发生喘脱之变；损及脾胃，可见厌食、纳呆、恶心、呕吐，大便不通，腹满或腹泻；浊毒外溢肌肤，症见皮肤瘙痒，甚或有霜样析出；浊毒上熏，症见口中秽臭，或有尿味，舌苔厚腻；湿浊毒邪上蒙清窍，症见昏睡或神识不清。

3. 具有水肿、淋证、癃闭等肾系疾病和消渴病等慢性疾病病史。

尿常规、血常规、血生化（肌酐、尿素氮、电解质、二氧化碳结合力等）、肾小球滤过率以及内生肌酐清除率的测定、肾脏 B 超等检查有助于本病的诊断和鉴别诊断。

四、鉴别诊断

关格须与癃闭鉴别（详见“癃闭”章节）

五、辨证论治

（一）辨证要点

1. 辨标本虚实

本虚证，应进一步分清肝肾阴虚、脾肾阳虚。标实证，应进一步分清寒湿与湿热的不同。

2. 辨明病位

浊毒之邪犯脾以神疲乏力、身重、水肿为主；浊毒之邪犯胃以恶心频作、呕吐不止为主；浊毒之邪凌心射肺、可见心悸、喘脱或昏迷、谵语；浊毒之邪犯肝，则头晕头痛，手足抽搐；浊毒之邪犯肾，则腰膝酸软，下肢肿甚。

（二）治则治法

关格治疗应遵循《证治准绳·关格》提出的“治主当缓，治客当急”的原则。所谓主，是指关格之本，即脾肾阴阳衰惫，也就是治本应长期调理，缓缓补之。所谓客，是指关格之标，即湿浊邪毒，用药宜急，不可姑息。临床上应根据具体情况，谨慎施治。一般说来，关格早期，应重视培补肾元，治疗本虚证，兼治标实证；关格中晚期，应重视泄浊解毒，更重视治疗标实证。

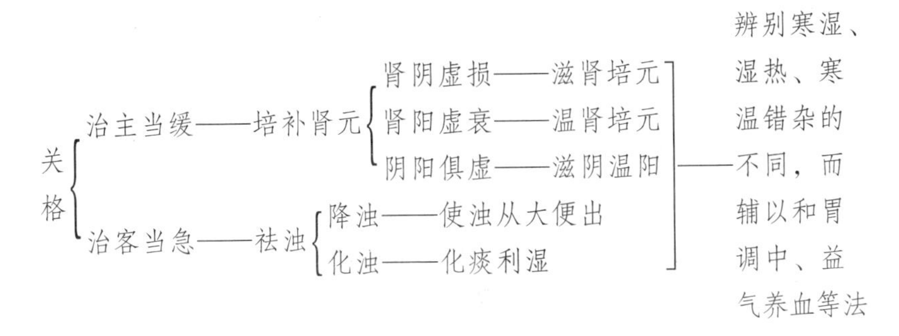

（三）分证论治

1. 脾肾阳虚，湿浊内蕴

【主症】小便短少，色清，甚则尿闭，不思纳食或恶心呕吐清水。

【兼次症及舌脉】面色晦滞，畏寒肢冷，神疲乏力，浮肿腰以下为主，大便溏薄，爪甲色淡。舌质淡，舌体胖大，边有齿印，苔白腻，脉沉细。

【病机要点】脾肾阳虚，湿浊内蕴，弥漫三焦。

【治法】温补脾肾，化湿降浊。

【代表方】温脾汤合吴茱萸汤加减。

2. 肝肾阴虚，肝风内动证

【主症】小便短少，呕恶频作，头晕头痛。

【兼次症及舌脉】面部烘热，腰膝酸软，手足抽搐，舌红，苔少，脉弦细。

【病机要点】肾阴亏虚，阴不制阳，肝风内动。

【治法】滋补肝肾，平肝熄风。

【代表方】杞菊地黄丸合羚角钩藤汤加减

3. 肾阳衰微，毒扰心神证

【主症】无尿或少尿，全身浮肿，恶心呕吐，口中尿臭，神识昏蒙，循衣摸床。

【兼次症及舌脉】面白唇暗，四肢厥冷，舌卷缩，淡胖，苔白腻或灰黑，脉沉细欲绝。

【病机要点】肾阳虚衰，湿毒内盛，扰动心神。

【治法】温阳固脱，豁痰开窍。

【代表方】急用参附汤合苏合香丸，继用涤痰汤。

六、转归预后

本病的转归预后，与疾病分期、病程长短、肾元虚损的程度，以及是否兼夹外邪、治疗措施是否妥当等有密切的关系。

若治疗恰当及时，可望使病情长期保持稳定。

若失治误治，湿化毒邪凌心犯肺动肝，出现昏迷、喘促、惊厥、中风者，预后极差。

七、预防护理

1. 积极治疗水肿、淋证、癃闭等，平时预防感冒、温病的发生，是预防关格发生的关键。

2. 在调摄方面，应绝对卧床休息；严格控制蛋白质的摄入量，尽可能选取能为人体充分吸收利用的优质蛋白质，如牛奶、蛋清；适当给予高热量、富含维生素并且易消化的饮食，注意口腔和皮肤清洁，有水肿者应忌盐；忌食冷食、牛羊肉及海鲜等发物。

八、历代文献述要

1. 关格一词，最早见于《内经》，但其所论述者，一是指脉象，二是指病理，均非关格病。

2. 汉·张仲景《伤寒论》正式将关格作为病名提出，认为“关则不得小便，格则吐逆”，并指出：“哕而腹满，视其前后，知何部不利，利之则愈”，实际上提出了通利大小便、泄浊和胃治疗呕逆腹满的思路。

3. 清·李用粹《证治汇补·癃闭》：“既关且格，必小便不通，旦夕之间，陡增呕恶，此因浊邪壅塞三焦，正气不得升降……阴阳闭绝，一日即死，最为危候”。

4. 何廉臣在《重订广温热论》中更提出其病机为“溺毒入血，血毒上脑”，与西医学对本病的认识已很接近。

5. 喻嘉言《医门法律·关格》则倡导调治关格当“批郤导窍”，认为治之宜开通疏利，因势利导，俾使邪有出路，可以说与张仲景学术思想一脉相承。

巩固与练习

一、选择题

（一）A 型题

1. 患者关格病史数年，突然出现汗多，面色苍白，手足逆冷，舌淡润，脉微。治宜选用（　　）

A. 参附汤　　B. 生脉散　　C. 独参汤

D. 补中益气汤

2. 患者小便不通，呕吐清水，畏寒怕冷，面色暗滞，下肢欠温，便溏，舌淡胖，苔白滑，脉沉细。治疗宜(　　)

A. 健脾益肾，清热化浊　　B. 健脾益肾，利湿祛浊

C. 温补脾肾，利湿降浊　　D. 滋补肝肾，清热祛湿

（二）B 型题

A. 鼓胀　　B. 头痛　　C. 关格

D. 腰痛

3. 消渴日久可以并见何证(　　)

4. 水肿日久可以并见何证(　　)

（三）X 型题

5. 关格脾肾亏虚，湿热内蕴证治疗可选方剂有(　　)

A. 吴茱萸汤　　B. 黄连温胆汤　　C. 无比山药丸

D. 滋肾通关丸

二、问答题

6. 关格的主要临床表现是什么？与水肿、淋证、癃闭等肾系病证的联系与区别是什么？

7. 关格的病机要点及证候特点是什么？

8. 关格的治疗是什么？如何理解？

参考答案

一、选择题

1. A　2. C　3. C　4. C　5. BCD

其他题型答案参见本章相关内容。

第五节　遗　　精

【考点重点点拨】

1. 掌握遗精的概念、病因病机、辨证要点、治则治法及分证论治。

2. 熟悉遗精的诊断与鉴别诊断。

3. 了解遗精的转归预后。

一、概念

1. 主症：指不因性生活而精液遗泄的病症，常表现为频繁梦中遗精，或无梦自遗，甚至清醒时精液自行流出。其中，有梦而遗为梦遗；无梦而遗，或清醒时精液自行流出者为滑精。

2. 病机要点：心肾不宁，精关不固。

成年未婚男子，或婚后久旷者，精满自溢所致的间断性遗精，属于生理性遗精，不在此例。

二、病因病机

遗精常由情志失调、饮食不节、劳倦内伤所致，尤其多见于心存妄想、恣情纵欲者。

1. 情志失调

七情内伤，五志过极，心肝火旺，君相火动，扰动精室，精关不固，则成遗精。忧思伤脾，惊恐伤肾，亦可导致脾肾脏腑功能失调，固摄无权而成遗精。

2. 饮食不节

过食醇酒厚味，伤及脾胃，痰火内生，湿热下注，扰动精室，而见遗精。

3. 劳倦内伤

劳倦过度，尤其是恣情纵欲，房劳太过伤肾，肾气亏虚，失于封藏，精关不固，可见遗精；或肾阴虚耗，相火扰动精室，可发生遗精；或劳倦太过，伤及心脾，中气不足，脾虚失于统摄，也可见遗精。

遗精病位主要在肾，涉及心、肝、脾。病性分虚实两端，虚者以肾虚不固，失于封藏，或中气亏虚，脾虚失摄；实者多为心肝火旺，或痰火内蕴，湿热下注，扰动精室。

情志失调，烦劳妄想→心肝火旺，相火妄动 ┐
饮食失节，脾胃损伤→痰火内蕴、湿热下注 ┘→扰动精室 ┐
劳倦过度，心脾劳伤→脾虚失于统摄 ┐ ├→遗精
恣情纵欲，房劳伤肾→肾虚失于封藏 ┘→精关不固 ┘

图 5－5－1 遗精病因病机要点示意图

三、诊断

1. 以频繁梦中遗精每周超过2次以上；或无梦自遗，甚至清醒时精液自行流出为主症。

2. 可伴见头晕目眩、耳鸣腰酸、失眠等症。

3. 有恣情纵欲、劳倦内伤、情志失调、久嗜醇酒厚味等病史。

四、鉴别诊断

遗精须与早泄、精浊相鉴别

表5-5-1 遗精与早泄、精浊鉴别表

	遗精	早泄	精浊
病因	情志失调、饮食失节、劳倦内伤、房劳过度	情志内伤、湿热侵袭、纵欲过度、久病体虚	酒色无度、肾精亏损、湿热流注精室
病机要点	心肾不宁，精关不固	肾失封藏，精关不固	败精蓄积，积瘀成热
主症	频繁梦中遗精，或无梦自遗，甚至清醒时精液自行流出，不伴有疼痛	性交不能持久，泄精过早、甚至一触即泄	尿道口时时流出米泔样或者糊状浊物，茎中作痒疼痛，痛甚如刀割样，常发生于大便时或排尿终末

五、辨证论治

（一）辨证要点

1. 辨脏腑

表5-5-2 遗精脏腑病位辨别表

	心	肾
病因	烦劳过度，或心存妄想	房劳过度，劳倦伤肾
发病人群	青壮年或未婚之人	中年以上
主症	梦遗为主	滑精为主
兼症	兼有心中烦热、急躁易怒、口干口苦，舌红，脉数等	兼见头晕目眩、健忘耳鸣、腰膝酸软、五心烦热、自汗盗汗、舌淡或红，脉沉细等

2. 辨虚实

表 5-5-3　遗精虚实病性辨别表

	实证	虚证
病程	较短	较长
主要病机	心肝火旺、痰火内蕴、湿热下注	肾气亏虚、心脾不足
主要症状	口苦口干、心烦不寐、口舌生疮、急躁易怒、小便黄赤浑浊、大便不爽等	心悸怔忡、失眠健忘、腰酸乏力、眩晕耳鸣等

（二）治则治法

实证宜清热宁心，虚证宜补肾固摄。

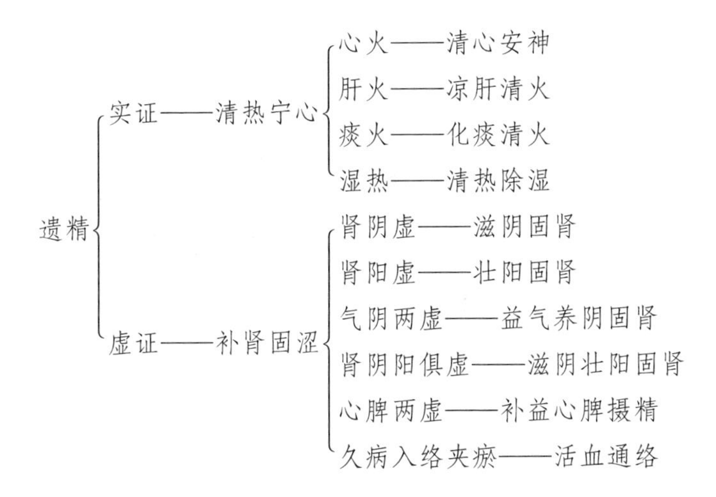

（三）分证论治

1. 君相火旺证

【主症】少寐多梦，梦则遗精，阳事易举。

【兼次症及舌脉】心中烦热，头晕目眩，口苦胁痛，小溲短赤，舌红，苔薄黄，脉弦数。

【病机要点】君相火动，迫精妄泄。

【治法】清心泄肝。

【代表方】黄连清心饮加减。

2. 湿热下注证

【主症】遗精时作，小溲黄赤，热涩不畅。

【兼次症及舌脉】口苦而黏，舌质红，苔黄腻，脉濡数。

【病机要点】湿热内蕴，下扰精室。

【治法】清热利湿。

【代表方】程氏萆薢分清饮加减。

3. 劳伤心脾证

【主症】劳则遗精，失眠健忘，心悸不宁。

【兼次症及舌脉】面色萎黄，神疲乏力，纳差便溏，舌淡苔薄，脉弱。

【病机要点】心脾两虚，气不摄精。

【治法】调补心脾，益气摄精。

【代表方】妙香散加减。

4. 肾气不固证

【主症】多为无梦而遗，甚则滑泄不禁，精液清稀而冷。

【兼次症及舌脉】形寒肢冷，头昏目眩，腰膝酸软，阳痿早泄，夜尿频多，舌淡胖，苔白滑，脉沉细。

【病机要点】肾元虚衰，封藏失职。

【治法】补肾固精。

【代表方】金锁固精丸加减。

六、转归预后

1. 遗精初起，多为实证，日久不愈，可逐渐转变为虚证，或表现为虚实夹杂的情况。阴虚者，可兼有火旺，心脾亏虚、肾气不足者，又可兼有湿热、痰火。

2. 遗精病程短者，若能注意精神调养，生活起居有常，经过积极治疗，预后一般较好。

3. 遗精久病，肾气日虚，可兼见早泄，或发生阳痿，男子不育。

七、预防护理

1. 劳逸结合，锻炼身体，增加抵抗力，保持心情舒畅。

2. 少进烟酒及辛辣刺激食品。

3. 排除杂念，节制房事，戒除手淫。

4. 夜间进食不宜过饱，睡前温水洗脚，睡眠时可采用侧卧式，应注意被褥不宜过厚，内裤不宜过紧。

八、历代文献述要

1. 本病的记载，始见于《内经》。《灵枢·本神》："怵惕思虑则伤神，神伤则恐惧，流淫而不止。……恐惧而不解则伤精，精伤则骨酸痿厥，精时自下。"

2.《金匮要略·血痹虚劳病脉证并治》："夫失精家，少腹弦急，阴头寒，目眩，发落，脉极虚芤迟，为清谷，亡血，失精，脉得诸芤动微紧，男子失精，女子梦交，桂枝龙骨牡蛎汤主之。"指出了辨证治疗之方药。

3.《诸病源候论·虚劳病诸候》："肾气虚弱，故精溢也。见闻感触，则动肾气，肾藏精，今虚弱不能制于精，故因见闻而精溢出也。"指出本病的病机有肾气虚弱和见闻感触等。

4. 宋代《普济本事方·膀胱疝气小肠精漏》载有治遗精方四首，该书正式提出了遗精和梦遗的名称。

5.《景岳全书·遗精》："治遗精之法，凡心火甚者，当清心降火；相火盛者，当壮水滋阴；气陷者，当升举；滑泄者，当固涩；湿热相乘者，当分利；虚寒冷利者，当温补下元；元阳不足，精气两虚者，当专培根本。"比较全面地归纳出遗精之证有九种，并分别提出了治法方药。

巩固与练习

一、选择题

（一）A 型题

1. 遗精的病机重点在于(　　)

A. 肾气亏虚，封藏失职　　B. 心神不宁，精关不固
C. 脾气亏虚，统摄失职　　D. 相火妄动，内扰精室

2. 患者劳则遗精，心悸怔忡，失眠健忘，面色萎黄，四肢困倦，食少便溏，舌质淡苔薄，脉细弱。治疗宜选(　　)

A. 妙香散　　B. 八珍汤　　C. 四物汤
D. 四君子汤

（二）X型题

3. 遗精属君相火动，心肾不交者，治疗可选(　　)

A. 天王补心丹　　B. 三才封髓丹　　C. 知柏地黄丸
D. 黄连清心饮

二、问答题

4. 遗精临床表现是什么？
5. 遗精的基本病因病机是什么？
6. 遗精的治疗原则是什么？

参考答案

一、选择题

1. B　2. A　3. ABCD

其他题型答案参见本章相关内容。

第六章　气血津液病证

第一节　郁　　病

【考点重点点拨】

1. 掌握郁病的主症特点、病因病机、鉴别诊断、治则治法及分证论治。
2. 熟悉郁病的辨证要点、诊断。
3. 了解郁病的转归预后、预防护理。

一、概念

1. 主症：以心情抑郁，情绪不宁，胸部满闷，胁肋胀痛，或易怒易哭，或咽中如有异物梗塞等为主要表现。

2. 病机要点：气机郁滞，肝失疏泄，脾失健运，心失所养，脏腑阴阳气血失调。

二、病因病机

郁病病因可分内外两方面，外因为情志所伤，伤肝，伤脾，或伤心；内因为体质因素。

1. 愤懑恼怒伤于肝

愤懑恼怒，肝失达，气机阻滞，而成气郁。气为血帅，气行则血行，气郁气滞不畅，则血行不畅，而成血郁。若肝气横逆，影响脾胃，脾失健运，水湿内停，而成湿郁。若水湿内聚，凝而为痰，则成痰郁。气郁日久，热不疏泄，日久化火，则发生肝火上炎等病变而成火郁。若火郁日久，灼伤阴液，则导致肝阴不足。

2. 忧愁思虑伤于脾

忧愁思虑，精神紧张，或长期伏案思索，使脾气郁结；或肝气郁结横逆侮脾，均可致脾失健运，不能消磨水谷，则致食积不消，而成食郁；不能运化水湿，水湿内停，则成湿郁；水湿内聚，凝为痰浊，则成痰郁。久郁伤脾，饮食减少，气血生化乏源，则可致心脾两虚。

3. 悲哀忧愁伤于心

所愿不遂，悲哀忧愁，损伤心神，心失所养而发生一系列病变。若心气不足，则心悸，短气，自汗；心血亏虚，则心悸，失眠，健忘；心阴亏虚，心火亢盛，则心烦，低热，面色潮红，脉细数；心神失守，以致精神惑乱，则见悲伤欲哭、哭笑无常等多种症状。心的病变还会进一步影响到其他脏腑，如《灵枢·口问》说："悲哀忧愁则心动，心动则五脏六腑皆摇。"

4. 脏气易郁为内因

郁病的发生除与精神刺激的强度及持续时间的长短有关外，还与机体本身的状况有极为密切的关系。正如《杂病源流犀烛·诸郁源流》说："诸郁，脏气病也，其原本于思虑过深，更兼脏气弱，故六郁之病生焉。六郁者，气、血、湿、热、食、痰也。"说明了机体的"脏气弱"，是郁病发病的内在因素。

总之，郁病的病因在于情志内伤。病机为气机郁滞，脏腑功能失调。病变与心、肝、脾关系密切。

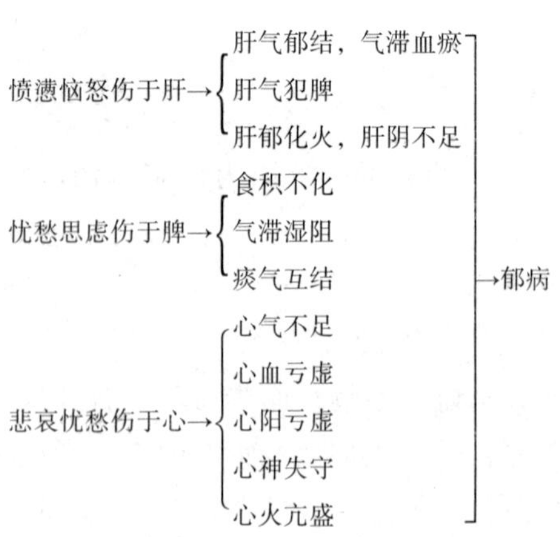

图 6-1-1　郁病病因病机要点示意图

三、诊断

1. 心情抑郁、情绪不宁、胸胁胀满疼痛是诊断郁病的重要依据。在此基础上，继发其他的郁滞，则会出现相应症状。或表现易怒易哭，或咽中如有异物梗塞，吞之不下，咯之不出等特殊症状。

2. 郁病多发生于中青年女性。患者多有焦虑、悲哀、忧愁、恐惧等情志内伤的病史。

各系统检查及实验室检查无阳性体征，除外器质性疾病。

四、鉴别诊断

1. 郁病梅核气须与阴虚喉痹鉴别

表6-1-1　梅核气与虚火喉痹鉴别表

	梅核气	虚火喉痹
发病性别	多见于青中年女性	多见于青中年男性
发病原因	因情志抑郁而发病	多因感冒、长期烟酒、嗜食辛辣而发病
临床表现	自觉咽中有物梗塞，咯之不出，咽之不下，无咽痛及吞咽困难	咽部除有异物感外，还有咽干，灼热，发痒，常咯出藕粉样痰块
是否与情绪有关	与情绪波动密切相关，心情愉快时症状可减轻或消失；心情抑郁时症状加重	与情绪波动无关，但过度辛劳或感受外邪则易加剧

2. 郁病脏躁须与癫病鉴别

表6-1-2　脏躁与癫病鉴别表

	脏躁	癫病
发病人群	多发于中年女性	多发于青壮年，男女发病率无明显差异
病机要点	心神惑乱	阴阳失和，气火痰瘀蒙蔽心窍，神志失常
临床表现	悲伤欲哭，数欠伸，像如神灵所作，但可自制，一般不会自伤及伤害他人	表情淡漠，沉默痴呆，语无伦次，静而少动，缺乏自知自控能力

3. 郁病梅核气与噎膈

表 6-1-3

	梅核气	噎膈
发病性别	多见于青中年女性	多见于中老年男性
病因病机	气逆痰阻于咽	多为气、痰、瘀阻食道，乃有形之物阻于食道
临床表现	自觉咽中有物梗塞，咯之不出，咽之不下，无咽痛及吞咽困难	以吞咽困难为主并逐渐加重，日久消瘦，梗阻的感觉主要在胸骨后
是否与情绪有关	与情绪波动密切相关，心情愉快时症状可减轻或消失；心情抑郁时症状加重	与情绪波动无关
预后	较好	较差

五、辨证论治

（一）辨证要点

1. 辨脏腑　郁病的发生主要为肝失疏泄，脾失健运，心失所养。气郁、血郁、火郁主要关系于肝；食、湿、痰郁主要关系于脾；虚证主要与心的关系密切。

2. 辨虚实　气郁、血瘀、化火、食积、湿滞、痰结等属实，而心失所养，脾失健运，肝阴不足等属虚。也有正虚邪实、虚实夹杂的证候，如既有肝气郁滞又有脾虚不运的症状。

3. 辨六郁及主次

表 6-1-4

六郁	证候特点
气郁	胸胁胀痛，痛无定处者
血郁	胸胁胀痛，痛有定处，舌有瘀点
火郁	性情急躁易怒，口苦咽干，便秘，舌红苔黄者
痰郁	胸胁满闷，咽中如有异物梗塞
湿郁	身重，脘腹胀满，口腻，便溏
食郁	胃脘胀满，嗳气酸腐，不思饮食

（二）治则治法

理气开郁，调畅气机，怡情易性是治疗郁病的基本原则。对于实证，除理气开郁外，应根据是否兼有血瘀、化火、痰结、湿滞、食积，而分别采用化瘀、降火、祛痰、化湿、消食等法。虚证则根据损及的脏腑及气血阴阳亏虚的不同情况而补之，或养心安神，或补益心脾，或滋补肝肾。虚实夹杂者，则补虚泻实。

除药物治疗外，注重精神治疗对郁病极为重要。《临证指南医案·郁》称："郁病全在病者能怡情易性。"

（三）分证论治

1. 肝气郁结

【主症】精神抑郁，情绪不宁。

【兼次症及舌脉】善太息，胸部满闷，胁肋胀痛，痛无定处，女子月事不调，经前乳胀，脘闷嗳气，不思饮食，大便不调，舌质淡红，舌苔薄腻，脉弦。

【病机要点】肝失疏泄，气机郁滞。

【治法】疏肝解郁，理气和中。

【代表方】柴胡疏肝散。

2. 气郁化火

【主症】性情急躁易怒，胸胁胀痛。

【兼次症及舌脉】口苦口干，头痛、目赤、耳鸣，或见嘈杂吞酸，大便秘结等。舌红，苔黄，脉弦数。

【病机要点】热不疏泄，日久化火。

【治法】疏肝解郁，清肝泻火。

【代表方】丹栀逍遥散。

3. 痰气郁结

【主症】精神抑郁，胸部闷塞。

【兼次症及舌脉】胁肋胀满，咽中不适如有物梗塞，咽之不下，咯之不出，苔白腻，脉弦滑。

【病机要点】肝郁脾虚，聚湿生痰，痰气郁结。

【治法】行气开郁，化痰散结。

【代表方】半夏厚朴汤。

4. 心肾阴虚证

【主症】精神抑郁，心悸，健忘。

【兼次症及舌脉】失眠，多梦，五心烦热，盗汗，口干咽燥，舌红少津，脉细数。

【病机要点】情志过极，耗伤心阴。

【治法】滋养心肾。

【代表方】天王补心丹。

5. 心脾两虚

【主症】多思善虑，头晕神疲。

【兼次症及舌脉】心惊胆怯，失眠，健忘，纳呆，面色无华，舌质淡，苔薄白，脉细。

【病机要点】忧愁思虑，耗伤心脾。

【治法】益气补血，健脾养心。

【代表方】归脾汤。

6. 心神失养

【主症】精神恍惚，心神不宁，多疑易惊，悲忧善哭，喜怒无常。

【兼次症及舌脉】时时欠身，或手舞足蹈，舌质淡，脉弦。

【病机要点】肝郁气耗，心神失养。

【治法】甘润缓急，养心安神。

【代表方】甘麦大枣汤。

六、转归预后

1. 郁病患者的预后一般均良好。

2. 郁病初起，症状较轻，往往具有波动性，若情志致病原因能及时解除，症状常可减轻而消失。

3. 若病程较长，情志致病因素持续存在，又缺乏必要的休息和睡眠，则症状往往增多、加重，需要较长时间治疗才能获得比较满意的效果。

七、预防护理

1. 避免情志过极，动静结合，劳逸适度，是预防郁病发生的重要措施。

2. 医护人员应全面检查，详细了解病史，对待患者亲切、耐心，取得病人的充分信任。

3. 帮助病员正确认识和对待疾病，增强治愈疾病的信心，解除忧虑恼怒等情志刺激，以促进痊愈。

八、历代文献述要

1.《素问·六元正纪大论》："木郁达之，火郁发之，土郁夺之，金郁泄之，水郁折之。"其中尤以"木郁达之"最具临床意义。

2.《金匮要略·妇人杂病脉证并治》："妇人脏躁，喜悲伤欲哭，像如神灵所作，数欠伸，甘麦大枣汤主之"。

3.《丹溪心法·六郁》曰："气血冲和，万病不生。一有怫郁，诸病生焉。故人生诸病，多生于郁"；"郁者，结聚而不得发越也，当升者不得升，当降者不得降，当变化者不得变化也，此为传化失常，六郁之病见矣"。

4. 明·虞抟《医学正传》首先采用"郁病"作为病证名。

5. 叶天士《临证指南医案·郁》："郁病全在病者能移情易性，医者构思灵巧，不重在攻补"，充分认识到精神治疗对本病的意义。

巩固与练习

一、选择题

（一）A 型题

1. 患者精神抑郁，心绪不宁，胸胁胀痛，痛无定处，大便失调，舌苔薄白，脉弦。其治法为(　　)

A. 行气活血解郁　　B. 化痰理气解郁　　C. 疏肝理气解郁

D. 和胃疏肝解郁

2. 神思恍惚，心悸易惊，善悲欲哭，肢体困乏，饮食锐减，舌淡苔薄白，脉沉细者，治疗宜用(　　)

A. 半夏厚朴汤　　B. 甘麦大枣汤　　C. 天王补心丹

D. 丹栀逍遥散

(二) B 型题

A. 知柏地黄丸　　B. 当归六黄汤　　C. 黄连阿胶汤
D. 滋水清肝饮

3. 治疗阴虚火旺之郁证的最佳方剂是
4. 治疗阴虚火旺之失眠的最佳方剂是

二、问答题

5. 何谓郁病？其证候特征是什么？
6. 郁病为什么要重视理气？在临床上如何应用理气法？
7. 试述郁病的病因及“六郁”之间如何相互转化。
8. 郁病的鉴别诊断（包括噎嗝、虚火喉痹、癫病等）。
9. 郁病治疗原则及分证论治的特点。

参考答案

一、选择题

1. C　2. B　3. D

其他题型答案参见本章相关内容。

第二节　血　　证

【考点重点点拨】

1. 掌握血证的概念、病因病机、辨证要点、治则治法。
2. 熟悉血证的诊断及分证论治。
3. 了解血证的转归预后及历代文献述要。

一、概念

1. 主症：血液上溢于口、鼻、眼、耳诸窍，或下泻于前后二阴或渗出肌肤之外。

2. 病机要点：火热偏盛，迫血妄行或气虚失摄，血溢脉外。

二、病因病机

外感六淫、酒食不节、情志过极、劳倦过度以及大病久病等均可引起血证。

1. 外感六淫

外感风热燥邪，热伤肺络，迫血上溢而致咳血、鼻衄；湿热之邪，侵及肠道，络伤血溢，可致便血；热邪留滞，侵及下焦，损伤尿道，络脉受损，导致尿血。

2. 酒食不节

饮酒过多或过食辛辣，一则湿热蕴积，化火动血，熏灼血络，而致衄血、吐血、便血。二则损伤脾胃，脾虚失摄，统血无权，血溢脉外也可导致出血。

3. 情志过极

七情所伤，五志化火，灼伤脉络，或气逆于上，血随气逆，溢于脉外而致鼻衄、咳血和吐血。

4. 劳倦过度

劳倦过度，致心、脾、肾之气阴损伤，气虚失摄，阴虚火旺，均可致血溢脉外而致衄血、尿血、紫斑。

5. 病后诱发

久病热病之后，阴津耗伤，阴虚火旺，火迫血行而致出血；或损伤正气，气虚失摄，血溢脉外而致出血；或久病入络，瘀血阻滞，血难归经，因而出血。

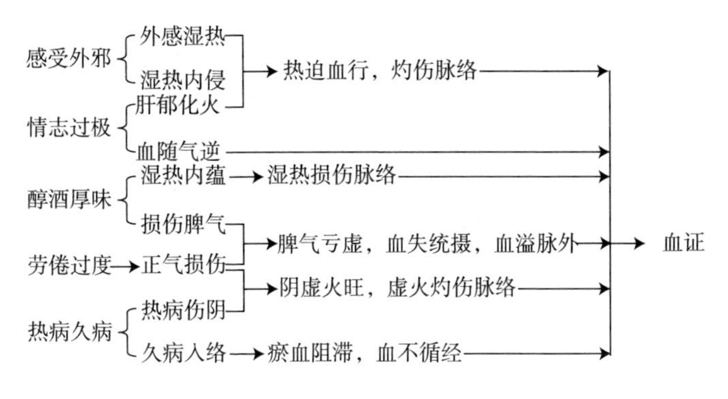

图 6－2－1　血证病因病机要点示意图

从病因看，火热之邪又分实火和虚火，其中外感风热燥邪、湿热蕴积和肝郁化火等均属实火；而阴虚导致的火旺则为虚火。气虚又分为单纯气虚和气损及阳而致阳气虚衰两种情况。从证候虚实看，火热亢盛所致者属实证，而由阴虚火旺及气虚不摄所致者属虚证。从病机变化看，常常发生实证向虚证转化的情况。血证始为火热偏亢者，若反复发作，阴分必伤，虚火内生；或火热伤络，反复发作不愈，出血既多，气亦不足，气虚阳衰，更难摄血。因此，在一定情况下，属实的火热之邪引起的反复不止的出血，可以导致阴虚和气虚的病理变化；而阴虚和气虚又是导致出血日久不愈和反复发作的病因。如此循环不已，是造成某些血证缠绵难愈的原因。

三、诊断

1. 鼻衄 血从鼻腔溢出者，当排除外伤或女性逆经所致。

2. 齿衄 血自牙龈齿缝间溢出者，当排除外伤所致。

3. 咳血

（1）咳血前常有胸闷、喉痒等感觉，血由肺或气道而来，经咳嗽而出，或纯红鲜血，或痰血相兼，或痰中带血，或夹泡沫。

（2）有慢性咳嗽、喘证或肺痨等肺系疾患的病史。

必要时可进行胸部 X 线、CT、支气管镜或造影检查，白细胞计数及分类，血沉，痰细菌培养、痰抗酸杆菌检查和脱落细胞病理检查等，以上均有助于明确咳血的原因。

4. 吐血

（1）吐血前多有恶心、胃脘不适、头晕等先兆症状。血从胃或食道而来，随呕吐而出，常夹有食物残渣等胃内容物，血多呈紫红、紫暗色，也可呈鲜红色，大便常色黑如漆或呈暗红色。

（2）发病较缓，有胃痛、嗳气、吞酸、胁痛、黄疸、癥积等宿疾。

呕吐物化验、大便潜血试验、上消化道钡餐造影、胃镜和 B 超检查等有助于明确诊断。

5. 便血

（1）大便下血，色鲜红、暗红或紫暗，甚至色黑如漆。

（2）有胃痛、胁痛、积聚以及泄泻、痢疾等宿疾。

实验室检查，大便潜血阳性者。

6. 尿血

小便中混有血液，或夹有血丝，但尿道不痛。

部分病人虽无肉眼血尿，但经尿常规检查，镜下有红细胞或隐血试验阳性者也可诊断。

7. 紫斑

肌肤出现瘀点或青紫瘀斑，小如针尖，甚至融合成片，压之不褪色，常反复发作。如发于四肢、尤以下肢为甚。

临床应做血小板计数、出凝血时间、凝血酶原时间、束臂试验等检查，必要时作骨髓穿刺以明确诊断。

四、鉴别诊断

1. 咳血须与吐血相鉴别

表 6－2－1　咳血与吐血鉴别表

	咳　血	吐　血
病位	肺与气道	胃与食道
出血先兆	喉痒、咳嗽、胸闷等	恶心、胃脘不适等
出血方式	血由肺来，随咳嗽而出	血由胃来，随呕吐而出
血色	血色鲜红，常夹有泡沫痰涎	血色鲜红或紫暗，常夹有食物残渣
出血后症状	可痰中带血数天，除非咽下大量血液，否则大便不黑	无痰中带血现象，但大便多成黑色
旧疾	常有咳嗽、肺痨、喘证或心悸等	常有胃痛、胁痛、黄疸、鼓胀等

2. 便血须与痢疾、痔疮相鉴别

表 6－2－2　便血与痢疾、痔疮鉴别表

	便　血	痢　疾	痔　疮
起病	多缓	急	较急
病程	短或长	多较短	长
便血特点	大便带血或全为血便，色鲜红、暗红或呈黑便，无内外痔发现	粪便呈脓血相兼，且有腹痛，肛门灼热等症	便时或便后出血，常伴有肛门异物感或疼痛，作肛门或直肠检查时，可发现内痔或外痔

续表

	便　血	痢　疾	痔　疮
里急后重	无	有	无
全身症状	随证候的不同，有寒热虚实的不同表现	初期有恶寒、发热、头身疼痛等外邪入侵的症状	除反复或大量出血外，一般无明显全身症状

3. 便血的自身鉴别

表 6－2－3　便血的自身鉴别表

	近血	远血	肠风	脏毒
病位	肛门，大肠	胃、小肠	肠胃	肠
临床特点	先血后便	先便后血	便血，血清而鲜者，病属实热	便血，血浊而暗者，病属湿热偏盛
病因			风热客于肠胃	湿热留滞肠中，伤及血分

4. 紫斑须与发斑丘疹相鉴别

表 6－2－4　紫斑与温病发斑鉴别表

	紫　斑	丘　疹
病因	内伤杂病	外感热病
起病	反复发作，病势和缓	急骤
形状	隐于皮肤之内，触之不碍手，压之不褪色	高出皮肤，摸之碍手，压之则褪色
特点	成点状或片状	如粟粒状
伴随症状	可见发热，口渴等热毒亢盛表现，神清，无舌质不绛	高热烦躁，头痛如劈，昏狂谵妄，四肢抽搐，鼻衄、便血，舌质红绛
病势	相对缓和	病情险恶
传变	无	卫气营血传变迅速

5. 紫斑与丹毒相鉴别

表 6－2－5　紫斑与丹毒鉴别表

	紫　斑	丹　毒
症状特点	成点状或片状，隐于皮肤之内，触之不碍手，压之不褪色	皮肤色红如丹，轻者压之褪色，重者压之不褪色
不同点	皮肤无灼热肿痛	局部皮肤灼热肿痛

6. 尿血须与血淋、石淋相鉴别

表6-2-6 尿血与血淋、石淋鉴别表

		尿血	血淋	石淋
共同点		尿中带血		
不同点	疼痛	尿道不痛	尿道疼痛	腰酸绞痛，尿道疼痛，砂石从小便排出，则痛止
	伴随症状	无砂石排出	尿频、尿急	尿中夹有砂石，小便涩滞不畅，或时有小便中断

五、辨证论治

（一）辨证要点

1. 辨病证之不同

根据出血部位和病因辨识不同病证。如同为口中吐出血液之证，既有吐血和咳血的不同，又有齿衄和舌衄的不同；同为小便出血则有尿血与血淋之不同；同为大便下血则有便血、痢疾、痔疮之不同。

2. 辨脏腑病位之不同

表6-2-7 辨脏腑病位不同表

	鼻衄	齿衄	咳血	吐血	便血	尿血	紫斑
出血部位	鼻腔	齿龈、齿缝	肺、气管	胃、食道	胃、肠	肾、输尿管、膀胱、尿道	肌肤
脏腑部位	肺、胃、肝	胃、肾	肺、肝、肾	胃、肝、脾	脾、胃、肠	肾、膀胱、脾	胃、脾

3. 辨证候之虚实

表6-2-8 辨证候之虚实表

	实热证	虚热证	气虚证
病势	起病较急	起病缓慢	起病缓慢
病程	初期，病程短	病程长，反复出血	病程较长，反复出血
病因病机	火热亢盛，迫血妄行	久病失血，热病伤阴，阴虚火旺，迫血妄行	血证病久，气虚失摄
伴随症状	发热，烦躁，口渴欲饮，便秘，尿黄，舌红，苔黄少津，脉滑数	口干咽燥，颧红，潮热盗汗，头晕，耳鸣，腰膝酸软，舌红，少苔，脉细数	面色苍白或萎黄，神情倦怠，心悸，头晕目眩，气短懒言，食少，舌淡，脉弱

（二）治则治法

血证治疗原则是治火、治气、治血。

1. 治火 实火当清热泻火，虚火当滋阴降火。

2. 治气 实证当清气降气，虚证当补气益气。

3. 治血 血证既为出血之证，就要根据出血的病因和证候的差异而施以不同的止血方法。如实火亢盛、扰动血脉者当凉血止血；气虚失摄、出血不止者当收敛止血；瘀血阻络，血难归经者当活血止血。

此外，“止血、宁血、补虚”，常应用在血证的不同阶段中。如血证初期，出血较多较急，应急塞其流，以治其标，首选“止血”的治疗方法；血止之后，应袪除病因，以澄其源，采用“宁血”的治疗方法；善后应补养气血，以扶其正，即采用“补虚”的治疗方法。

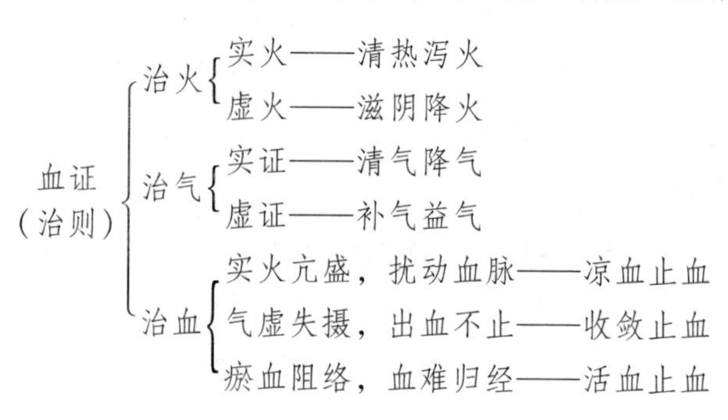

（三）分证论治

1. 鼻衄

（1）热邪犯肺

【主症】鼻燥流血，血色鲜红。

【兼次症及舌脉】身热不适，口干咽燥，咳嗽痰黄，舌红，苔薄黄或黄燥，脉数。

【病机要点】燥热伤肺，血热妄行，上溢鼻窍。

【治法】清肺泻热，凉血止血。

【代表方】桑菊饮。

（2）肝火上炎

【主症】鼻衄目赤，烦躁易怒。

【兼次症及舌脉】头痛，眩晕，口苦，耳鸣，舌红，舌苔黄而干，脉弦数。

【病机要点】火热上炎，迫血妄行，上溢鼻窍。

【治法】清肝泻火，凉血止血。

【代表方】龙胆泻肝汤。

（3）胃热炽盛

【主症】鼻血鲜红，胃痛口臭。

【兼次症及舌脉】鼻燥，口渴，烦躁，便秘，舌质红，舌苔黄，脉数。

【病机要点】胃火上炎，迫血妄行。

【治法】清胃泻火，凉血止血。

【代表方】玉女煎。

（4）气血亏虚

【主症】鼻衄或兼肌衄、齿衄，血色淡红。

【兼次症及舌脉】心悸神疲，气短乏力，面白头晕，夜难成寐，舌质淡，苔白，脉细或弱。

【病机要点】气虚不摄，血溢鼻窍，气血两亏。

【治法】益气摄血。

【代表方】归脾汤。

2. 齿衄

（1）胃火盛炽

【主症】齿衄血色鲜红，齿龈红肿疼痛。

【兼次症及舌脉】口渴欲饮，口臭便秘，头痛不适，舌红苔黄，脉洪数。

【病机要点】胃火内炽，循经上熏，血溢脉外。

【治法】清胃泻火，凉血止血。

【代表方】加味清胃散合泻心汤加减。

（2）阴虚火旺

【主症】齿衄血色淡红，齿摇龈浮微痛。

【兼次症及舌脉】常因烦劳而发，头晕目眩，腰酸耳鸣，舌红苔少，脉细数。

【病机要点】肾阴不足，虚火上炎，络损血溢。

【治法】滋阴降火，凉血止血。

【代表方】知柏地黄丸合茜根散。

3. 咳血

（1）燥热伤肺

【主症】咳嗽痰血，鼻燥口干。

【兼次症及舌脉】发热喉痒，咳痰不爽，舌红少津，舌苔薄黄，脉数。

【病机要点】燥热伤肺，肺失清肃，肺络受损。

【治法】清热润肺，宁络止血。

【代表方】桑杏汤。

（2）肝火犯肺

【主症】咳嗽阵作，痰中带血，胸胁牵痛。

【兼次症及舌脉】烦躁易怒，目赤口苦，便秘溲赤，舌红苔薄黄，脉弦数。

【病机要点】木火刑金，肺失清肃，肺络受损。

【治法】清肝泻火，凉血止血。

【代表方】黛蛤散合泻白散。

（3）阴虚肺热

【主症】咳嗽少痰，痰中带血，经久不愈。

【兼次症及舌脉】血色鲜红，口干咽燥，两颧红赤，潮热盗汗，舌红苔少，脉细数。

【病机要点】虚火灼肺，肺失清肃，肺络受损。

【治法】滋阴润肺，宁络止血。

【代表方】百合固金汤。

4. 吐血

（1）胃热壅盛

【主症】胃脘灼热作痛，吐血色红或紫暗。

【兼次症及舌脉】口臭，便秘，大便色黑，舌红苔黄干，脉数。

【病机要点】热积胃中，热伤胃络。

【治法】清胃泻火，化瘀止血。

【代表方】泻心汤合十灰散。

（2）肝火犯胃

【主症】吐血色红或紫暗，脘胀胁痛。

【兼次症及舌脉】烦躁易怒，目赤口干，寐少梦多，舌红苔黄，脉弦数。

【病机要点】肝火横逆，损伤胃络，血溢脉外。

【治法】泻肝清胃，凉血止血。

【代表方】龙胆泻肝汤。

（3）气虚血溢

【主症】吐血反复发作或缠绵不止，时轻时重，血色暗淡。

【兼次症及舌脉】神疲乏力，气短声低，面色苍白，舌质淡，脉弱。

【病机要点】中气亏虚，统血无能，血溢脉外。

【治法】健脾益气摄血。

【代表方】归脾汤。

5. 便血

（1）肠道湿热

【主症】便血色红，或大便后滴出血液，伴大便秽腻不畅。

【兼次症及舌脉】腹痛不适，口黏而苦，纳谷不香，舌红苔黄腻，脉滑数。

【病机要点】湿热蕴结，脉络受损，血溢肠道。

【治法】清热化湿，凉血止血。

【代表方】地榆散合槐角丸。

（2）脾胃虚寒

【主症】便血紫暗或黑色，脘腹隐隐作痛，喜温喜按。

【兼次症及舌脉】怯寒肢冷，纳差便溏，神疲懒言，舌淡苔薄白，脉弱。

【病机要点】中焦虚寒，统血无力，血溢胃肠。

【治法】温阳健脾，养血止血。

【代表方】黄土汤。

（3）气虚不摄

【主症】便血反复发作，色红或紫黯，食少、体倦乏力。

【兼次症及舌脉】伴胃脘隐痛、面色萎黄，心悸、少寐、舌淡、脉细。

【病机要点】中气方虚，气不摄血、血溢胃肠。

【治法】益气摄血。

【代表方】归脾汤。

6. 尿血

（1）下焦湿热

【主症】便血紫暗或黑色，脘腹隐隐作痛，喜温喜按。

【兼次症及舌脉】心烦口渴，面赤口疮，夜寐不安，舌红，脉数。

【病机要点】热伤脉络，血渗膀胱。

【治法】清热利湿，凉血止血。

【代表方】小蓟饮子。

（2）肾虚火旺

【主症】小便短赤带血，腰酸耳鸣。

【兼次症及舌脉】头晕目眩，颧红潮热，舌质红，脉细数。

【病机要点】肾阴亏虚，虚火内动，灼伤脉络。

【治法】滋阴降火，凉血止血。

【代表方】知柏地黄丸。

（3）脾不统血

【主症】久病尿血，食少乏力。

【兼次症及舌脉】气短声低，面色苍白或兼见皮肤紫斑、齿衄，舌质淡，脉弱。

【病机要点】中气亏虚，统血无力，血渗膀胱。

【治法】补中健脾益气摄血。

【代表方】归脾汤。

（4）肾气不固

【主症】尿血日久不愈，血色淡红，腰酸耳鸣。

【兼次症及舌脉】神疲乏力，头晕目眩，舌质淡，脉弱。

【病机要点】肾虚不固，血失藏摄。

【治法】补益肾气，固摄止血。

【代表方】无比山药丸。

7. 紫斑

（1）血热妄行

【主症】感受风热或火热燥邪后，肌肤突发紫红或青紫之斑点或斑块。

【兼次症及舌脉】发热口渴，烦躁不安，溲赤便秘，常伴有鼻衄、齿衄、尿血或便血，舌红苔薄黄，脉数有力。

【病机要点】热壅经络，迫血妄行，血溢肌腠。

【治法】清热解毒，凉血止血。

【代表方】犀角地黄汤合十灰散加减。

（2）阴虚火旺

【主症】肌肤出现红紫或青紫斑点或斑块，时作时止。

【兼次症及舌脉】手足心热，潮热盗汗，两颧红赤，心烦口干，常伴齿衄，鼻衄，月经过多等症，舌红少苔，脉细数。

【病机要点】虚火内炽，灼伤脉络，血溢肌腠。

【治法】滋阴降火，宁络止血。

【代表方】茜根散。

（3）气不摄血

【主症】紫斑反复出现，经久不愈，神疲乏力。

【兼次症及舌脉】食欲不振，面色苍白或萎黄，头晕目眩，舌淡苔白，脉弱。

【病机要点】中气亏虚，统摄无力，血溢肌腠。

【治法】补脾益气摄血。

【代表方】归脾汤。

六、转归预后

本病的转归预后与血证原因、出血量多少、伴发症状等因素有关。

1. 一般说来，外感风热燥邪、酒食不节、情志过极所引起的血证均属实证，易治疗。但日久不愈，正气亏耗可转化为脾虚失摄、肾气不固等虚证；或阴津不足，引发虚火偏亢之血证者，不易治。

2. 出血量少且易止者病轻，出血量多而不易止者病重，而出血量特别多，甚至出现气随血脱的危重证候，多预后不良。

3. 出血同时伴有发热、咳喘、心悸、脉数大无力者，病情较重。

七、预防护理

1. 避免感受风热燥邪等外因，少食辛辣肥甘之品，保持情志舒畅，是预防实热血证发生的重要措施。

2. 劳逸适度，节制房事，防止脾虚失摄和肾虚失固进而引发血证。

3. 热病久病之后，及时调补阴津，以免导致阴虚火旺之血证发生。

4. 尽快治愈病人，避免并发症的出现。

5. 临证时要密切观察病情变化与发展，防止厥脱和昏迷的发生。

八、历代文献述要

1. 明代虞抟《医学正传 · 血证》将多种出血病证归纳在一起，统称为血证。

2. 明代张景岳高度总结引起血证的原因，特别强调“火”与“气”在血证发病中的作用。

3.《金匮要略 · 惊悸吐衄下血胸满瘀血病脉证治》创立了泻心汤、柏叶汤和黄土汤等治疗吐血、便血的有效方剂。

4.《先醒斋医学广笔记 · 吐血》提出治吐血三要法，即“宜行血不宜止血”、“宜补肝不宜伐肝”、“宜降气不宜降火”。

5. 清 · 唐容川著《血证论 · 吐血》提出“止血、祛瘀、宁血、补虚”四法。

巩固与练习

一、选择题

（一）A 型题

1. 提出治血四法，即“止血、消瘀、宁血、补虚”的是(　　)

A. 王清任　B. 缪希雍　C. 唐容川　D. 张景岳

（二）B 型题

A. 归脾汤　B. 柏叶汤　C. 泻心汤　D. 黄土汤

2. 胃中积热吐血应选用

3. 脾胃虚寒便血应选用

（三）X 型题

4. 以归脾汤为主方加减治疗的血证有(　　)

A. 鼻衄　B. 吐血　C. 便血　D. 尿血

二、问答题

5. 血证的主要临床表现是什么？

6. 血证的基本病因病机是什么？

7. 血证辨证的关键是什么？

8. 血证治疗原则是什么？如何理解血证治疗的三原则？

参考答案

一、选择题

1. C　2. C　3. D　4. ABD

其他题型答案参见本章相关内容。

第三节　汗　证

【考点重点点拨】

1. 掌握汗证的概念、病因病机、鉴别诊断、及治则治法。

2. 熟悉汗证的分证论治。

3. 了解汗证的预防护理。

一、概念

1. 主症：以全身或局部非正常出汗为主症。其中，时时汗出，动则尤甚者为自汗；睡中汗出，醒来自止者为盗汗。

2. 病机要点：阴阳失调，营卫失和，以致腠理开阖失常，津液外泄。

二、病因病机

1. 病后体虚

素体薄弱，病后体虚，或久患咳喘，耗伤肺气，肺与皮毛相表里，肺气不足之人，肌表疏松，表虚不固，腠理开泄而致自汗出。

2. 情志不调

思虑太过，损伤心脾，因汗为心之液，血不养心，心液不藏而外泄，引起自汗或盗汗。亦有因忿郁恼怒、气机抑滞、肝郁化火、火热迫津外泄，而致自汗盗汗者。

3. 嗜食辛辣

嗜食辛辣厚味，或素体湿热偏盛等，以致湿热内盛，邪热郁蒸，津液外泄而致汗出增多。

汗证因外感导致者，病位多在肌表、经络，因内伤引起者则病位多在脏腑。病性分虚实，外感引起者，病性多实，以风、湿、热郁为主；内伤致汗则以虚为主，多见气虚、阴虚、阳虚、血虚，或见虚实夹杂。

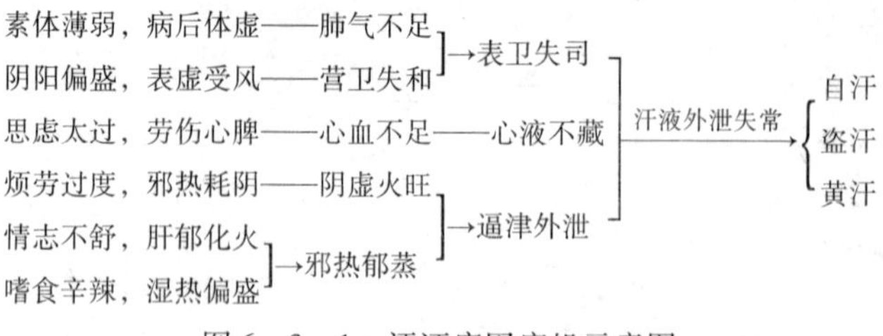

素体薄弱，病后体虚——肺气不足
阴阳偏盛，表虚受风——营卫失和 →表卫失司
思虑太过，劳伤心脾——心血不足——心液不藏 → 汗液外泄失常 → 自汗、盗汗、黄汗
烦劳过度，邪热耗阴——阴虚火旺
情志不舒，肝郁化火
嗜食辛辣，湿热偏盛 →邪热郁蒸
（阴虚火旺、邪热郁蒸）→逼津外泄

图 6-3-1　汗证病因病机示意图

三、诊断

1. 不因外界环境影响，在头面、颈胸或四肢全身出汗者。

2. 白昼汗出溱溱，动则益甚为自汗；睡眠中汗出津津，醒后汗止者为盗汗。

3. 有病后体虚、表虚受风、烦劳过度、情志不舒、嗜食辛辣等病因存在。

X线胸部摄片，痰涂片找抗酸杆菌以及行抗链球菌溶血素“O”、血沉、T_3、T_4、基础代谢率等检查以排除肺结核、风湿热、甲亢等相关疾病。

四、鉴别诊断

自汗、盗汗、黄汗应着重与脱汗、战汗相鉴别

表6-3-1　自汗、盗汗、黄汗、脱汗、战汗鉴别表

	出汗特点	伴见症状
自汗	白昼时时汗出，动则益甚	多见气虚不固的症状
盗汗	寐中汗出，醒后即止	多见阴虚内热的症状
黄汗	汗出色黄，染衣着色	口中黏苦，渴不欲饮，小便不利，苔黄腻，脉弦滑等
脱汗	大汗淋漓，汗出如珠，又称绝汗，病势危急之象	声低息短，精神疲惫，四肢厥冷，脉微欲绝或散大无力
战汗	急性热病过程中，突然恶寒战栗，身汗出，为邪正交争之象	发热，口渴，烦躁不安。若汗出之后，热退脉静，气息调畅，为正气拒邪，病趋好转

五、辨证论治

（一）辨证要点

1. 辨气、血、阴、阳　气虚以汗出伴呼吸气短、神疲乏力、少气懒言、汗出畏风为特征；血虚以睡则汗出、心悸失眠、面色不华、脉细、舌淡为特征；阴虚以汗出伴口咽干燥、舌红少苔、脉细为特征；阳

虚以汗出伴肢冷畏寒、便溏、舌淡苔白滑、脉沉弱为特征。自汗久则可以伤阴，盗汗久则可以伤阳，出现气阴两虚，或阴阳两虚之证。

2. 辨虚实 一般来说，汗证以属虚者为多。自汗多属气虚不固，盗汗多属阴虚内热。但因肝火、湿热等邪热郁蒸所致者，则属实证。病久或病重者，则会出现虚实错杂的情况。如邪热郁蒸，病久伤阴，则见虚实兼夹之证。

（二）治则治法

基本治则是调和气血阴阳。临床根据具体病证分而治之。

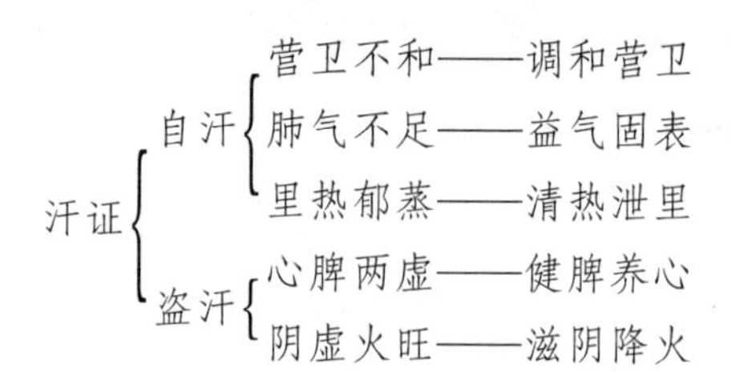

（三）分证论治

1. 肺卫不固证

【主症】汗出恶风，周身酸楚，稍劳汗出尤甚。

【兼次症及舌脉】或微发热，半身或局部出汗，易感冒，体倦乏力，面色少华，头痛，舌淡红，苔薄白，脉浮缓。

【病机要点】肺气不足，卫外不固，营卫不和，汗液外泄。

【治法】益气固表。

【代表方】桂枝加黄芪汤或玉屏风散加减。

2. 邪热郁蒸

【主症】蒸蒸汗出，汗黏，汗液易使衣服黄染，或头额汗出，或手足汗出。

【兼次症及舌脉】面赤气粗，身热口渴，烦躁不安，大便干结，舌质红，苔黄或苔糙，脉弦数。

【病机要点】湿热内蕴，逼津外泄。

【治法】清肝泄热，化湿和营。

【代表方】龙胆泻肝汤加减。

3. 盗汗

（1）心血不足证

【主症】自汗或盗汗。

【兼次症及舌脉】心悸眠差，气短神倦乏力，面色无华，纳差，舌质淡，脉细弱。

【病机要点】心血耗伤，心液不藏。

【治法】养血补心。

【代表方】归脾汤。

4. 阴虚火旺

【主症】夜寐盗汗，或有自汗。

【兼次症及舌脉】口燥咽干，五心烦热，潮热颧红，腰膝酸软，干咳痰中带血，舌红少苔，脉细数。

【病机要点】阴精亏耗，虚火内生，迫津外泄。

【治法】滋阴降火。

【代表方】当归六黄汤。

六、转归预后

汗病若治疗得当，转归及预后多数较好。

1. 实证、单一病证、受病脏腑少而程度较轻、证候单纯者，预后较好。
2. 虚证、复合病证、受累脏腑较多且程度较重、证候复杂者，预后较差。
3. 体质虚弱、误治失治者，病程较长，迁延反复。

七、预防护理

1. 增强体质，注意劳逸结合。
2. 避免思虑烦劳过度，保持精神愉快。
3. 少食辛辣厚味，以清淡营养、易于消化为原则。
4. 避风寒，防感冒。汗出之后，应及时用干毛巾将汗擦干。出汗多者，应经常更换内衣，并注意保持衣服、床单、被褥干燥清洁。

八、历代文献述要

1.《内经》重点阐述了本病的生理及病理，为后世认识汗证奠定了理论基础。

2.《伤寒论》、《金匮要略》中提到一些特殊的汗病，如战汗及黄汗，对深入认识外感发热及杂病内伤均有意义。

3. 元代医家朱丹溪，提出了“自汗属气虚、血虚、湿、阳虚、痰”，“盗汗属血虚、阴虚”。

巩固与练习

一、选择题

（一）A型题

1. 患者睡则汗出，醒则自止，伴有心悸，失眠多梦，眩晕健忘，气短神疲，面色少华或萎黄，口唇色淡，舌质淡，苔薄，脉细，治宜(　　)

A. 益气温阳　B. 补血养心　C. 益气固表
D. 滋阴降火

2. 患者动则汗出，汗后心悸，胸闷气短，腰酸腿软，面白唇淡，小便频数而色清，夜尿多。舌质淡，舌体胖润，有齿痕，苔白，辨证属(　　)

A. 肺卫不固　B. 心血不足　C. 心肾亏虚
D. 阳气暴脱

（二）B型题

A. 自汗　B. 脱汗　C. 战汗
D. 黄汗

3. 重危之证，生命垂危，阴阳离绝的一种表现的是(　　)

4. 多见虚人外感，正气驱邪外出之时的是(　　)

二、问答题

5. 汗证临床常见的有哪些类型？各自的临床表现是什么？试举出5种。

6. 汗证的基本病机和治疗原则是什么？

参考答案

一、选择题

1. B　2. C　3. B　4. C

其他题型答案参见本章相关内容。

第四节　消渴病

【考点重点点拨】

1. 掌握消渴病的概念、病因病机、鉴别诊断、治则治法及分证论治。
2. 熟悉消渴病的辨证要点、预防护理。
3. 了解消渴病的转归预后及历代文献述要。

一、概念

1. 主症：以多饮、多食、多尿或尿有甜味，乏力或体重减轻为典型表现的病证。

2. 病机要点：热伤气阴。

二、病因病机

消渴病的病因与体质因素及过食肥甘、情志失调、劳倦过度、药石所伤以及外感邪毒等有关。其中，体质因素是其发病的内在基础，热伤气阴病机贯穿消渴病病程始终。

1. 体质因素

先天禀赋不足，后天失养，体质偏颇是引起消渴病的重要内因。素体胃热、肾阴不足，或肝旺气郁体质者，容易发生消渴病。

2. 饮食失节

过食肥甘醇酒，辛辣香燥，煎炸烧烤，可内生湿热、痰火，或有胃肠结热，诸热伤阴耗气，则可发为消渴病。

3. 情志失调

过度精神刺激，如郁怒伤肝，肝气郁结，郁久化火，郁热伤阴耗气，或劳心竭虑，营谋强思等，阳气过用，五志化火，消灼阴津，可发为消渴病。

4. 年老劳倦

高年体虚，或劳倦过度，暗耗阴血，房事不节，重伤肾精，可发为消渴病。

5. 外感邪毒

风热外犯，或外感温热毒邪，可致邪热内结，耗伤气阴，而致消渴病发生。

6. 药石所伤

药石燥烈，伤阴劫液，可致消渴病发生。

总的说来，消渴病热是其因，虚是其变，热伤气阴病机实际上贯穿消渴病病程始终。病位在于脾胃肝肾，可兼及多脏。久病多虚，可表现为阴虚、气虚、气阴两虚甚至阴阳俱虚。正气不足，易受外邪，阴虚、气阴两虚，也可内生邪毒，所以常继发疮疡、痨瘵、淋浊诸疾。久病血瘀，络脉瘀结，变生胸痹胸痛、中风、水肿、关格、痿痹、脱疽、视瞻昏渺等病。

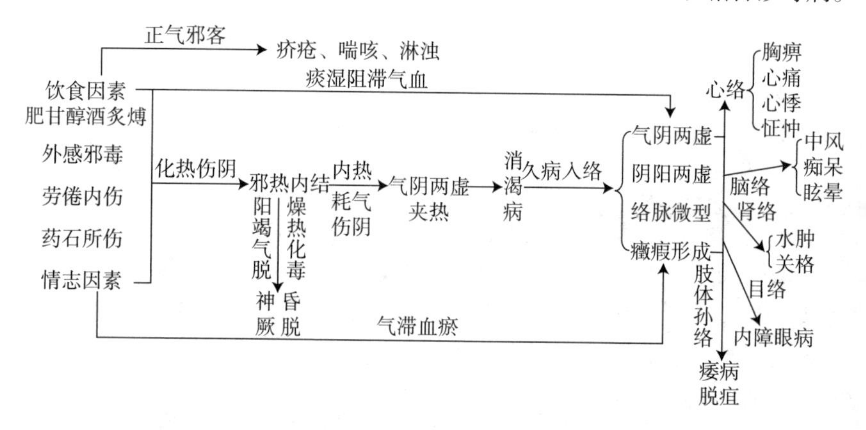

图 6－4－1　消渴病病因病机要点示意图

三、诊断

1. 口渴多饮、多食易饥、尿频量多或尿有甜味、乏力或形体消瘦为典型表现。

2. 症状不典型者，仅见乏力、咽干、阴痒者，病久常并发眩晕、肺痨、胸痹胸痛、中风、雀目、疮痈等。严重者可见烦渴、头痛、呕吐、腹痛、呼吸短促，甚或昏迷厥脱危象。

3. 本病多发于中年以后，以及嗜食膏粱厚味、醇酒炙煿之人。若有青少年期即罹患本病者，一般病情较重。由于本病的发生与禀赋偏颇有较为密切的关系，故消渴病的家族史可供诊断参考。

空腹血糖、餐后2小时血糖、糖化血红蛋白、葡萄糖耐量试验等有助诊断。

四、鉴别诊断

消渴病须与瘿气病、渴利相鉴别

表6-4-1　消渴病与瘿气病、渴利鉴别表

	消渴病	瘿气病	渴利	口渴症
病因	体质因素，加以情志失调、饮食不节等	情志内伤和饮食及水土失宜，但也与体质因素有密切关系	素体肾虚，情志、劳倦所伤	外感热病
病机要点	热伤气阴	气滞、痰结、血瘀、肝旺阴虚	热伤津液，肾虚不固	
颈部结块	无瘿肿	颈部一侧或两侧肿大结块无瘿肿	无	无
多饮多食多尿消瘦	多饮、多食、多尿、消瘦，也有临床症状不典型者	多食、消瘦，无多饮、多尿	多饮，多尿，无多食、消瘦	口渴、多饮、无多食、多尿、尿甜、瘦削等症状。
兼症	可有尿甜、乏力体倦	烦热、易汗、性情急躁易怒、眼球突出、手指颤抖、面部烘热、心悸不宁、心烦少寐，无尿甜	具体病因不同可表现为不同的临床症状，一般无尿甜	各随其所思病证的不同而出现相应的临床症状

五、辨证论治

（一）辨证要点

1. 辨体质

表6-4-2　消渴病体质辨别表

体质	胃热者	肾阴虚者	肝旺者	气郁者	脾虚者
形体与性格	肥胖，体质壮实	形体瘦长	性格暴躁	抑郁，多愁善感	虚胖
特点	食欲亢盛，能吃能睡，易便秘	机敏，思虑，易失眠			食欲较差，易腹泻

2. 辨病位

消渴病病位主要在脾胃肝肾，并可涉及心、肺。临床上有侧重于脾胃，侧重于肝、侧重于肾的不同。

3. 辨标本虚实

消渴病多本虚标实，本虚证常见阴虚、气阴两虚、阴阳俱虚，标实证有热、郁、痰、瘀之分。本虚与标实两者互为因果，常因病程长短及病情轻重的不同，而本虚和标实之表现各有侧重。一般初病多以内热为主，病程较长者则内热与阴虚、气虚互见。进而可表现为气阴两虚，甚至阴阳俱虚之证。

（二）治则治法

1. 消渴病以清热、益气、养阴为基本治法。

2. 清热治法应结合脏腑辨证，或清泄胃肠结热，或清解肝经郁热，或清化脾胃湿热。

3. 病久入络，常见血瘀，则又当在以上各法中，适当佐以化瘀散结、活血通络之品。

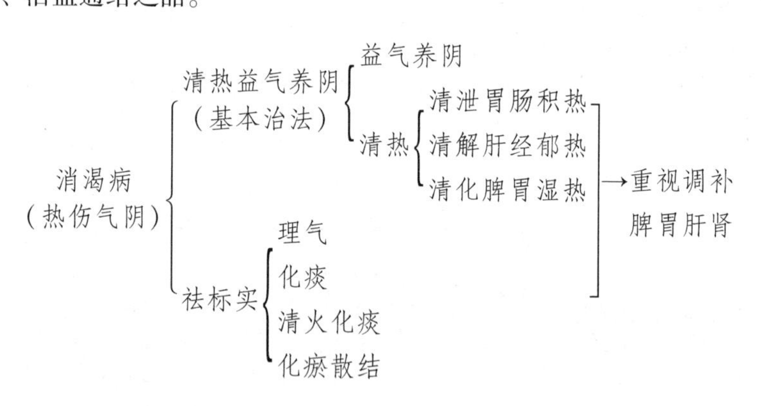

（三）分证论治

1. 本虚证

（1）阴虚津亏

【主症】口渴引饮，咽干舌燥。

【兼次症及舌脉】五心烦热，尿黄便干，或有盗汗，舌红或瘦，苔少甚至光红，脉象细数。

【病机要点】肝肾亏虚，阴津耗伤。

【治法】滋补肝肾，养阴增液。

【代表方】六味地黄汤合增液汤。

（2）气阴两虚

【主症】神疲乏力，口渴喜饮，口干咽燥，小便频多。

【兼次症及舌脉】气短懒言，五心烦热，腰膝酸软，大便偏干，舌淡红，或嫩红，苔少，脉细数无力。

【病机要点】脾肾不足，气阴两虚。

【治法】健脾益气，滋阴补肾。

【代表方】参芪地黄汤、麦门冬饮子合生脉散。

（3）阴阳两虚

【主症】口干多饮，夜尿频多。

【兼次症及舌脉】五心烦热，畏寒神疲，腰膝酸冷，四肢无力，汗多易感，性欲淡漠，男子阳痿，大便不调，舌体胖大，舌苔少，或有白苔，脉沉细，或沉细数而无力。

【病机要点】肾阳虚衰，真阴不足。

【治法】培元固肾，滋阴助阳。

【代表方】金匮肾气丸合右归丸。

2. 标实证

（1）胃肠热结

【主症】口渴多饮，消谷善饥。

【兼次症及舌脉】大便干结，数日一行，舌燥口干，心胸烦热，舌质红，苔黄干，脉象滑利而数。

【病机要点】内热化火，蕴结胃肠。

【治法】清胃泻火，通腑泄热。

【代表方】增液承气汤合三黄丸。

（2）湿热困脾

【主症】纳食不香，口干黏腻。

【兼次症及舌脉】头晕沉重，脘腹胀闷，大便不爽，小便黄赤，或尿频涩痛，小便浑浊，舌质红，舌苔黄腻，脉象滑数，或弦滑而数。

【病机要点】湿热内蕴，困阻脾土。

【治法】芳香化湿、苦寒清热。

【代表方】三仁汤、黄连平胃散合四妙散。

（3）肝经郁热

【主症】口苦咽干，口渴引饮。

【兼次症及舌脉】胸胁满闷，太息频频，头晕目眩，烦躁易怒，失眠多梦，小便黄赤，舌质红，苔薄黄，脉弦数。

【病机要点】湿热阻滞，肝经郁热。

【治法】泄热化湿，清肝解郁。

【代表方】小柴胡汤、大柴胡汤合栀子清肝饮。

（4）肝阳上亢

【主症】头痛眩晕，口苦咽干。

【兼次症及舌脉】颜面潮红，耳鸣耳聋，躁烦易怒，失眠多梦，腰膝酸软，小便黄赤，舌边红，苔黄，脉弦。

【病机要点】阴虚肝旺，肝火上炎。

【治法】平肝息风，滋阴潜阳。

【代表方】天麻钩藤饮。

（5）气机郁滞

【主症】情志抑郁，太息频频。

【兼次症及舌脉】胸胁苦满，脘腹胀满，少腹不舒，或妇女月经不调，舌苔起沫，脉弦。

【病机要点】肝郁气滞，木壅乘土。

【治法】疏肝理气，柔肝健脾。

【代表方】逍遥散。

（6）痰湿阻滞

【主症】体形肥胖，口中黏腻。

【兼次症及舌脉】四肢沉重，神疲嗜睡，脘腹胀满，舌苔白腻，脉象滑或濡缓。

【病机要点】痰湿中阻，脾失健运。

【治法】化痰除湿，健脾助运。

【代表方】二陈汤、白金丸合指迷茯苓丸。

（7）血脉瘀滞

【主症】口渴但欲漱水不欲咽，夜间为甚。

【兼次症及舌脉】肌肤甲错，妇女月经不调，经血紫暗，口唇色暗，颜面瘀斑，或腹部有压痛；舌质紫暗，脉弦，或艰涩不畅。

【病机要点】瘀血阻滞，脉络失和。

【治法】活血化瘀，通络行滞。

【代表方】桃红四物汤、桃核承气汤合下瘀血汤。

应该指出的是，消渴病辨证虽分列本虚三证、标实七证，实际临床常是本虚一证与标实一证或数证同时存在，所以治疗关键在处理好本虚与标实、治本与治标的关系问题。一般说来，病情稳定的情况下，治本为主，兼以治标，或治本、治标并重；病情急变的情况下则往往是治标为主，兼以治本，或先治标，后治本。

六、转归预后

本病的转归与患者年龄、体质、是否存在并发症、调治是否得宜等因素有关。

1. 消渴病“三多”和消瘦的程度，可以作为判断病情轻重的重要标志。阴虚燥热表现突出，或加以外感内伤，误用汗、下治法，阴虚液竭，燥热伤阴，化生浊毒，阻滞气机升降，蒙蔽清窍者，则可以表现为烦渴多饮，尿频量多，食欲减退，恶心呕吐，脘腹疼痛，目眶内陷，烦躁不安，或嗜睡，唇舌干红，息深而长等消渴病急症表现，进一步发展成阴竭阳亡，则可见昏迷、四肢厥冷、脉微细欲绝等危象。

2. 消渴病在全身影响广泛，失治误治，可病及多个脏腑，继发多种变证。

消渴病 —失治/误治→ 变证：

①肺失滋养，瘵虫内伤——肺痨
②肾阴亏损，肝失濡养，肝肾精血不能上承于耳目——内障眼病、雀目、耳聋
③情志所伤，肝火内郁，上熏目络，络破血溢——眼底出血
④燥热内结，营阴被灼，脉络瘀阻，蕴毒成脓——疮疖痈疽
⑤阴虚燥热，炼液成痰，或气阴两虚，血脉瘀滞，痰瘀阻络，心脉被阻，或脑窍被蒙——胸痹胸痛，中风偏瘫
⑥气虚血瘀，络脉阻滞，气血不能布达于四肢——血痹麻木疼痛，肢体痿厥
⑦热毒、湿热邪毒外犯，或内生邪毒，壅郁为脓——脱疽
⑧久病及肾，热伤气阴，阴损及阳，久病入络，络脉瘀结，肾元受伤，湿浊邪毒内生，阻滞气机升降——水肿，关格

七、预防护理

1. 精神调摄，保持心情舒畅，避免精神紧张。

2. 饮食有节，以清淡为宜，不可过饱，一般以适量谷物，配以蔬菜、豆类、奶类、鱼类、瘦肉、鸡蛋等，禁食甘肥醇酒、咸味及辛辣刺激之品，应戒烟限酒。

3. 起居有常，适当增加运动。

4. 注意观察消渴病继发病证的早期表现。

八、历代文献述要

1. 消渴之名首见于《素问·奇病论》，根据病机及症状的不同，《内经》还有消瘅、膈消、肺消、消中等名称。《素问·奇病论》说明了饮食不当、情志失调、瘀血内阻均可化热导致消渴，强调胃热在消渴病发生发展过程中的重要作用。

2. 汉代张仲景《金匮要略》立专篇讨论，在明确“胃中有热，即消谷引饮”的同时，提出了厥阴消渴和肾虚消渴，并最早提出治疗方药。

3. 王焘《外台秘要》更引用隋代甄立言《古今录验》云：“消渴，病有三：一渴而引水多，小便数，无脂似麸片甜者，此皆消渴病也；二

吃食多，不甚渴，小便有油者，此消中病也；三渴而饮水不能多，小便数，阴痿弱，但腿肿，脚先瘦小，此肾消病也。”又说：“每发即小便至甜”；“焦枯消瘦”，对消渴的临床特点作了明确的论述，明确指出消渴有广义与狭义之分，狭义的消渴病表现为多饮、多尿、尿有甜味，即现代医学的糖尿病。

4. 王肯堂《证治准绳·消瘅》在前人论述的基础上，对三消的临床分类作了规范，指出：“渴而多饮为上消（经谓膈消），消谷善饥为中消（经谓消中），渴而便数有膏为下消（经谓肾消）”。

5.《儒门事亲·三消论》也说：“夫消渴者，多变聋盲、疮癣、痤痱之类”，“或蒸热虚汗，肺痿劳嗽”。

巩固与练习

一、选择题

（一）A 型题

1. 消渴的基本治疗原则是(　　)

A. 滋补肝肾，清热化痰　　B. 活血化瘀，清热解毒

C. 益气温阳　　D. 养阴生津，清热润燥

2. 患者烦渴引饮，口干舌燥，尿频量多，大便秘结，舌质红，苔薄黄，脉弦细数。治宜选用(　　)

A. 白虎加人参汤　　B. 六味地黄丸　　C. 补中益气汤

D. 金匮肾气丸

（二）B 型题

A. 阴虚炽热，痰阻经络

B. 肾阴亏虚，精血不足

C. 阴虚内热，脉络失养

D. 燥热伤阴，络脉瘀阻

3. 消渴病并发中风偏瘫的机制是(　　)

4. 消渴病并发视瞻昏渺的机制是(　　)

（三）X 型题

5. 消渴日久常见并发症有(　　)

A. 中风　　B. 鼓胀　　C. 关格

D. 脱疽

二、问答题

6. 消渴病的主症是什么?
7. 消渴病的主要病因病机是什么?
8. 消渴病的治疗原则是什么?
9. 消渴病辨证如何处理本虚证和标实证的关系?

参考答案

一、选择题

1. D 2. A 3. A 4. B 5. ACD

其他题型答案参见本章相关内容。

第五节 痰 饮

【考点重点点拨】

1. 掌握痰饮的概念、诊断、鉴别诊断、辨证要点、治则治法。
2. 熟悉痰饮的分证论治。
3. 了解痰饮的预防护理及历代文献述要。

一、概念

1. 主症：体内水液异常停积于某些部位的疾病。根据水液停积的部位不同，又分为痰饮、悬饮、溢饮、支饮四类。狭义的痰饮指水液停积于胃肠的类型，本章讨论的是广义的痰饮。

2. 病机要点：三焦气化失司，水液运化输布失常。

二、病因病机

病因包括寒湿浸渍，饮食不节，劳欲所伤，或素体阳虚，肥胖湿盛，年老多病等。病位主要在肺、脾、肾。基本病机是阳虚阴盛，病性为本虚标实。

1. 外感寒湿

寒湿之邪，易伤阳气。如环境寒冷潮湿，或冒雨涉水，经常坐卧湿地等，寒湿浸渍，由表及里，致中阳受困，运化无力，水湿停聚而为痰饮。

2. 饮食不节

恣食生冷，或暴饮暴食，均可阻遏脾阳，致中州失运，水湿聚而为饮。

3. 劳欲久病

水液属阴，全赖阳气之温煦蒸化输转。若因劳欲太过，或年高久病，素体阳虚，脾肾阳气不足，水谷不得运化输布停聚为饮。体虚气弱之人，一旦伤于水湿，更易停蓄致病。

总之，水液的输布排泄依靠肺脾肾和三焦的作用。若肺之通调涩滞，脾之转输无权，肾之蒸化失职，三者互为影响，三焦气化失司，阳虚水液不运，必致停积为饮。

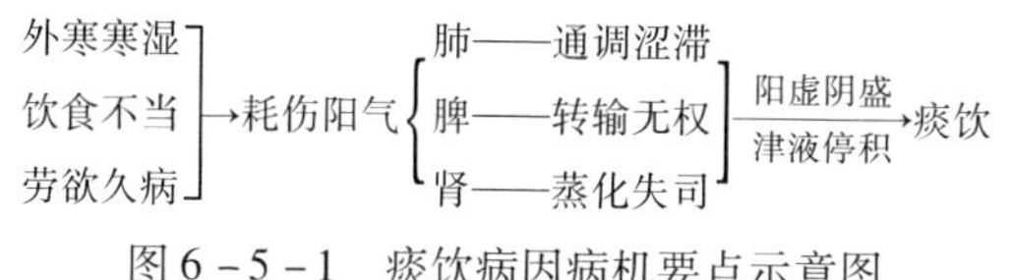

图 6－5－1　痰饮病因病机要点示意图

三、诊断

1. 痰饮病证的诊断，应综合临床症状，痰饮停积的部位及舌象、脉象变化来确定。

2. 支饮者，见咳逆喘息，痰白量多；悬饮者见咳嗽、气急，胁肋胀痛；痰饮者，见心下痞满，胃肠间漉漉有声，呕吐清水痰涎；溢饮者见身痛困重，肢体浮肿。舌苔白滑或厚腻，或舌淡体胖，脉象多为沉弦而滑。

3. 多有感受寒湿，或嗜食生冷，或冒雨涉水等经历。

4. 多有反复发作的病史。

5. X 线、内窥镜、胃肠动力学检查、痰培养等理化检查有助于诊断。

四、鉴别诊断

1. 痰饮须与痰、水、湿相鉴别

表 6-5-1　痰饮与痰、水、湿鉴别表

	病因或性质	症状特点
痰	热邪煎熬	分有形和无形，有形者形质厚浊，无形者无处不到
饮	因寒积聚	形质稀涎，多停留于体内空腔或体位低下之处
水	阴邪	形质最为清稀，可泛滥体表、四末
湿	阴邪	湿性黏滞，但无定体，随五气从化相兼为病

2. 溢饮须与风水鉴别

表 6-5-2　溢饮与风水鉴别表

病名	症状特点
溢饮	恶寒无汗，身体疼痛，小便自利，以四肢或一侧肢体明显
风水	汗出恶风，小便不利，浮肿从眼睑开始，迅速延及全身

3. 悬饮需与胸痹鉴别

表 6-5-3　悬饮与胸痹鉴别

	悬饮	胸痹
病位	胸部，左侧或右侧	膻中或胸膺部，左侧
证候特征	胸胁胀痛，持续不解，咳嗽、转侧、呼吸时加重	膻中部或左胸膺部发作性或持续性疼痛，分别表现为厥心痛和真心痛
兼症	咳嗽、咯痰	心悸
病势	较缓，持续	较急，发作性

4. 支饮、伏饮需与哮病、喘证、肺胀鉴别

表 6-5-4　支饮、伏饮与哮病、喘证、肺胀鉴别

相同	均有咳逆上气，喘满，咳痰等表现。	
不同	支饮	是痰饮的一个类型，因饮邪支撑胸肺而致
	伏饮	是指伏而时发的饮证
	哮病	是呈反复发作的一个独立疾病

续表

不同	喘证	是多种急慢性疾病的重要主症
	肺胀	是肺系多种慢性疾患日久积渐而成
联系	肺胀在急性发病阶段，可以表现支饮证候 喘证的肺寒痰饮两证，又常具支饮特点 哮病属于伏饮范围	

五、辨证论治

（一）辨证要点

1. 辨痰饮类型

表6-5-3　痰饮类型辨别表

类型	饮停部位	特点
痰饮	胃肠	心下痞满，胃中有振水声，肠间漉漉有声，呕吐清水痰涎
悬饮	胸胁	咳嗽，气急，胁肋胀痛
支饮	胸肺	咳逆喘息，痰白量多
溢饮	四肢	身痛困重，肢体浮肿

2. 辨寒热　痰饮总属阳虚寒凝，水饮停聚。但也可郁久化热，致饮热互结，或寒热相兼。

表6-5-4　痰饮寒热辨别表

类型	发病	症状特点
寒证	常见	痰白量多，呕吐清水痰涎，舌苔白滑，或舌淡体胖，脉沉弦而滑
热证	饮郁化热	饮渐黏稠，身热，口苦，舌苔黄腻，脉滑数等

3. 辨虚实

表6-5-5　痰饮虚实辨别表

类型	发病	饮邪性质	正气性质	症状特点
实证	新病	较盛	较强	咳逆喘息，心下痞满，胃肠有声，脉弦
虚证	久病	较弱	较弱	头晕，心悸，气短，形寒，脉细

（二）治则治法

《金匮要略》提出“病痰饮者，当以温药和之”，此为治疗痰饮之原则。同时要区分标本缓急、表里虚实之不同，采取相应的治疗措施。

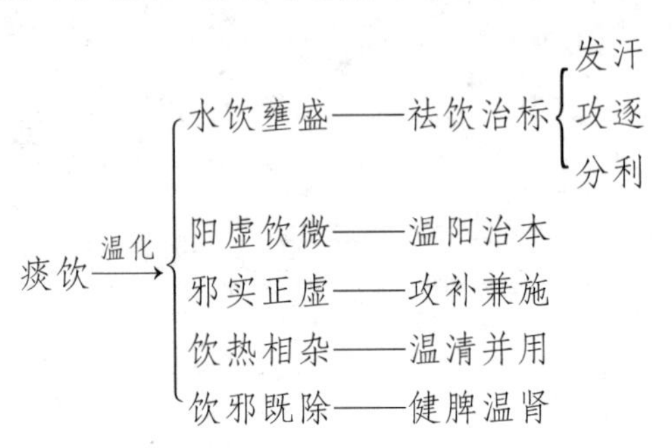

（三）分证论治

1. 痰饮

（1）饮停于胃

【主症】心下坚满或疼痛，胃脘部有振水声。

【兼次症及舌脉】恶心或呕吐，呕吐清水痰涎，口不渴或口渴不欲饮，或饮入即吐，背冷如掌大。头晕目眩，小便不利，食少，身体逐渐消瘦，舌苔白滑，脉沉弦或滑。

【病机要点】水饮留胃，阳气郁遏，胃气上逆。

【治法】和中蠲饮。

【代表方】小半夏加茯苓汤。

（2）饮邪化热

【主症】脘腹坚满或灼痛。

【兼次症及舌脉】烦躁，口干口苦，舌燥，大便秘结，小便赤涩。舌红苔薄黄腻，或黄腻或偏燥，脉弦滑而数。

【病机要点】胃肠停饮，日久化热。

【治法】清热逐饮。

【代表方】甘遂半夏汤。

（3）饮留于肠

【主症】水走肠间，沥沥有声，腹部坚满或疼痛。

【兼次症及舌脉】脘腹发冷，头晕目眩，或下利清水而利后少腹续坚满，小便不利，纳呆。舌质淡，苔白滑或腻，脉沉弦或伏。

【病机要点】饮流于肠，阳气郁遏。

【治法】攻逐水饮。

【代表方】己椒苈黄丸。

2. 悬饮

（1）邪犯胸肺

【主症】寒热往来，咳嗽气急，少痰，胸胁疼痛，呼吸或转侧疼痛加重。

【兼次症及舌脉】或发热不恶寒，汗少，有汗而热不解，心下痞硬，干呕，口苦，咽干，舌苔薄白或薄黄，脉弦数。

【病机要点】热郁胸肺，少阳枢机不利，肺气失宣。

【治法】和解少阳，宣利枢机。

【代表方】柴枳半夏汤。

（2）饮停胸胁

【主症】胸胁胀满疼痛，转侧时加重，病侧肋间饱满，甚则偏侧胸部隆起。

【兼次症及舌脉】气短息促不能平卧，或仅能侧卧于停饮的一侧。咳嗽，呼吸困难。舌质淡，苔白或滑腻，脉沉弦或弦滑。

【病机要点】饮停胸胁，气机不利。

【治法】攻逐水饮。

【代表方】十枣汤或葶苈大枣泻肺汤。

（3）气滞络痹

【主症】胸胁灼痛或刺痛，胸闷，呼吸不畅。

【兼次症及舌脉】咳嗽气逆，呛咳吐白痰涎沫，甚则迁延，日久不愈，阴天时更为明显。舌质淡暗，苔薄白，脉弦。

【病机要点】饮邪久郁，气滞血瘀。

【治法】理气和络。

【代表方】香附旋覆花汤。

（4）阴虚内热

【主症】胸胁灼痛，咳呛时作。

【兼次症及舌脉】口干咽燥，痰黏量少，午后潮热，颧红，心烦，盗汗，手足心热，形体消瘦。舌质红，少苔，脉细数。

【病机要点】饮阻气郁，化热伤阴，阴虚肺燥。

【治法】滋阴清热。

【代表方】泻白散或合沙参麦冬汤。

3. 支饮

【主症】咳喘胸满不得卧，痰清稀白沫量多。

【兼次症及舌脉】面浮肢肿，或经久不愈，平素伏而不作，每遇寒即发，兼见寒热，背痛、身痛等。舌淡体胖有齿痕，苔白滑或白腻，脉弦紧。

【病机要点】水饮留肺，支撑胸膈。

【治法】温肺化饮。

【代表方】小青龙汤。

4. 溢饮

【主症】四肢沉重疼痛浮肿。

【兼次症及舌脉】恶寒无汗口不渴，或见咳喘，痰多白沫，胸闷，干呕。舌质淡胖，苔白，脉弦紧。

【病机要点】肺、脾输布失司，水饮流溢肌肤。

【治法】解表化饮。

【代表方】小青龙汤。

六、转归预后

1. 痰饮经及时治疗，用药得当，一般预后较好。

2. 若饮邪留伏胸肺，初病祛邪不尽，则可变成窠臼，遇新感则易引动伏饮，反复难愈。若成因由于胸肺癌瘤，影响肺气肃降，不能通调水道而停聚为饮，则往往预后不良，应治饮与治疗癌瘤同时并举。

3. 由内伤而致的多见脾病及肺，脾病及肾，肺病及肾。若肾气亏虚，津聚则痰饮内生，可凌心射肺犯脾，病情复杂危重。宜根据标本缓急，采取肺肾同治或脾肾同治等措施。

七、预防护理

1. 平时应避免风寒湿冷，注意保暖。

2. 饮食宜清淡，忌肥甘厚腻、生冷，戒烟酒。

3. 注意休息，劳逸适度，适当进行体育锻炼。

八、历代文献述要

1.《黄帝内经》对人体水液代谢过程作了精辟论述，认为与肺脾肾三脏关系最为密切，为研究水液代谢紊乱指明了方向，并提出“饮积”之说，责之于“湿淫土郁”。

2.《金匮要略》首创“痰饮”病名，系统地对痰饮病进行了辨证论治，并划分了痰饮、悬饮、溢饮、支饮四个类型，确定了“病痰饮者，当以温药和之”的基本原则，制定了小青龙汤、苓桂术甘汤、五苓散、木防己汤、甘遂半夏汤、十枣汤等著名方剂，至今为临床所应用。

3. 宋代《仁斋直指方》、明代《景岳全书》将饮与痰的概念作了明确的区分。

巩固与练习

一、选择题

（一）A 型题

1. 治疗饮证的总则是：（　　）

A. 发汗　　B. 利水　　C. 逐饮

D. 温化　　E. 祛湿

2. 治疗邪犯胸肺之悬饮易选用：（　　）

A. 柴枳半夏汤　　B. 椒目瓜蒌汤　　C. 香附旋覆花汤

D. 已椒苈黄丸　　E. 柴胡疏肝散

（二）X 型题

3. 与肺脾肾三脏功能失调有关的病证有：（　　）

A. 饮证　　B. 癃闭　　C. 淋证

D. 水肿　　E. 鼓胀

二、简答题

4. 简述四饮的鉴别要点。

5. 痰饮的治疗原则是什么。

三、问答题

6. 痰饮的定义及其广义和狭义的概念分别是什么？
7. 痰饮的基本病因病机是什么？
8. 痰饮、悬饮、溢饮、支饮的诊断与辨证方法是什么？
9. 痰饮的治疗原则？

一、选择题

1. D　2. C　3. AB

其他题型答案参见本章相关内容。

第六节　瘿　　病

【考点重点点拨】

1. 掌握瘿病的概念、病因病机、鉴别诊断、辨证要点、治则治法。
2. 熟悉瘿病的分证论治。
3. 了解瘿病的转归预后、预防护理。

一、概念

1. 主症：以颈前喉结两旁结块肿大为主要临床特征，并可伴有烦躁易怒、心悸、汗出等症状。

2. 病机要点：气滞、痰凝、血瘀壅结颈前。

二、病因病机

瘿病的发生与情志失调、饮食偏嗜、体质因素等有关，其中情志内伤所致者尤多。同时，外受六淫邪气，加之环境、饮食偏嗜等，也常是引发本病的诱因。

1. 情志内伤

郁怒或忧愁思虑，使肝气郁滞，津液不得输布，凝聚成痰，气滞痰凝，壅结颈前，则形成瘿病。

2. 饮食及水土失宜

饮食失调，或水土失宜，一是影响脾胃，使脾失健运，水湿聚而生痰；二是影响气血，致气滞、痰凝、血瘀，壅结颈前则发为瘿病。

3. 体质因素

妇女的经、孕、产、乳等生理特点均与肝经气血密切相关，遇有情志、饮食等致病因素，常引起气郁痰结、气滞血瘀及肝郁化火等病理变化，故女性易患瘿病。另外，少阳气郁体质、厥阴肝旺体质之人，气郁痰阻之后易于化火，更加伤阴，常使病机复杂，病程缠绵。

总之，瘿病的病机特点是本虚标实，虚实夹杂，发病涉及肝、脾、心、肾诸脏，本虚包括阴虚、气虚、气阴两虚甚至阴阳两虚，标实包括肝火、胃火、心火、肝气郁结、肝阳上亢、痰火扰心、痰湿中阻、痰瘀互结。其中肝气、肝火、肝阳、肝风具有重要的病理意义，因此，在治疗时应注重辨明本虚标实。

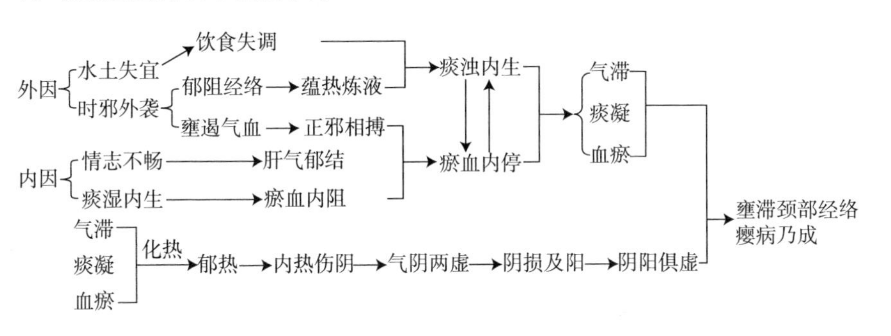

图6－6－1　瘿病病因病机要点示意图

三、诊断

1. 颈部增粗或出现肿块，多为颈部两侧对称性肿大，且可随吞咽上下移动。初作可如樱桃或指头大小，一般生长缓慢。大小程度不一，大者可如囊如袋，触之多柔软、光滑，病程日久则质地较硬，或可扪及结节。

2. 早期多无明显伴随症状，日久可逐渐出现心悸、气促、急躁、易怒、失眠、怕热、多汗、食欲亢进、体重减轻以及突眼等症状。

3. 多发于女性，常有饮食不节、情志不舒的病史，发病有一定的地区性。

4. 实验室检查血清甲状腺激素、促甲状腺激素（TSH）、甲状腺^{131}I摄取率测定以及甲状腺B超等，有助于诊断与鉴别诊断。

四、鉴别诊断

1. 瘿病须与瘰疬、消渴病相鉴别

表6-6-1　瘿病与瘰疬、消渴鉴别表

	瘿病	瘰疬	消渴病
病因	情志内伤，饮食及水土失宜，体质因素等	因阴虚火旺、内蕴痰毒而发；或因气郁、劳伤而发	先天禀赋不足，复因情志失调、饮食不节等
病机要点	气滞、痰结、血瘀	痰热互结	热伤气阴
颈部结块	肿块在颈部正前方，肿块一般较大	在颈项的两侧或颌下，肿块一般较小，每个约胡豆大，个数多少不等	无瘿肿
多饮多食多尿	多食易饥无多尿	一般无多饮多食多尿	多饮多食多尿
兼症	常见乏力、体重减轻，烦热、汗出、急躁易怒、眼突、手抖、面部烘热、心悸、心烦少寐，便溏等	可有乏力、体重减轻，病初起无全身症状，在化脓时可有低热，纳差	常见乏力、体重减轻，可见尿有甜味、常见便秘

2. 瘿囊须与瘿瘤相鉴别

表6-6-2　瘿囊与瘿瘤鉴别表

	瘿囊	瘿瘤
病因	多因饮食水土失宜	多因情志内伤、体质因素
病机要点	气郁痰阻	气滞、痰结、血瘀
颈部证候	颈前肿块较大、两侧比较对称、肿块光滑、柔软	颈前肿块偏于一侧，或一侧较大，或两侧均大，瘿肿如核桃大小、质硬

续表

	瘿囊	瘿瘤
预后	日久兼有血瘀者局部出现结节	病情严重者，肿块迅速增大，质地坚硬，表面高低不平
西医病症	单纯性甲状腺肿	甲状腺瘤和结节性甲状腺肿

五、辨证论治

（一）辨证要点

1. 辨虚实与在气、在血

瘿病以气、痰、瘀壅结颈前为主要病机，所以一般属于实证，其中应着重辨明有无血瘀。病程久后，由实致虚，常出现阴虚、气虚的病变及相应的症状，其中以心、肝阴虚尤为多见，从而成为虚实夹杂的证候。

表 6－6－3　瘿病在气、在血辨别表

	气分	血分
病程	较短	较长
病机要点	气郁痰阻	痰结血瘀
证候特征	颈前肿块光滑、柔软	肿块质地较硬，甚至质地坚硬，表面高低不平

2. 辨火旺与阴伤

表 6－6－4　瘿病火旺、阴伤辨别表

	火旺	阴伤
病机要点	肝火旺盛	阴虚火旺
症状	烦热、易汗、性情急躁易怒、眼球突出、手指颤抖、面部烘热、口苦	心悸不宁、心烦少寐、易汗、手指颤动、两目干涩、头晕目眩、倦怠乏力
舌脉	舌红苔黄，脉弦数	舌红少苔，脉细数

（二）治则治法

1. 在明辨标本虚实的基础上，针对邪实证，以理气化痰，消瘿散结为基本治则。

2. 瘿病初期以实证为主，患病日久，常可表现为阴虚火旺、气阴两虚，甚至可以表现为阴阳俱虚。

3. 治宜理气散结，或化痰散结，或化瘀散结治法，针对正虚证，分别用养阴、益气养阴，甚至滋阴助阳治法。

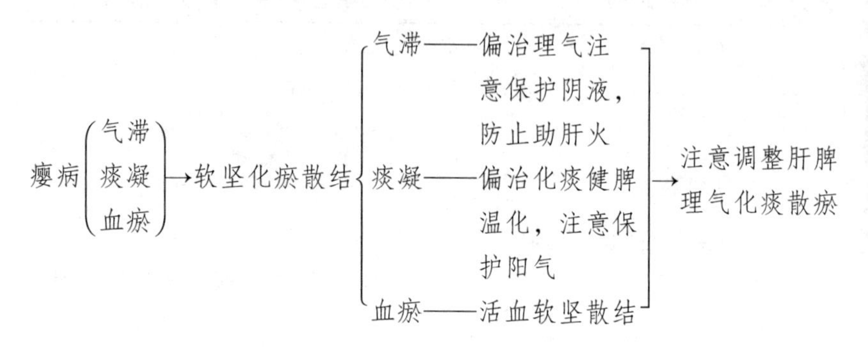

（三）分证论治

1. 气郁痰阻证

【主症】颈前喉结两旁结块肿大，质软不痛，病情随情志波动。

【兼次症及舌脉】颈部觉胀，胸闷，喜太息，或兼胸胁窜痛，苔薄白，脉弦。

【病机要点】气机郁滞，痰浊壅阻。

【治法】理气舒郁，化痰消瘿。

【代表方】四海舒郁丸。

2. 痰结血瘀证

【主症】颈前喉结两旁结块肿大，按之较硬或有结节，肿块经久未消。

【兼次症及舌脉】胸闷，纳差，舌质暗，苔薄白或白腻，脉弦或涩。

【病机要点】痰浊内结，瘀血阻滞，搏结成瘿。

【治法】理气活血，化痰消瘿。

【代表方】海藻玉壶汤。

3. 肝火旺盛证

【主症】颈前喉结两旁轻度或中度肿大突出，手指颤抖，眼球突出。

【兼次症及舌脉】面部烘热，口苦，烦热，容易出汗，性情急躁易怒，舌质红，苔薄黄，脉弦数。

【病机要点】肝气壅结，气郁化火。

【治法】清肝泻火，消瘰散结。

【代表方】栀子清肝汤合消瘰丸。

4. 心肝阴虚证

【主症】颈前喉结两旁结块或大或小，质软，心悸，烦热多汗。

【兼次症及舌脉】眼干，目眩，心烦少寐，急躁易怒，手指颤，肢体颤动，舌质红，舌苔薄黄，或少苔，脉弦细数。

【病机要点】气火内结，心肝阴伤。

【治法】滋阴降火，宁心柔肝。

【代表方】天王补心丹或一贯煎。

六、转归预后

本病的转归预后与瘿病的性质、患者体质强弱、治疗护理等因素有关。

1. 瘿病患者虽有阴虚体质，但病初证候一般仍以实证为主。病程较短、患者年轻、证候以实证为主者，经积极治疗，预后一般较好。

2. 症状暂时缓解后，仍应注意观察，定期复查，谨防复发。

3. 病程长、年老、病情反复发作、心脾肾虚损明显者，则较难病愈。若见热甚阴脱阳亡者，预后不良。

七、预防护理

1. 注意饮食调摄，在容易发生瘿病的地区，可经常食用海带、加碘食盐（食盐中加入万分之一的碘化钠或碘化钾）。

2. 应注意精神调摄，防止情志内伤。

3. 在病程中，要密切观察瘿肿的形态、大小、质地软硬及活动度等方面的变化：如瘿肿经治不消，增大变硬，应高度重视，防止恶变。

4. 起居有常，勿妄作劳。

八、历代文献述要

1. “瘿病”早在《吕氏春秋》就有记载。汉代许慎《说文解字》指出：“瘿，颈瘤也”，明确指出瘿病具体病位在于颈前。

2. 隋代巢元方认为水土因素及饮食失调与发病有关，强调情志郁结是“瘿病”发生的基础。

3. 清代沈金鳌指出瘿病发生与地理因素、饮食失宜有关的同时，明确提出妇女容易发生瘿病。

4. 宋代《圣济总录》云：“石瘿、泥瘿、劳瘿、忧瘿、气瘿，是为五瘿。”对瘿病进行了分类。

巩固与练习

一、选择题

（一）A 型题

1. 患者颈前正中肿大、发胀，质软不痛，常太息，胸闷，两胁窜痛，苔薄白，脉弦，宜选何方？

A. 柴胡疏肝散　B. 柴枳半夏汤　C. 逍遥散
D. 四海舒郁丸　E. 海藻玉壶汤

2. 治疗痰结血瘀之瘿病，宜用何法？

A. 疏肝理气，消痰祛瘀　B. 理气舒郁，化痰消瘿
C. 理气活血，化痰消瘿　D. 化痰散结，活血化瘀
E. 活血化瘀，祛痰消瘿

（二）X 型题

3. 瘿病在气分与在血分的辨证要点包括：(　　)

A. 在气分者颈前肿块柔软　B. 在血分者颈前肿块质地坚硬
C. 在气分者肿块表面高低不平　D. 在血分者肿块光滑
E. 在气分者肿块在颈前方，在血分者肿块在颈两侧

二、名词解释

4. 瘿病

5. 瘰疬
6. 瘿囊
7. 瘿瘤

三、简答题

8. 瘿病的治疗原则是什么。
9. 瘿病的病机要点是什么。

四、问答题

10. 瘿病的基本临床表现是什么？
11. 瘿病的病因病机是什么？
12. 瘿病的辨证要点是什么？
13. 瘿病的治疗原则是什么？

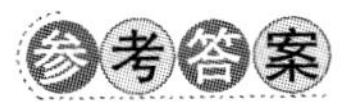

一、选择题

1. D　2. C　3. B　4. C　5. A　6. C　7. ABC

其他题型答案参见本章相关内容。

第七节 积 聚

【考点重点点拨】

1. 掌握积聚的概念、病因病机、鉴别诊断、辨证要点、治则治法及分证论治。

2. 熟悉积聚的诊断。

3. 了解积聚的转归预后、预防护理及历代文献述要。

一、概念

1. 主症：以腹内结块，或胀或痛为诊断本病的主要依据。

2. 病机要点：正气亏虚，脏腑失和，气滞、血瘀、痰浊蕴结于腹所致。

二、病因病机

积聚的病因有外感内伤两端。外感源于邪毒，日久不去；内伤则由情志抑郁，久而不解，或饮食伤脾，酿生痰浊，以及虚劳、黄疸等病缠绵不愈，导致气滞血瘀，结聚于腹而成；其病理变化为气滞、痰浊、血瘀。

1. 情志抑郁

情志抑郁，致气机阻滞，聚而不散，而成聚证；气滞日久，血运不畅，瘀血内停，脉络受阻，结而成块，故成积证。

2. 饮食内伤

饮食不节，损伤脾胃，脾失健运，湿浊痰饮内聚，阻滞气机而为聚证；日久形成气滞血瘀，脉络阻滞，则为积证。

3. 邪毒稽留

寒、湿、热诸邪，侵袭人体，留着不去，以致脏腑失和，痰浊内聚，痰食交阻，气机阻滞以成聚证；病久入络，脉涩血凝，结为积块，则为积证。

4. 它病转归

黄疸日久不退或黄疸虽消而余邪留恋，致络脉不畅，瘀血内阻；或久疟不愈，气血凝滞，结为疟母；或感染血吸虫，虫阻血络，血络瘀滞；或虚劳日久，气滞血瘀，均可致积证。

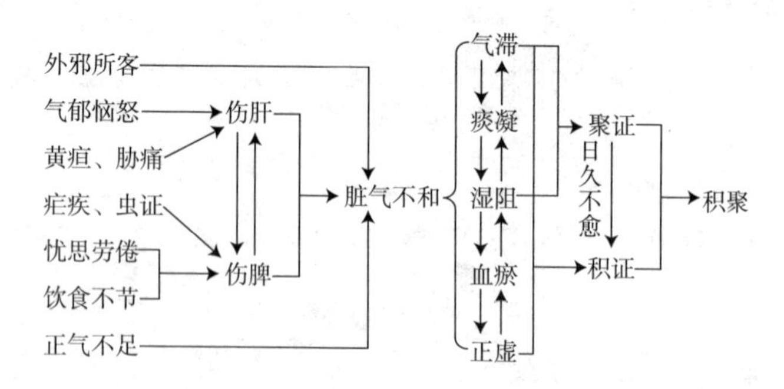

图6－7－1　积聚病因病机要点示意图

三、诊断

1. 腹内结块，或胀或痛为本病的主要症状。

2. 聚证以腹中气聚，聚散无常，聚时结块，散则无形，攻窜胀痛，以胀为主，痛无定处，时作时止为临床特征。

3. 积证以腹内积块，触之有形，固定不移，以痛为主，痛有定处为临床特征。

4. 常有情志抑郁，饮食不节，外邪侵袭，或黄疸、胁痛、虫毒、久疟、久泻、久痢、虚劳等病史。

四、鉴别诊断

1. 积聚须与痞满相鉴别

表 6－7－1　积聚与痞满鉴别表

	积聚	痞满
病机	气滞、痰湿、瘀血蕴结而成	中焦气机阻滞，升降失常
病位	肝、脾	胃
主症	腹内有积块，或气聚	自觉脘腹痞满
腹部切诊	按之有积块或条索状物	按之柔软，无积块

2.

表 6－7－2　积聚与鼓胀鉴别表

	积聚	鼓胀
病机	气滞、痰湿、瘀血蕴结而成	气滞、水饮，瘀血蕴结腹中
病位	肝、脾、肠、胃	肝、脾、肾
主症	腹内有包块，或胀或满，无胀大之形	腹胀大如鼓，皮色苍黄，脉络暴露
腹部切诊	腹中可扪及包块，无振水声	腹中有振水声或按之如囊裹水

五、辨证论治

（一）辨证要点

1. 辨积证与聚证

表 6-7-3　积证与聚证辨别表

	积证	聚证
病机	痰凝血结为主	气机郁滞为主
病位	血分，属脏	气分，属腑
包块特点	望之有形，触之必见结块，固定不移	望之有形，按之无块，聚散无常
疼痛特点	痛有定处	痛无定处

2. 辨积块部位

表 6-7-4　积块部位辨别表

积块部位	相关脏腑
胃脘	脾、胃
左胁腹	肝、脾
小腹、少腹	肠、卵巢、子宫
右胁腹	肝

3.

表 6-7-5　积证的初期、中期与末期辨别表

	初期	中期	末期
正邪关系	正气尚盛，邪气实而不甚	正气已虚，邪气渐甚	正气大伤，邪盛已极
包块特点	积块形小，按之不坚	积块增大，按之较硬	积块明显，按之坚硬
疼痛特点	有胀痛	疼痛持续	疼痛剧烈
伴随症状	不明显	纳差、倦怠乏力等	食欲大减，乏力神疲，面色萎黄或黧黑，明显消瘦等

4. 辨虚实

表 6-7-6　虚实鉴别表

病证	虚实	
聚证	实	
积证	初期	邪实
	中期	邪实正虚
	后期	正虚

5. 辨标本缓急

如出现吐血、便血、剧烈呕吐；因肝胆郁滞以及黄疸，应按照急则治其标或标本兼治的原则及时处理。

（二）治则治法

积聚治疗以调气理血为基本原则，重在处理好攻补的关系。攻伐类药物应权衡虚实，慎勿过用；治实当顾其虚，牢记补虚勿忘其实的原则。

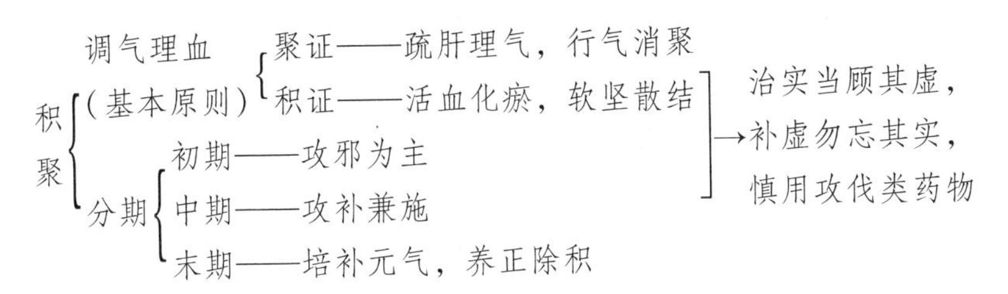

（三）分证论治

1. 聚证

（1）肝气郁滞

【主症】腹中气聚，攻窜胀痛，时聚时散，常随情绪波动而起伏。

【兼次症及舌脉】脘胁间或不适，舌淡红，苔薄，脉弦。

【病机要点】肝失疏泄，腹中气聚。

【治法】疏肝解郁，行气消聚。

【代表方】逍遥散加减。

（2）食滞痰阻

【主症】腹胀或痛，时有条索状物聚起，按则胀痛加剧。

【兼次症及舌脉】便秘纳呆，脘闷不舒，舌苔腻，脉弦滑。

【病机要点】食滞痰浊交阻，气聚不散，结而成块。

【治法】行气化痰，导滞通腑。

【代表方】六磨汤加减。

2. 积证

（1）气滞血阻

【主症】腹部积块软而不坚，固着不移。

【兼次症及舌脉】腹部胀痛，口苦，脘痞，舌质青紫，舌苔薄，或见瘀斑，脉弦。

【病机要点】气滞血阻，脉络不和，积而成块。

【治法】理气活血，通络消积。

【代表方】柴胡疏肝散合失笑散加减。

（2）瘀血内结

【主症】腹部肿块明显，硬痛不移。

【兼次症及舌脉】面暗消瘦，纳减乏力，或见女子月经不调、男子阳萎，舌质紫暗或见瘀斑，苔薄白，脉弦细涩。

【病机要点】瘀结成块，正气耗损，脾运不健。

【治法】祛瘀软坚，调理脾胃。

【代表方】膈下逐瘀汤为主，间服六君子汤或服鳖甲煎丸。

（3）正虚瘀结

【主症】积块坚硬，疼痛加剧。

【兼次症及舌脉】面色萎黄或黧黑，形脱骨立，饮食大减，或呕血、便血、衄血，舌质淡紫，无苔，脉细数或弦细。

【病机要点】癥积日久，中虚失运，气血衰少。

【治法】大补气血，化瘀散结。

【代表方】八珍汤合化积丸加减。

六、转归预后

本病的转归与积聚性质、体质强弱、治疗护理等因素有关。

1. 聚证易已，然而若聚证失治误治，可转为积证。

2. 积证难疗，但若在积证初、中期获得及时正确的治疗，尚有治愈希望；到积证末期，若立法处方得当，部分患者，仍能减轻症状，改善体质，甚至带病延年。若病情迁延不愈，肝脾肾俱损，则可发展为鼓胀、血证、黄疸等病证。

七、预防护理

1. 保持心情舒畅，对于防治积聚至关重要。
2. 饮食宜清淡，未病之时少饮酒，已病之后忌酒。
3. 积极治疗胁痛、胃痛、泄泻、黄疸等病证，防止积聚发生。
4. 早期发现积证，早期治疗。

八、历代文献述要

1.《内经》首创积聚之名，指出积证源于寒邪外中与内伤忧怒，病机关键在于气机逆乱；强调体质因素在发病中的重要作用。并将积聚的发生与表现进行了扼要的辨别，首创“五积”之说。

2. 隋·巢元方于《诸病源候论》独论积聚癥瘕诸证，且认识到“虚劳”与“积聚”的关系，创虚劳积聚说。

3. 元·朱丹溪对积聚的成因责于痰浊、食积、血瘀三种。

4. 张景岳在《景岳全书》中将积聚的治疗定为攻、消、散、补四法。

5. 明清医家张介宾、李中梓除强调正气不足在发病的重要地位外，对治法尤有发挥。李中梓在《医宗必读》中将攻、补两大法则有机地应用于积聚初、中、末三期治疗。

巩固与练习

一、选择题

（一）A 型题

1. 首先提出积聚病名的是(　　)
   A.《诸病源候论》　B.《肘后备急方》　C.《千金要方》
   D.《外台秘要》　E.《内经》

2. 提出积聚治疗“总其要不过四法，曰攻，曰消，曰散，曰补，四者而已”的著作是(　　)

A. 《诸病源候论》　B. 《肘后备急方》　C. 《千金要方》

D. 《内经》　E. 《景岳全书》

3. 下列选项中不属于积证与聚证鉴别要点的是(　　)

A. 病机以痰凝血结为主或气机郁滞为主

B. 病位在血分或气分

C. 病位属脏或属腑

D. 痛有定处或痛无定处

E. 望之有形或无形

4. 患者李某，男，35岁，诉腹胀，腹部时有条索状物聚起，按之胀痛更甚，便秘，纳呆，脘闷不舒，舌苔腻，脉弦滑。治疗首选方剂为(　　)

A. 逍遥散　B. 大承气汤　C. 六磨汤

D. 二陈汤　E. 柴胡疏肝散

（二）B型题

A. 柴胡疏肝散合失笑散　B. 膈下逐瘀汤

C. 木香顺气散　D. 六磨汤

E. 八珍汤合化积丸

5. 气滞血阻之积证的代表方(　　)

6. 瘀血内结之积证的代表方(　　)

A. 肝郁气滞型聚证　B. 食滞痰阻型聚证

C. 气滞血瘀型积证　D. 寒湿中阻型聚证

E. 正虚瘀结型积证

7. 患者腹痛多日，症见腹中积块，按之刺痛，积块坚硬，固定不移，面色苍白，舌质淡紫，无苔，脉弦细数属于(　　)

8. 患者腹中积块，胀满疼痛，按之软而不坚，固定不移，舌苔薄白，脉弦，属于(　　)

（三）X型题

9. 积聚的病因包括(　　)

A. 情志抑郁　B. 饮食内伤　C. 邪毒稽留
D. 它病转归　E. 表证入里

10. 《素问》中提出治疗积聚的大法包括(　　)
A. 坚者去之　B. 结者散之　C. 留者攻之
D. 逸者行之　E. 衰者补之

二、填空题

11. 辨积块部位时，若积块在少腹，其相关病变脏腑是________。

三、名词解释

12. 积聚
13. 癥瘕

四、简答题

14. 简要回答积聚的辨证要点及治疗原则。

五、问答题

15. 积聚的主症是什么?
16. 积聚的关键病机是什么，相关脏腑有哪些?
17. 积证和聚证如何区别?
18. 试述积聚的治疗原则。
19. 试述聚证之肝气郁结的证治方药。

参考答案

一、选择题

1. E　2. E　3. E　4. C　5. A　6. B　7. E　8. C　9. ABCD　10. BCDE

二、填空题

11. 肠、卵巢、子宫

其他题型答案参见本章相关内容。

第八节 虚劳

【考点重点点拨】

1. 掌握虚劳的概念、病因病机、鉴别诊断、辨证要点、治则治法及分证论治。

2. 熟悉虚劳的诊断。

3. 了解虚劳的转归预后、预防护理及历代文献述要。

一、概念

1. 主症：以形神疲惫，心悸气短，面容不华等慢性虚弱性症状为诊断本病的主要依据。

2. 病机要点：脏腑、气血、阴、阳亏损所致。

二、病因病机

虚劳的病因极为复杂，但不外先天不足，后天失调；其基本病机主要为气、血、阴、阳的亏损，脏腑功能失调。

1. 先天不足

父母体虚、胎中失养、临产受损、产后喂养失当等原因，皆能使小儿脏腑不健，气血不充，生机不旺，造成形气薄弱，则后天易于罹患疾病，并在病后不易治愈，导致久病不复，而成虚劳。

2. 后天失养

（1）烦劳过度，损伤五脏

长期的劳力、脑力、房劳过度，忧思积虑等，耗损正气，损伤五脏，日久成劳。

（2）饮食不节，损伤脾胃

暴饮暴食，或过用伤胃药物等，导致脾胃损伤，气血化源不足，遂成虚劳。

（3）大病久病，失于调理

久病大病均致脏气过伤，正气虚损，精气不复，积虚成损，逐渐发展为虚劳。

（4）失治误治，损耗精气

由于用药不当，或失治误治，使阴精或阳气受损难复，导致虚劳的发生。

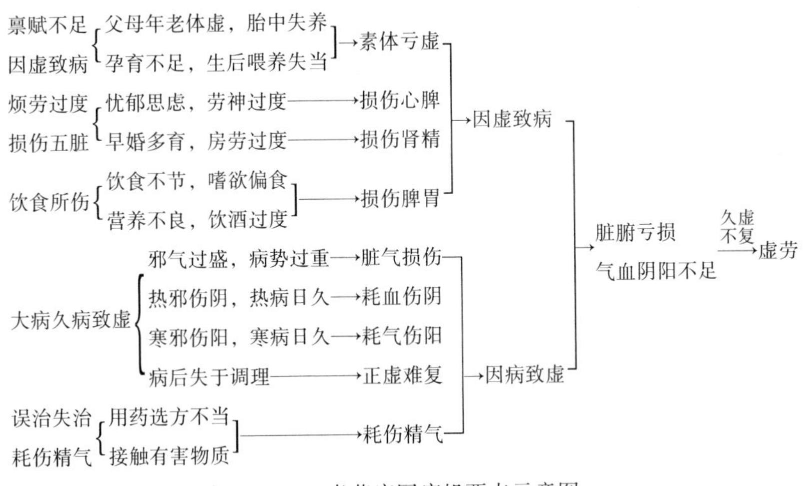

图6－8－1　虚劳病因病机要点示意图

三、诊断

1. 临床多见形神衰惫，心悸气短，面容不华，自汗盗汗，五心烦热，或畏寒肢冷，身体羸瘦，甚则大肉尽脱，不思饮食，脉虚无力等阴阳气血亏虚，脏腑功能衰退的症状。若病程较长，久虚不复，症状可呈进行性加重。

2. 有长期慢性病史，或存在引起虚劳的其他致病因素，多见于大病、久病之后。

3. 排除其他内科疾病中的虚证。

四、鉴别诊断

1. 虚劳须与肺痨相鉴别

表 6-8-1 虚劳与肺痨鉴别表

	虚劳	肺痨
病因	先天不足，后天失养	正气不足，痨虫侵袭
传染性	无传染性	有传染性
病位	五脏	肺
病机特点	以两个或多个脏腑劳伤，气血阴阳中两种或多种因素虚损	阴虚火旺
证候特点	内伤虚损症状，分别出现气、血、阴、阳亏虚的多种症状	咳嗽、咯痰、咳血、潮热、盗汗、消瘦
治则	补虚扶正，分别治以益气、养血、滋阴、温阳等	养阴清热，补肺杀虫

2. 虚劳须与内科其他病证中的虚证相鉴别

表 6-8-2 虚劳与内科其他病证中的虚证鉴别表

	虚劳	虚证
病程	多数病程较长，病势缠绵	以久病属虚者居多，但亦有病程较短而呈现虚证者
证候特征	以精气不足的症状为特征，涉及多脏，甚至以整体的虚象为主	其他病证的虚证则各以其病证的主要症状为突出表现
虚弱程度	较重	较轻

五、辨证论治

（一）辨证要点

1. 辨病性

虚劳辨证时，首先应明确是哪些脏腑之虚损，是两脏还是多脏，然后再辨清是气血亏虚还是阴阳虚损。

2. 辨顺证与逆证

表 6-8-3 虚劳的顺证与逆证辨别表

	顺证	逆证
病机	元气未败	元气耗竭，脾肾衰败
症状	食欲尚佳，身无大热，或有热可解，无喘息不续，虚能受补，治疗较易	饮食难下，发热不休，热不退，气喘不续，肉脱骨痿，泄泻不止，精神萎顿，治疗较难

3. 辨有无兼夹病证

虚劳辨证论治时，还应注意有无兼夹病证，尤其应注意原发疾病是否已经治愈，有无因虚致实的表现，是否兼加外邪。

（二）治则治法

1. 虚劳的治疗当以补益为基本原则，治疗时要根据气血阴阳亏损之不同，采取益气、养血、滋阴、温阳之法。

2. 根据病变脏腑有针对性地进行补益。

3. 还应注意以下三方面：一是重视脾肾，其对虚劳的转归预后非常重要；二是对于虚中夹实或兼感外邪者，当补中有泻，扶正祛邪；三是应辨证结合辨病，针对不同疾病的特殊性，既要补正以复其虚，又要求因以治其病。

对久病有瘀血之征象者，还应适当予以活血化瘀之法。

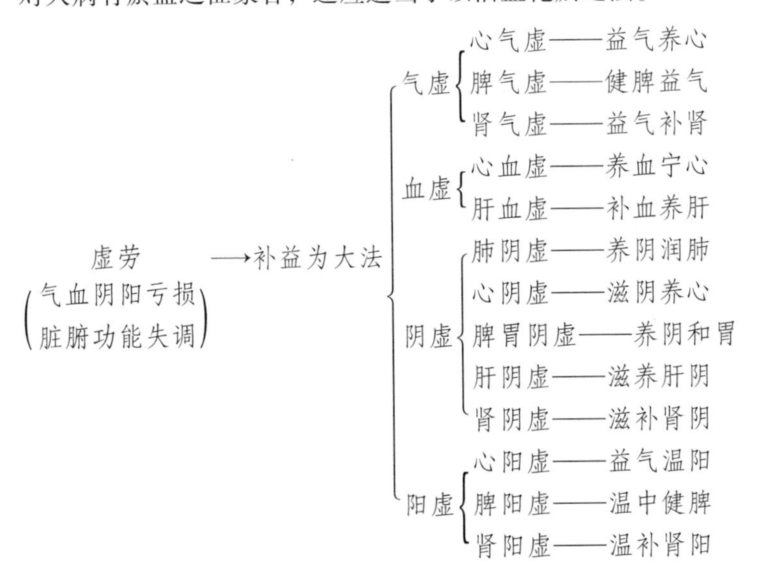

（三）分证论治

（1）气虚

1. 肺气虚证

【主症】咳嗽无力，痰液清稀，短气自汗，时寒时热，平素易于感冒。

【兼次症及舌脉】面色㿠白或萎黄，气短懒言，语声低微，头昏神疲，肢体无力，舌苔淡白，脉细软弱。

【病机要点】肺气不足，表虚不固。

【治法】补益肺气。

【代表方】补肺汤。

2. 心气虚证

【主症】心悸气短，劳则尤甚。

【兼次症及舌脉】面色㿠白或萎黄，神疲体倦，自汗气短懒言，语声低微，头昏神疲，肢体无力，舌苔淡白，脉细软弱。

【病机要点】心气不足，心失所养。

【治法】益气养心。

【代表方】七福饮。

3. 脾气虚证

【主症】饮食减少，食后胃脘不舒，大便溏薄，面色萎黄。

【兼次症及舌脉】面色㿠白或萎黄，气短懒言，倦怠乏力，语声低微，头昏神疲，肢体无力，舌苔淡白，脉细软弱。

【病机要点】脾虚失健，生化乏源。

【治法】健脾益气。

【代表方】加味四君子汤。

4. 肾气虚证

【主症】腰膝酸软，小便频数而清，白带清稀。

【兼次症及舌脉】面色㿠白或萎黄，神疲乏力，气短懒言，语声低微，头昏神疲，肢体无力，舌苔淡白，脉细软弱。

【病机要点】肾气不充，腰督失养，固摄无权。

【治法】益气补肾。

【代表方】大补元煎。

（2）血虚

1. 心血虚证

【主症】心悸怔忡，健忘，失眠，多梦。

【兼次症及舌脉】面色淡黄或者淡白无华，唇、舌、指甲色淡，头晕目花，肌肤枯糙，舌质淡红苔少，脉细。

【病机要点】心血亏虚，心失所养。

【治法】养血宁心。

【代表方】养心汤。

2. 肝血虚证

【主症】头晕，目眩，胁痛，肢体麻木，筋脉拘急，或惊惕肉瞤。

【兼次症及舌脉】妇女月经不调，甚则闭经，面色淡黄或者淡白无华，唇、舌、指甲色淡，头晕目花，肌肤枯糙，舌质淡红苔少，脉细。

【病机要点】肝血亏虚，筋脉失养。

【治法】补血养肝。

【代表方】四物汤。

（3）阴虚

1. 肺阴虚证

【主症】干咳，咽燥，甚或失音，咳血。

【兼次症及舌脉】面颧红赤，唇红，低烧，潮热，盗汗，面色潮红，手足心热，虚烦不安，盗汗，口干，舌质光红少津，脉细数无力。

【病机要点】肺阴亏虚，肺失清润。

【治法】养阴润肺。

【代表方】沙参麦冬汤。

2. 心阴虚证

【主症】心悸，失眠，烦躁，或口舌生疮。

【兼次症及舌脉】面颧红赤，唇红，潮热，盗汗，手足心热，面色潮红，虚烦不安，盗汗，口干，舌质光红少津，脉细数无力。

【病机要点】心阴亏耗，心失濡养。

【治法】滋阴养心。

【代表方】天王补心丹。

3. 脾胃阴虚证

【主症】口干唇燥，不思饮食，大便燥结，甚则干呕，呃逆。

【兼次症及舌脉】面颧红赤，唇红，低烧潮热，手足心热，虚烦不安，盗汗，口干，舌质光红少津，脉细数无力。

【病机要点】脾胃阴伤，失于濡养。

【治法】养阴和胃。

【代表方】益胃汤。

4. 肝阴虚证

【主症】头痛，眩晕，耳鸣，目干畏光，视物不明，急躁易怒，或肢体麻木，惊惕肉瞤。

【兼次症及舌脉】面颧红赤，唇红，低烧潮热，手足心热，虚烦不安，盗汗，口干，舌质光红少津，脉细数无力。

【病机要点】阴虚阳亢，上扰清空。

【治法】滋养肝阴。

【代表方】补肝汤。

5. 肾阴虚证

【主症】腰膝酸软，遗精，眩晕，耳鸣，甚则耳聋。

【兼次症及舌脉】面颧红赤，两足痿弱，唇红，低烧潮热，手足心热，虚烦不安，盗汗，口干，舌质光红少津，脉细数无力。

【病机要点】肾精不足，失于濡养。

【治法】滋补肾阴。

【代表方】左归丸。

（4）阳虚

1. 心阳虚证

【主症】心悸，自汗，神倦嗜卧，心胸憋闷疼痛。

【兼次症及舌脉】面色苍白或晦暗，怕冷，手足不温，出冷汗，精神疲倦，气息微弱，或有浮肿，下肢为甚，舌质胖嫩，边有齿痕，苔淡白而润，脉细微、沉迟或虚大。

【病机要点】心阳不振，心气亏虚，运血无力。

【治法】益气温阳。

【代表方】保元汤。

2. 脾阳虚证

【主症】食少形寒，神倦乏力，气少懒言，大便溏薄，肠鸣腹痛，每因受寒或饮食不慎而加剧。

【兼次症及舌脉】面色苍白或晦暗，怕冷，手足不温，出冷汗，精神疲倦，气息微弱，或有浮肿，下肢为甚，舌质胖嫩，边有齿痕，苔淡白而润，脉细微、沉迟或虚大。

【病机要点】中阳亏虚，温煦乏力，运化失常。

【治法】温中健脾。

【代表方】附子理中汤。

3. 肾阳虚证

【主症】腰背冷痛，遗精，阳痿，多尿或不禁，面色苍白，畏寒肢冷，下利清谷或五更泄泻。

【兼次症及舌脉】面色苍白或晦暗，怕冷，手足不温，出冷汗，精神疲倦，气息微弱，或有浮肿，下肢为甚，舌质胖嫩，边有齿痕，苔淡白而润，脉细微、沉迟或虚大。

【病机要点】肾阳亏虚，失于温煦，固摄无权。

【治法】温补肾阳。

【代表方】右归丸。

六、转归预后

虚劳转归的关键在于体质的强弱和脾肾的盛衰。

1. 若体质较好，治疗及时者易于调治；若体质较弱，虚损虽重，但通过积极正确治疗后，亦可好转。

2. 若体质薄弱，虚损太重，终至气血阴阳俱虚。或先见两脏虚损，逐渐累及多脏，以致脾肾俱已败损，此为恶化之征。

3. 若形气未脱，饮食尚可，脾肾虚损不甚，病属顺证，预后良好；反之，若形神衰惫，肉脱骨痿，不进饮食，脾肾败损，病属逆证，预后不良。

七、预防护理

虚劳除注重药物治疗外，调养护理亦至关重要。

1. 慎避风寒，适其寒温。
2. 合理饮食，戒除烟酒。
3. 注意起居，调适劳逸。
4. 舒畅情志，排除烦忧。

八、历代文献述要

1. 虚劳一病《黄帝内经》以虚立论，《难经·十四难》则以“五损”立论，还进一步提出了五脏虚损的调治大法。

2. 虚劳的病名首见于《金匮要略·血痹虚劳病脉证并治》篇，首创大黄䗪虫丸治疗虚劳的干血痨证。

3. 隋·巢元方在《诸病源候论·虚劳病诸候》中对五劳、六极、七伤作了详尽的说明。

4. 宋·严用和《重订严氏济生方·诸虚门》将虚劳与肺痨加以区别。

5. 元·李东垣强调从脾胃论治，创补中益气汤，以甘温除热法治之。

6. 朱丹溪从肝肾论治，创大补阴丸、三补方等方剂，以滋阴降火法治之。

7. 明·张景岳在《景岳全书·杂证谟·虚损》中指出“凡劳伤虚损，五脏各有所主，而惟心脏最多”。

8. 李中梓突出强调脾肾在虚劳形成中的重要性。

9. 薛立斋主张在一日中早服理脾胃之剂，以补后天；晚服补肾命之品，以滋养化源。

10. 汪绮石从肺、脾、肾三脏论治。

11. 清·吴谦在《医宗金鉴·虚劳治法》中精辟地概括了虚劳当从五脏治疗，为治疗虚劳奠定了理论基础。

巩固与练习

一、选择题

（一）A型题

1. 虚劳的病理性质是(　　)

A. 气血两虚　　B. 气血阴阳虚损　　C. 阴血亏虚

D. 阴阳两虚　　E. 气阴两虚

2. 不属于虚劳与肺痨鉴别之点的是(　　)

A. 病程长短　　B. 有无传染性

C. 病位在肺或在五脏　　D. 是否为痨虫侵袭所致

E. 病机为阴虚火旺或气血阴阳不足

3. 患者男，40岁，诉头痛，眩晕，耳鸣，目干畏光，视物不明，急躁易怒，或肢体麻木，筋惕肉瞤，面颧红赤，唇红，低烧潮热，手足心热，虚烦不安，盗汗，口干，舌质光红少津，脉细数无力。辨证应属虚劳的(　　)

A. 肾阴虚证　　B. 肝阴虚证　　C. 脾气虚证

D. 脾胃阴虚证　　E. 心阳虚证

4. 患者女，30岁，诉近日饮食减少，食后胃脘不舒，大便溏薄，面色萎黄，面色㿠白或萎黄，气短懒言，倦怠乏力，语声低微，头昏神疲，肢体无力，舌苔淡白，脉细软弱。治疗应首选(　　)

A. 补中益气汤　　B. 参苓白术散　　C. 加味四君子汤

D. 六磨汤　　E. 六君子汤

（二）B型题

A. 七福饮　　B. 养心汤　　C. 沙参麦冬汤

D. 黄芪鳖甲散　　E. 天王补心丹

5. 虚劳心血虚证的首选方是(　　)

6. 虚劳心气虚证的首选方是(　　)

A. 金匮肾气丸　　B. 大补元煎　　C. 左归丸

D. 六味地黄丸　　E. 右归丸

7. 虚劳肾气虚证的首选方是(　　)

8. 虚劳肾阴虚证的首选方是(　　)

(三) X 型题

9. 虚劳的主要病因是(　　)

A. 先天不足　　B. 烦劳过度　　C. 饮食不节

D. 大病久病　　E. 外感六淫

10. 对于虚劳的治疗，尤其应该注意的是(　　)

A. 重视补益脾肾的作用

B. 对于虚中夹实及兼感外邪者，当补中有泻，扶正祛邪

C. 辨病结合辨证

D. 虚则补之，实则泻之

E. 益气养血

二、填空题

11. 虚劳的治疗以________为基本原则。

三、名词解释

12. 虚劳

13. 虚劳中的五劳六极是指

四、简答题

14. 简述虚劳与肺痨的鉴别。

五、问答题

15. 虚劳的临床特点是什么?

16. 虚劳的常见病因是什么? 基本病机是什么?

17. 虚劳如何与肺痨相鉴别?

18. 虚劳的治疗原则是什么? 当注重调护哪些脏腑?

19. 虚劳如何辨证论治?

20. 虚劳如何进行预防调理?

参考答案

一、选择题

1. B　2. E　3. B　4. C　5. B　6. A　7. B　8. C　9. ABCD　10. ABC

二、填空题

11. 补益

三、名词解释

12. 虚劳是由于两脏或多脏劳伤，气血阴阳中两种或多种因素虚损为主要病机，以慢性虚弱性证候为主要表现的病证。本病发病缓慢，病程较长，缠绵难愈。

13.《诸病源候论·虚劳病诸候》用五劳、六极、七伤概括虚劳的病因，其中五劳是指心劳、肝劳、脾劳、肺劳、肾劳；六极是指气极。血极、筋极、骨极、肌极、精极。

其他题型答案参见本章相关内容。

第九节 内伤发热

【考点重点点拨】

1. 掌握内伤发热的概念、病因病机、鉴别诊断、辨证要点、治则治法及分证论治。
2. 熟悉内伤发热的诊断。
3. 了解内伤发热的转归预后、预防护理及历代文献述要。

一、概念

1. 主症：不因感受外邪，而由内伤所导致的发热为诊断本病的主要依据。
2. 病机要点：脏腑功能失调，气血阴阳失衡。

二、病因病机

内伤发热的病因虽复杂，但均由内伤所致。主要由劳倦过度、饮食失调、情志内伤、久病失血等引发；也有体质因素。其病理因素不外气、火、痰、瘀、虚。

1. 体虚久病

素体阴虚或热病经久不愈，或吐泻日久，或汗出过多，或误用过用温燥药物，以致阴精损伤，水不制火引起发热。或心肝血虚，无以敛阳，虚热内生。也有平素阳气不足，或误用、过用寒凉药物等，导致脾肾阳虚，火不归源，虚阳外浮引起发热。

2. 饮食劳倦

过度劳累，饮食失调，以致脾胃虚弱，中气不足；或脾虚不能化生阴血，气血亏虚；或饮食不节，湿浊内生，湿郁化热，均可引起发热。

3. 情志失调

情志抑郁，肝气不能条达，气郁化火；或恼怒过度，肝火内盛，以致发热。

4. 外伤出血，血瘀阻滞

由于失血过多，无以敛阳，虚热内生而致发热；或外伤后气血瘀阻，出血后离经之血停积体内，经脉壅遏不畅；或情志失调，气滞血涩，或劳倦耗气，气虚血滞，血瘀化热均可引起发热。

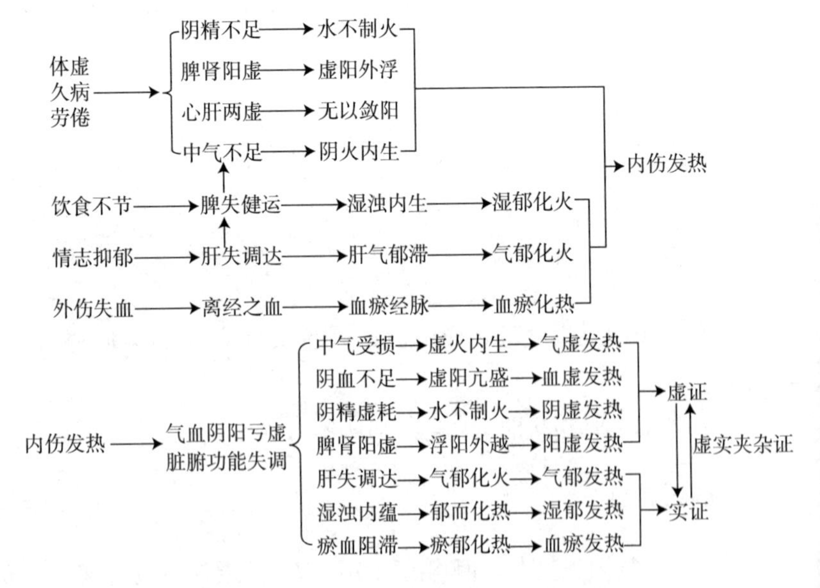

图 6-9-1　内伤发热病因病机要点示意图

三、诊断

1. 以发热为主症，多为低热，有的患者仅自觉发热，自感五心烦热，骨蒸潮热，面部烘热，肢体如灼，但体温并不升高，热势随病性不同差异较大。

2. 起病缓慢，病程较长，无恶寒，或虽有怯冷，但得衣被则温。常兼见头晕、神疲、自汗、盗汗、脉弱等症。

3. 一般有气、血、水壅遏或气血阴阳亏虚的病史，或有反复发热的病史。无感受外邪所致的头身疼痛、鼻塞、流涕、脉浮等表证。

四、鉴别诊断

内伤发热须与外感发热相鉴别

表 6－9－1　内伤发热与外感发热鉴别表

	内伤发热	外感发热
病因	各种内伤病因	感受外感六淫或疫毒
病程	较长	相对较短
起病	缓慢	较急
病性	虚证为主，亦有实证	实证
症状	自觉发热而体温不高者，伴有内伤症状。如实证：瘀血、气滞或痰湿的表现；虚证：脏腑气血阴阳不足之象	伴有外感症状
发热特点	以低热者多见，无恶寒，得衣被则温	高热，有恶寒，得衣被不减

五、辨证论治

（一）辨证要点

1. 辨证候虚与实

表 6－9－2　内伤发热的虚证与实证辨别表

	虚　证	实　证
病史	较长	相对较短
病因	劳倦、久病体虚、出血、气虚、血虚、阴虚、阳虚	饮食不节、情志失调、气郁、血瘀、痰郁

续表

	虚 证	实 证
舌	舌淡，胖大或瘦小 舌苔黄腻	舌淡，红绛少苔等 舌质紫暗等
脉	细弱、无力	实、有力、弦滑

2. 辨轻重

一般病程长，热势亢盛、持续发热、久治不愈，或反复发作，致胃气衰败，则病情较重。反之则病情较轻。

（二）治则治法

内伤发热的治疗原则为调理阴阳，补虚泻实。针对不同的病机进行治疗。若因其他疾病引起的内伤发热，除辨虚实治疗外，尚须结合原发病施治。

本病须注意不可一见发热便任意使用发散或苦寒之剂。因发散易于耗气伤津，苦寒易损脾胃之阳，且易化燥伤阴，反而促使病情加重。

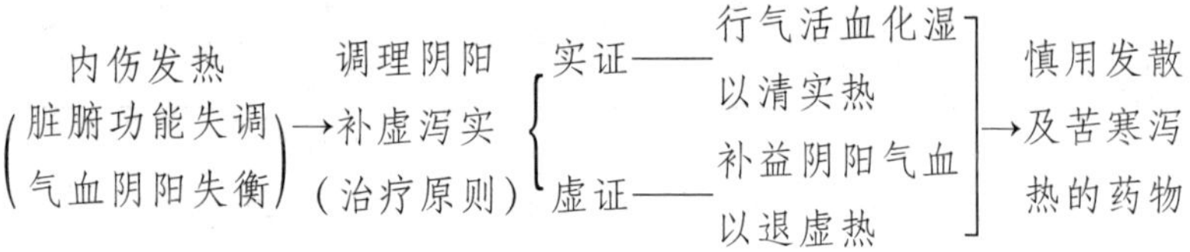

内伤发热（脏腑功能失调、气血阴阳失衡）→调理阴阳、补虚泻实（治疗原则）
- 实证——行气活血化湿以清实热
- 虚证——补益阴阳气血以退虚热

→慎用发散及苦寒泻热的药物

（三）分证论治

1. 阴虚发热

【主症】午后或夜间发热，手足心热或骨蒸潮热。

【兼次症及舌脉】心烦，少寐，颧红，盗汗，口干咽燥，大便干结，尿少色黄，舌质干红或有裂纹，无苔或少苔，脉细数。

【病机要点】阴虚阳盛，虚火内炽。

【治法】滋阴清热。

【代表方】清骨散加减。

2. 血虚发热

【主症】低热，头晕眼花，面白少华。

【兼次症及舌脉】倦怠乏力，心悸不宁，唇甲色淡，舌质淡，脉细弱。

【病机要点】血虚失养，阴不配阳。

【治法】益气养血，以除虚热。

【代表方】归脾汤加减。

3. 气虚发热

【主症】发热或低或高，常在劳累后发生或加剧。

【兼次症及舌脉】头晕乏力，气短懒言，自汗，易于感冒，食少便溏，舌苔薄白，舌边有齿痕，脉细弱。

【病机要点】中气不足，阴火内生。

【治法】益气健脾，甘温除热。

【代表方】补中益气汤加减。

4. 阳虚发热

【主症】自觉发热而体温多不高，热而欲近衣，形寒怯冷，四肢不温。

【兼次症及舌脉】面色㿠白，头晕嗜卧，腰膝酸痛，或面色浮红，气短懒言，大便稀溏，舌质淡胖，或有齿痕，苔白润，或苔黑而润，沉细无力或浮大无力。

【病机要点】肾阳亏虚，火不归源。

【治法】温阳补肾，引火归源。

【代表方】金匮肾气丸加减。

5. 肝郁发热

【主症】时觉心热心烦，热势常随情绪波动而起伏。

【兼次症及舌脉】精神抑郁而烦燥易怒，胸胁胀闷，喜叹息，口苦而干。妇女常兼月经不调，经来腹痛或乳房发胀，舌质红，苔黄，脉弦数。

【病机要点】气郁日久，化火生热。

【治法】疏肝理气，解郁清热。

【代表方】丹栀逍遥散加减。

6. 痰湿郁热证

【主症】低热，午后明显，热难速已，或身热不扬。

【兼次症及舌脉】胸闷脘痞，身重而累，头痛如裹，不欲饮食，渴而不饮，恶心呕吐，大便不爽或稀薄。或见寒热如疟，口苦厌油，身目发黄，舌质红，舌苔白腻或黄腻，脉濡或濡数。

【病机要点】痰湿内蕴，壅遏化热。

【治法】燥湿化痰，清热和中。

【代表方】黄连解毒汤合中和汤加减。

7. 瘀血发热

【主症】午后或夜晚发热，或自觉身体局部发热。

【兼次症及舌脉】口干咽燥而不欲饮，躯干或四肢有固定痛处，或有肿块，或见肌肤甲错，面色萎黄或黯黑。舌质紫暗或有瘀点、瘀斑，脉涩。

【病机要点】血行瘀滞，瘀热内生。

【治法】活血化瘀。

【代表方】血府逐瘀汤加减。

六、转归预后

本病的转归与发热性质、体质强弱、治疗护理等因素有关。

1. 大部分患者，经过适当的治疗调护，可较快或逐渐治愈。

2. 部分患者体质较差，兼夹证较多，虚损偏重，病情缠绵，反复较大，需经较长时间的调治休养，才能逐渐获愈。

3. 少数病情复杂，虚实兼夹交错，正气极度亏虚，原发病严重，失于及时、坚持治疗，如痰瘀内结，顽痰死血胶着，积块瘀毒为甚，肌体消瘦日甚；或元气虚损，虚阳浮越于外者，往往预后欠佳。

七、预防护理

1. 注意摄生，保持气和神平，作息有时，起居有度。
2. 饮食有节，饮食清淡，避免酒、肉食过度。
3. 保持精神愉快。
4. 注意避免复感外邪。
5. 患者的住所应注意避风，安静，寒温适度。

八、历代文献述要

1. 在《内经》中对于阴虚内热进行了较为详细的论述，指出“阴虚则内热，”提出“诸寒之而热者取之阴”的治疗原则。

2. 汉·张仲景《金匮要略·血痹虚劳病篇》用小建中汤治疗虚劳所表现的“手足烦热”，可视为甘温除热法的先导。

3. 隋·巢元方《诸病源候论·虚劳寒热候》指出了劳倦生热的发病特点。

4. 宋·钱乙《小儿药证直诀》在《内经》的基础上提出心热用导赤散，肝热用泻青丸，脾热用泻黄散，并将肾气丸化裁为六味地黄丸，为阴虚内热的治疗创制了一个重要方剂。

5. 金元·李东垣倡气虚发热，用补中益气汤甘温除热法进行治疗；此外李氏又在《内外伤辨惑论》里提出以当归补血汤治疗血虚发热，并对内伤发热与外感发热作了清晰的鉴别。

6. 朱丹溪《格致余论》创“大补阴丸”治疗阴虚火动之证。

7. 清·程钟龄《医学心悟》把外感之火称为“贼火”、内伤之火称为“子火”，并以达、滋、温、引四法治之。

8. 清·王清任《医林改错》提出瘀血发热，以血府逐瘀汤治之。

巩固与练习

一、选择题

（一）A 型题

1. 不属于内伤发热特点的是(　　)
   A. 一般起病较缓　　B. 发热伴恶寒　　C. 病程较长
   D. 多表现为低热　　E. 发热为主要临床表现

2. 下列各项不是内伤发热病因的是(　　)
   A. 恼怒抑郁　　B. 跌打损伤　　C. 劳累过度
   D. 饮食不调　　E. 外邪袭表，入里发热

3. 不属于内伤发热与外感发热鉴别之点的是(　　)
   A. 起病急缓　　B. 病程长短

C. 病因是外感或内伤　　D. 热势高低

E. 是否有畏寒

4. 患者男，56 岁，诉低热，热势常随情绪波动而起伏，精神抑郁，胁肋胀满，烦躁易怒，口干口苦，纳食减少，舌红，苔黄，脉弦数。治疗应首选(　　)

A. 柴胡疏肝散　　B. 丹栀逍遥散　　C. 四逆散

D. 金铃子散　　E. 逍遥散

(二) B 型题

A. 发热多为低热，头晕眼花，心悸不宁

B. 午后潮热，或夜间发热，不欲近衣，手足心热

C. 发热，常在劳累后发作或加剧，倦怠乏力

D. 发热而欲近衣被，形寒怯冷，四肢不温

E. 发热多为低热或潮热，热势常随情绪波动而起伏

5. 阴虚发热证的主要临床表现是(　　)

6. 血虚发热证的主要临床表现是(　　)

A. 丹栀逍遥散　　B. 龙胆泻肝汤　　C. 清骨散

D. 补中益气汤　　E. 归脾汤

7. 肝郁发热证的首选方是(　　)

8. 气虚发热证的首选方是(　　)

(三) X 型题

9. 内伤发热虚证的主要病机有(　　)

A. 心气不足　　B. 中气不足　　C. 血虚失养

D. 阴精亏虚　　E. 肾阳不足

10. 内伤发热属瘀血内结者，其临床特点是(　　)

A. 肢体常有固定痛处或肿块　　B. 肌肤甲错

C. 口干咽燥多饮　　D. 舌质紫暗或有瘀斑

E. 嗜睡

二、填空题

11. 内伤发热以________为病机要点。

三、名词解释

12. 内伤发热

13. 子火、贼火

四、简答题

14. 简述内伤发热与外感发热的鉴别。

五、问答题

15. 内伤发热的临床特点是什么？

16. 内伤发热的常见病因有哪些？基本病机是什么？

17. 外感发热与内伤发热如何鉴别？

18. 内伤发热如何辨证论治？

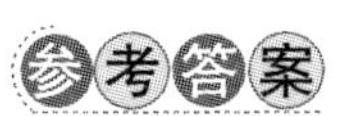

一、选择题

1. B　2. E　3. E　4. B　5. B　6. A　7. A　8. D　9. BCDE　10. ABD

二、填空题

11. 脏腑功能失调，气血阴阳失衡

三、名词解释

12. 指以内伤为病因，脏腑功能失调，气血阴阳失衡为基本病机，以发热为主要临床表现的病证。一般起病较缓，病程较长，热势轻重不一，但以低热为多，或自觉发热而体温并不升高。

13. 子火指内火，是由久病伤正，情志不舒，饮食失调，劳倦过度等引起的内伤发热。贼火指外火，是由风、寒、暑、湿、燥、火及伤热饮食等外邪引起的发热。

其他题型答案参见本章相关内容。

第七章　头身肢体病证

第一节　头　　痛

【考点重点点拨】

1. 掌握头痛的概念、病因病机、鉴别诊断、辨证要点、治则治法及分证论治。

2. 熟悉头痛的诊断。

3. 了解头痛的转归预后、预防护理及历代文献述要。

一、概念

1. 主症：以患者自觉头部疼痛为特征。

2. 病机要点：不通则痛和不荣则痛。

二、病因病机

头痛的病因有外感和内伤两端。外感头痛因风、寒、湿、热等外邪上扰清空，壅滞经络，经络不通。外感头痛多属表属实。病程较短，预后较好。内伤头痛则与气血不足，髓海空虚，清窍失养，或风阳上扰，痰瘀阻滞，经气不通有关，且与肝、脾、肾三脏的功能失调有关。内伤头痛中气血亏虚、肾精不足至头痛属虚证，肝阳、痰浊，瘀血所致头痛多以实为主；且病情较长。

1. 六淫外袭

风为百病之长，多夹时气为患，起居不慎、感受风、寒、温、热之邪气上犯头部、清阳之气受阻，气血不畅，而发为头痛，若风寒袭表，寒凝血涩，则头痛而恶寒无汗；风热上犯清空，则头痛而身热心烦；风湿袭表，上蒙清阳，则头痛而重；若湿邪中阻，清阳不升，浊阴不降，亦可引起头痛。

2. 情志失调

因情志刺激，忧郁恼怒，肝气郁结，郁而化火，上扰清窍，可发为头痛。若肝火郁久，耗伤阴血，肝肾亏虚，阴虚阳亢，亦可引发头痛。

3. 饮食劳倦及体虚久病

饮食不节，或劳逸失度，或病后正气受损，脾失健运，气血化源不足，营血亏虚或清阳不升，脑失所养，可致头痛。若饮食不节，嗜食辛辣肥甘，脾失健运，痰湿内生，阻遏清阳，上蒙清窍而为痰浊头痛。

4. 先天不足或房事不节

禀赋不足，或房劳过度，使肾精久亏，肾主骨生髓，髓上通于脑，脑髓有赖于肾精的不断化生。若肾精久亏，脑髓空虚，不荣则痛，发为头痛；若阴损及阳，肾阳虚弱，清阳不展，亦可发为头痛。

5. 跌仆损伤或久病入络

跌打坠仆，瘀血停留，或久病入络，气滞血瘀，阻滞脑窍脉络，则头痛如刺，经久不愈。

诸种头痛的病机均可相互转化。外感头痛以标实为主，多可向愈，也可内伤气血，演变为内伤头痛。外感头痛可因体质因素、感邪性质不同而从化不同。如阳盛体质，感受风寒日久，寒易从热化；阴盛体质，风热束表，热亦可从寒化，在动态演变中二者又可相兼为病。正虚邪盛，外邪久滞，伤及气血，脏腑功能受损，演化为内伤头痛。内伤头痛始则多以痰浊、瘀血、气滞、肝阳上亢等标实为主，病多在气血，若迁延不愈，则深入脏腑，伤及肾精，以气血精津本虚为主，多反复发作，甚或终生不愈。内伤头痛每因外感或情志不遂或劳累过度而诱发加重，其证可见虚实兼夹，较为复杂。

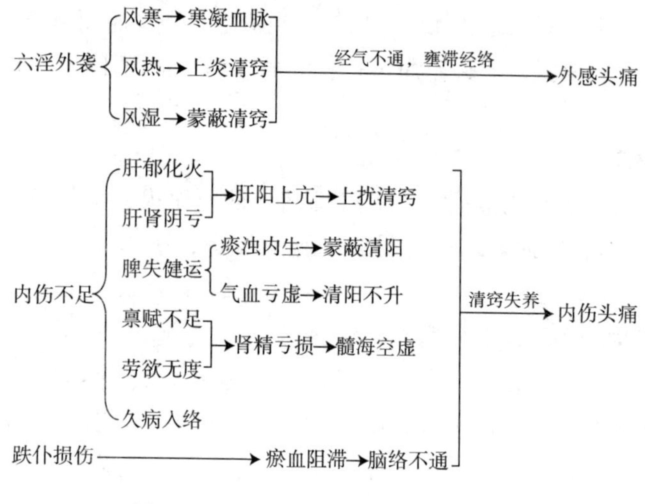

图7－1－1　头痛病因病机要点示意图

三、诊断

1. 常以头部疼痛的自觉症状为主诉。头痛可发生在前额、两颞、巅顶、枕项或全头部疼痛，呈跳痛、空痛、昏痛、隐痛、灼痛、胀痛、重痛、针刺痛等。痛甚者伴恶心呕吐，难以忍受。

2. 外感头痛，多属实证，一般起病较急，病势较剧，每因外感六淫之邪所致。内伤头痛一般起病较缓，反复发作，可因七情变化、劳累、房事不节、病后等诱发或加重。

必要时进行精神或心理检查，同时结合头颅 CT 或 MRI 检查，腰椎穿刺、脑脊液检查、脑电图检查等有助于诊断及鉴别诊断。

四、鉴别诊断

头痛须与真头痛相鉴别

表7－1－1　头痛与真头痛鉴别表

	头痛	真头痛
起病形式	以缓慢起病，多次发生为主	突发
症状特点	以剧痛、隐痛、胀痛、搏动痛为主	剧烈头病，持续不止，阵发加重

续表

	头痛	真头痛
疼痛程度	较轻	较重
兼症	头晕，目眩，乏力，恶心、呕吐	颈项强直，甚至角弓反张，四肢抽搐，喷射状呕吐

五、辨证论治

（一）辨证要点

1. 辨外感与内伤

表 7－1－2　外感头痛与内伤头痛鉴别表

	外感头痛	内伤头痛
发病特点	起病较急，病程短，常有外感症状，疼痛较重	反复发作，病程长，疼痛较轻
病因病机	六淫外袭，不通则痛	内伤气血，不荣则痛
兼夹证候	外感证候	内伤证候
疼痛表现	多为掣痛、跳痛、灼痛、胀痛、重病，无休止痛	多为隐痛、空痛、昏痛、痛势悠悠，遇劳加重，时作时止

2. 辨部位

表 7－1－3　头痛部位鉴别表

分类	部位
太阳头痛	后枕部，下连于项
阳明头痛	前额及眉棱骨
少阳头痛	颞侧，连及耳部
厥阴头痛	巅顶，或连于目系

3. 辨疼痛性质

表 7－1－4　头痛性质鉴别表

头痛特点	头痛性质
头痛剧烈而连项背	风寒
头胀而痛	风热

续表

头痛特点	头痛性质
头痛如裹	风湿
头痛而沉重	痰湿
头痛呈跳痛	肝火
头痛而胀	肝阳
头痛部位固定，呈刺痛	瘀血
头部隐痛，或空痛	气血亏虚

（二）治则治法

1. 外感头痛以风邪为主，治疗应以祛风为主，兼寒者散之，兼湿者化之，兼热者清之。头痛因风邪为患，故须用风药祛风散邪；若系寒、湿、热邪为患，亦可参用风药以为引经。

2. 内伤头痛多属虚证，治疗以补益气血或益肾填精为主，风阳上僭则息风潜阳，气虚则益气升清，血虚则养阴补血，肾虚则益肾填精。

3. 痰浊、瘀血所致头痛，属本虚标实，或先祛其实，或扶正祛邪兼顾，当因证制宜。

4. 治疗头痛应重视循经用药。如太阳头痛选用羌活、蔓荆子、川芎；阳明头痛选用葛根、白芷、知母；少阳头痛选用柴胡、黄芩、川芎；厥阴头痛选用吴茱萸、藁本；少阴头痛选用细辛；太阴头痛选用苍术。

头痛
- 外感头痛—祛风散寒，清热化湿
- 内伤头痛—息风升清，滋阴养血
- 虚实夹杂—虚实兼顾，因证制宜

（三）分证论治

1. 外感头痛

（1）风寒头痛

【主症】头痛连及项背，常喜裹头。

【兼次症及舌脉】恶风畏寒，常有拘急、收紧感、口淡不渴，舌质淡红，苔薄白，脉浮或浮紧。

【病机要点】风寒袭表，上犯头部，寒凝血脉。

【治法】疏风散寒止痛。

【代表方】川芎茶调散加减。

（2）风热头痛

【主症】头痛而胀，甚则如裂。

【兼次症及舌脉】发热或恶风，面红目赤，口渴喜饮，大便不畅或便秘，溲赤，舌边尖红，苔薄黄，脉浮数。

【病机要点】风热外袭，上扰清窍，窍络失和。

【治法】祛风清热和络。

【代表方】芎芷石膏汤加减。

（3）风湿头痛

【主症】头痛如裹。

【兼次症及舌脉】肢体困重，身热不扬，胸闷纳呆，小便不利，大便溏薄，舌淡红，苔白腻，脉濡。

【病机要点】风湿外袭，蒙蔽清窍，困遏清阳。

【治法】祛风胜湿通窍。

【代表方】羌活胜湿汤加减。

2. 内伤头痛

（1）肝阳头痛

【主症】头痛而眩，时作筋掣，两侧为重。

【兼次症及舌脉】心烦易怒，面红口苦，或兼胁痛，舌红，苔薄黄，脉弦数。

【病机要点】肝失条达、气郁化火、阳亢风动。

【治法】平肝潜阳息风。

【代表方】天麻钩藤饮加减。

（2）气虚头痛

【主症】头痛，痛势绵绵，时发时止，遇劳益剧。

【兼次症及舌脉】倦怠乏力，畏寒少气，口淡乏味，胃纳不佳，舌质淡红或淡胖，边有齿痕，苔薄白，脉细弱。

【病机要点】脾胃虚弱，中气不足，清阳不升，脑失所养。

【治法】健脾益气升清。

【代表方】益气聪明汤加减。

（3）血虚头痛

【主症】头痛隐隐，时时昏晕，遇劳加重。

【兼次症及舌脉】面色少华，心悸怔忡，神疲乏力，舌质淡，苔薄，脉细。

【病机要点】营血不足，不能上荣，窍络失养。

【治法】滋阴养血，和络止痛。

【代表方】加味四物汤加减。

（4）肾虚头痛

【主症】头痛且空，每兼眩晕。

【兼次症及舌脉】畏寒肢冷，耳鸣，腰膝酸软，遗精带下，苔薄，脉沉细无力。

【病机要点】肾精亏虚，脑窍失养。

【治法】养阴补肾，填精生髓。

【代表方】大补元煎加减。

（5）痰浊头痛

【主症】头痛昏蒙。

【兼次症及舌脉】胸脘痞闷，纳呆呕恶，舌淡红，舌苔白腻，脉滑或弦滑。

【病机要点】脾失健运，痰浊中阻，上蒙清窍。

【治法】健脾燥湿，化痰息风。

【代表方】半夏白术天麻汤加减。

（6）瘀血头痛

【主症】头痛经久不愈，痛处固定不移，如锥如刺。

【兼次症及舌脉】日轻夜重，头部有外伤史，或长期头痛史，舌有瘀斑，脉细或细涩。

【病机要点】瘀血阻滞，脑络不通。

【治法】活血化瘀，通窍止痛。

【代表方】通窍活血汤加减。

六、转归预后

1. 外感头痛多属实证，一般表邪解后，痛势减轻，乃至消失。亦有表邪虽解，伤及经脉气血，虽表邪解除，头痛仍在，渐至演化为慢性头痛，每遇外邪侵袭，头痛反复发作。积极治疗，一般预后良好。

2. 内伤头痛病程较长，多虚实夹杂，但辨证准确，恰当用药可以延长发作周期，减轻发作程度，逐渐痊愈。

3. 年老体衰或久病体虚头痛病，初起即见肾精亏虚者，多难治。

4. 失治误治，妄用散风活血之品，亦可导致咽痛、乏力、妇女月经过多及腹胀便溏等变证，不可不防。

5. 若头痛是进行性加重，或伴颈项强直，或伴视力障碍、或口舌歪斜、一侧肢体不遂者，为病情危重；若头痛伴眩晕、肢体麻木者，当预防中风发生。

七、预防护理

1. 头痛应尽早明确诊断，积极治疗，调整情绪。

2. 外感头痛者，平时生活应有规律，起居有定时，参加体育锻炼，以增强体质。

3. 内伤头痛者，宜情绪舒畅，避免头痛的诱发因素，如精神紧张、睡眠不足以及噪音和强光等刺激，避免食用可能引起头痛的食物等。治疗期间，严禁饮酒及吸烟，注意休息，保持环境安静，光线不宜过强。

4. 若头痛剧烈、呕吐频频者，当及时诊治，以防意外。

八、历代文献述要

1. 头痛病名始见于《内经》。《素问·奇病论》云："人有病头痛以数岁不已，此安得之?"《素问·五脏生成》云："头痛巅疾，下虚上实，过在足少阴、巨阳，甚则入肾。"

2. 汉·张仲景《伤寒论》创立六经辨证论治体系，论述了太阳、阳明、少阳、厥阴经头痛之见证，且因证候施治，充满了辨证论治思想。如治太阳头痛，用辛温之剂以发散风寒；治“伤寒不大便六七日，头痛有热者”，予承气汤以通下；治厥阴病，“干呕、吐涎沫，头痛者”，用吴茱萸汤温散厥阴寒邪，以降浊阴。

3. 金元时期，论头痛最有造诣的是李东垣，其贡献主要有三点：一是在《内经》和《伤寒论》对头痛的论治基础上，补充了太阴头痛和少阴头痛，创立了分经用药的论治方法；二是对气虚头痛、血虚头痛、气血俱虚头痛、痰厥头痛的论治，是非常精确的；三是将头痛分为外感和内伤两类，进一步发展了头痛的辨证论治思想。

4. 清代王清任创立通窍活血汤、血府逐瘀汤治疗头痛顽疾，颇有新义。

巩固与练习

一、选择题

（一）A 型题

1. 太阳头痛的部位是(　　)

A. 在头之两侧，并连及耳　　B. 在巅顶部位或连目系
C. 在前额及眉棱骨　　D. 在后头部，下连于项
E. 在头之一侧或左或右

2. 气虚头痛治疗首选方剂是(　　)

A. 益气聪明汤　　B. 通窍活血汤　　C. 大补元煎
D. 加味四物汤　　E. 天麻钩藤饮

3. 患者彭某，男，38 岁。冒雨外出所致头痛，其状如裹，肢体困重，纳呆胸闷，小溲不利，苔白腻，脉濡滑。治疗首选方是(　　)

A. 芎菊上清丸　　B. 桑菊饮　　C. 升阳益胃汤
D. 羌活胜湿汤　　E. 半夏白术天麻汤

4. 内伤所致头痛与下列相关的脏腑是(　　)

A. 心、肝、肾　　B. 肺、脾、肾　　C. 心、脾、肾
D. 肝、脾、肾　　E. 心、脾、肺

（二）B 型题

A. 天麻钩藤饮加减　　B. 大补元煎加减

C. 半夏白术天麻汤加减　　D. 顺气和中汤加减
E. 通窍活血汤

5. 肝阳头痛，首选的方剂是(　　)
6. 痰浊头痛，首选的方剂是(　　)
A. 头痛胀痛，两侧为重　　B. 头痛隐隐，时时昏晕
C. 头痛昏蒙　　D. 头痛如裹
E. 头痛而胀，甚则头胀如裂

7. 血虚头痛的特点为(　　)
8. 肝阳头痛的特点为(　　)

（三）X 型题

9. 外感引起的头痛，感受外邪，以风为主，多挟之邪有(　　)
A. 寒　　B. 痰　　C. 热
D. 湿　　E. 燥

10. 因风火上扰，或阳亢化风的头痛常可并发下列哪些病证(　　)
A. 癫病　　B. 痿病　　C. 目盲
D. 眩晕　　E. 中风

二、填空题

11. 头痛的病因有______和______两端。

三、名词解释

12. 真头痛
13. 偏头风

四、简答题

14. 气虚头痛、血虚头痛和肾虚头痛在临床表现上各有哪些特点。

五、问答题

15. 如何鉴别外感头痛与内伤头痛？
16. 头痛的治疗原则是什么？
17. 如何根据头痛部位选择相应的引经药物？

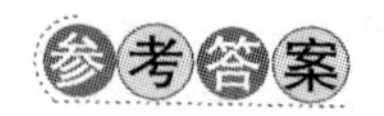

一、选择题

1. D　2. A　3. D　4. D　5. A　6. C　7. B　8. A　9. ACD　10. CDE

二、填空题

11. 外感，内伤

其他题型答案参见本章相关内容

第二节　腰　痛

【考点重点点拨】

1. 掌握腰痛的概念、病因病机、鉴别诊断、辨证要点、治则治法及分证论治。
2. 熟悉腰痛的诊断。
3. 了解腰痛的转归预后、预防护理及历代文献述要。

一、概念

1. 主症：腰部腰脊以及腰脊两旁疼痛为诊断本病的主要依据。
2. 病机要点：经脉痹阻，腰府失养。

二、病因病机

腰痛病因多由外邪侵袭、跌仆挫伤或内伤失养所致，基本病机为筋脉痹阻，腰府失养。腰痛病位在腰部，与肾、膀胱及足少阴、足太阳，督、任、冲、带等经脉密切相关。腰痛初发，发病急骤者多为实证，常因感受风、寒、湿、热诸邪痹阻经脉，或因跌仆闪挫、劳力扭伤，阻滞气血，经脉不通引发；久病腰痛，缠绵不愈者多为虚证，多因禀赋不足，久病不愈，劳欲过度，肾精亏损，腰府失养所致；病理性质虚实不同，但以虚为多，或本虚标实。凡因寒湿、湿热、瘀血等痹阻腰部，经脉不利，气血运行不畅者属实；因肾之精气亏虚，腰府经脉失养者属虚。

1. 感受外邪

六淫中以湿邪致病者为多，但湿有风湿，寒湿与热湿之不同，若汗出当风、衣着单薄，涉水冒雨、居处湿冷，暑夏贪凉、腰府失护，常见风邪袭表，寒凝血脉，湿阻气机，邪气留着腰部，阻滞经脉，气血不畅，不通则痛，发生腰痛。当长夏之际，湿热交蒸，或膀胱湿热，由腑及脏，或寒湿日久，郁而化热，湿热蕴结，阻遏经脉，伤及腰府，亦可发生腰痛。

2. 闪挫跌仆

跌仆闪挫，劳力扭伤，阻滞气血，经脉不通；或伏案久坐，体位不正，迁延日久，经脉不畅，均可导致经络气血阻滞不通，瘀血留着腰部，进而发生疼痛。

3. 年老久病

禀赋不足，劳累过度，年迈体虚，或久病不愈，或劳欲过度，以致肾精亏损，无以濡养经脉，则发生腰痛。

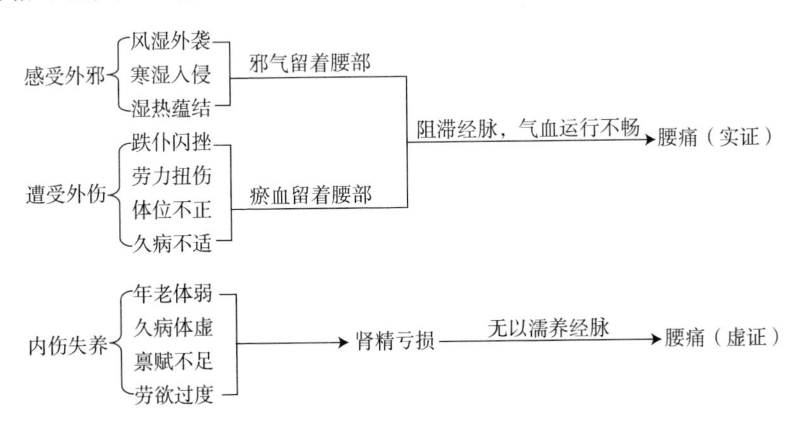

图7－2－1　腰痛病因病机要点示意图

三、诊断

1. 躯体背部十二肋骨以下至髂嵴以上区域，一侧或两侧，或正中部位等处发生疼痛即为腰痛。

2. 腰部疼痛或疼痛剧烈，遇寒加重，游走不定，或痛势绵绵，时作时止，遇劳加剧，得逸缓解；或痛有定处，痛如锥刺，按之痛甚。

3. 本病常有居处潮湿阴冷、涉水冒雨、跌仆闪挫或劳损等相关病史。

4. 急性腰痛，病程较短，轻微活动疼痛加重，有明显按压痛。慢性腰痛病程长，缠绵难愈，多为隐痛或酸痛。可因体位不当、劳累过度，天气变化等因素加重。

四、鉴别诊断

1. 腰痛须与腰软相鉴别

表 7-2-1　腰痛与腰软鉴别

鉴别要点	腰痛	腰软
主症	以腰部一侧或两侧或正中发生疼痛为主要症状	以腰部软弱无力为主症
兼症	风寒、寒湿、湿热、瘀血、气滞、肾虚证候	多伴见发育迟缓，表现为头项软弱、手足瘫萎，甚则鸡胸龟背

2. 腰痛须与石淋相鉴别

表 7-2-2　腰痛与石淋鉴别表

鉴别要点	腰痛	石淋
主症	以腰部一侧或两侧或正中发生疼痛为主要症状	尿中夹杂砂石，排尿淋漓涩痛，或排尿时突然中断，尿道窘迫疼痛，或突发腰腹绞痛难忍，尿中带血，少腹拘急
兼症	风寒、寒湿、湿热、瘀血、气滞、肾虚证候	面色少华，少气乏力，精神萎顿，或腰酸隐痛，手足心热

3. 腰痛须与有腰痛为症状的其他疾病相鉴别

表 7－2－3　腰痛与有腰痛为症状的其他疾病鉴别表

疾病	相同点	不同点	
		疼痛特点	病情
腰肌或肾脏疾病	腰痛	两侧为主，按之则舒	无
急性腰扭伤		剧痛，活动不利，发病急暴	有闪挫损伤史
热淋		腰痛伴有尿频尿急	无
石淋		腰一侧突发绞痛	坐立不安、恶心呕吐，小便黄赤或血尿或尿中夹杂砂石，或排尿突然中断。
脊椎病变		腰部正中疼痛	弯腰不利
风湿病		腰痛的发作，每因气候变化而加剧	无

4. 腰痛须与背痛、尻痛、跨痛相鉴别

表 7－2－4　腰痛与背痛、尻痛、胯痛鉴别表

	部　位
腰痛	腰背及其两侧部位疼痛
背痛	背膂以上部位疼痛
尻痛	尻骶部位疼痛
胯痛	尻尾以下以及两胯部的疼痛

五、辨证论治

（一）辨证要点

1. 辨外感内伤

表 7－2－5　腰痛外感与内伤辨别表

病因		腰痛
外感	风	骤然起病，游走不定，腰部僵硬，恶风自汗，或兼有发热恶寒，头痛身痛
	湿	腰部重痛，卧时不能转侧，行时重痛无力，舌苔腻

续表

病因		腰痛
外感	寒	腰部冷痛，得热则舒，遇寒加重
	湿热	腰部热痛，遇热加重，遇冷痛减，舌苔黄腻
内伤	肾虚	腰痛悠悠，酸软无力，劳则为甚，由来也渐，屡发不止，行立不支，多伴有脏腑虚损证候
	血瘀	腰部刺痛，痛有定处，固定不移，难以转侧，动侧痛重，夜间加重，舌暗脉涩
	气滞	腰部胀痛，攻窜疼痛，胸满胁胀，急躁易怒，口苦脉弦

2. 辨表里虚实

表7－2－6　腰痛表里虚实辨别表

病性	病因	腰痛症状
表	感受外邪	起病急，病程短，痛势剧烈，疼痛拒按
里	先天不足，劳倦内伤，久病肾虚	反复发作，病程长，痛势绵绵，痛而喜按
虚	先天不足，劳倦内伤，久病肾虚	反复发作，病程长，痛势绵绵，痛而喜按
实	感受外邪，跌仆损伤	起病急，病程短，痛势剧烈，疼痛拒按

（二）治则治法

1. 实证者，应以祛邪通络为要，针对不同病因，分别施之以祛风、散寒、祛湿、清热、化瘀等法。

2. 虚证者，应以补肾壮腰为要，或补肾益精，或调养气血。

3. 若为本虚标实，虚实夹杂者，应分别主次，兼顾用药、实证经治邪去大半后，酌予补肾培本，以求巩固。

腰痛——实则通利／虚则补益→
- 实证——祛风、散寒、祛湿、清热、化瘀、理气
- 虚实夹杂——兼顾用药，实证经治邪去大半后，酌予补肾培本
- 虚证——补肾壮腰，兼以调养气血

（三）分证论治

1. 寒湿腰痛

【主症】腰部冷痛重着，每遇阴雨天或腰部感寒或坐卧潮湿处所后加剧，痛处喜温。

【兼次症和舌脉】腰部转侧不利，静卧痛势不减，体倦乏力，腰身困重，或肢末欠温，食少腹胀。舌质淡，苔白腻，脉沉或沉迟。

【病机要点】寒湿留着，痹阻经络。

【治法】散寒除湿，温经通络。

【代表方】甘姜苓术汤加减。

2. 湿热腰痛

【主症】腰部疼痛，重着伴有热感，暑湿阴雨天加重。

【兼次症和舌脉】身体困重，口渴不欲饮，口苦烦热，大便黏腻，小便短赤，舌质红，苔黄腻，脉濡数。

【病机要点】湿热壅阻，筋脉弛缓，腰府经气不畅。

【治法】清热利湿，舒筋止痛。

【代表方】四妙丸加减。

3. 瘀血腰痛

【主症】腰痛如刺如折，痛有定处，痛处拒按，日轻夜重。

兼次症和舌脉：轻者俯仰不便，重者不能转侧。有跌仆闪挫外伤病史者，常发病突然，病势急骤。舌质紫暗，或有瘀斑，脉弦涩。

【病机要点】瘀血阻滞，经脉痹阻，不通则痛。

【治法】活血化瘀，理气止痛。

【代表方】身痛逐瘀汤、抵当汤加减。

4. 肾虚腰痛

【主症】腰酸腰痛，喜按喜揉，遇劳更甚，常反复发作。

【兼次症及舌脉】膝腿无力。偏阳虚者，则少腹拘急，面色㿠白，怕冷，手足不温，少气乏力，舌质淡，脉沉细；偏阴虚者，则心烦失眠，口燥咽干，心烦，面色潮红，手足心热，舌质红，少苔，脉弦细数。

【病机要点】肾精亏虚，腰脊失养。

【治法】偏阳虚者，宜温补肾阳；偏阴虚者，宜滋补肾阴。

【代表方】偏阳虚者，予右归丸加减；偏阴虚者，予左归丸加减。

六、转归预后

1. 腰痛若能得到及时恰当的治疗，一般预后良好，但病情容易反复。

2. 若腰痛迁延日久，久病入络，气滞血瘀，络脉不通，肢节失荣，则可能合并痿病，预后欠佳。

七、预防护理

1. 避免坐卧阴冷潮湿之地，夏季湿热郁蒸时，亦应避免夜宿室外，勿贪凉喜冷。

2. 涉水冒雨或汗出后应擦身换衣，受凉后宜服用生姜红糖茶，以发散风寒湿邪。

3. 预防腰痛，应注意在日常生活中保持正确的坐、卧、行走姿势，劳逸适度，不可强力负重，避免腰部跌仆闪挫。

4. 急性腰痛，应及时治疗，痊愈后还应注意休息调养，以巩固疗效。

5. 慢性腰痛，除药物治疗外，还应注意腰部保暖，或加以护腰固护，避免腰部损伤。

6. 生活规律，避免劳欲太过，强身健体，避免感受外邪。

7. 宜采用轻柔舒缓的运动活动腰部，如八段锦、太极拳等，也可配合按摩治疗，有助于腰痛的恢复。

8. 可配合针灸、按摩、推拿、理疗、拔罐、膏贴、药物熏洗、中药离子导入等方法综合治疗，以提高疗效。

八、历代文献述要

1.《素问·脉要精微论》指出："腰者，肾之府，转摇不能，肾将惫矣"，首先提出了肾与腰部疾病的密切关系。《素问·骨空论》指出腰痛与督脉相关。《素问·刺痛论》根据经络循行，阐述了足三阳、足三阴以及奇经八脉为病所出现的腰痛病证，并介绍了相应的针灸治疗方法。

2.《金匮要略·五脏风寒积聚病脉证并治》论述了寒湿腰痛的发病、症状与治法。

3.《诸病源候论·腰背病诸候》重视腰痛的肾虚病机。

4. 清代李用粹《证治汇补·腰痛》指出分标本先后缓急的治疗原则，在临床具有重要指导意义。

巩固与练习

一、选择题

（一）A 型题

1. 下列不是腰痛的病因为(　　)

A. 跌仆外伤　　B. 久居潮湿，涉水冒雨

C. 先天禀赋不足　　D. 饮食不节

E. 感受外邪

2. 患者，男，66 岁，1 周前腰部扭伤，现见腰痛如刺，痛处固定，日轻夜重，痛处拒按，面晦唇暗，舌质青紫，有瘀斑，弦涩。应诊断为(　　)

A. 痰瘀闭阻型腰痛　　B. 痰瘀痹阻型痿证

C. 风湿闭阻型腰痛　　D. 瘀血阻滞型腰痛

E. 湿热闭阻型腰痛

3. 患者，56 岁，女性，腰痛 15 余年，现见腰部隐痛，常反复发作，酸软无力，缠绵不愈，局部发凉，喜温喜按，卧则减轻，肢冷畏寒。舌质淡，脉沉细无力。其中医治法宜(　　)

A. 补肾壮阳，活血通络　　B. 补肾壮阳，祛风散寒

C. 滋补肾阴，濡养筋脉　　D. 滋补肾阴，理气止痛

E. 补肾壮阳，温煦经脉

4. 感受外邪导致腰痛的关键是(　　)

A. 风邪　　B. 寒邪　　C. 湿邪

D. 热邪　　E. 暑邪

（二）B 型题

A. 腰部冷痛重着，阴雨天加剧，痛处喜温

B. 腰痛以酸软为主，喜按喜揉，阴天加剧

C. 腰部弛痛，伴有热感，热天加重，遇冷痛减

D. 腰痛如刺，痛处固定，日轻夜重，痛处拒按

E. 腰痛以酸软为主，喜按喜揉，遇劳更甚

5. 湿热腰痛的主要临床特点是(　　)

6. 寒湿腰痛的主要临床特点是(　　)

A. 肾虚腰府失养　　B. 脾肾两虚，腰府失养

C. 血行不畅　　D. 气血运行失调，脉络绌急

E. 骨髓失充

7. 外感腰痛的主要病机是(　　)

8. 内伤腰痛的主要病机是(　　)

（三）X 型题

9. 腰痛实证的主要病机有(　　)

A. 寒湿停聚　　B. 痰浊凝滞　　C. 湿热蕴结

D. 瘀血阻滞　　E. 气机郁滞

10. 患者腰膝酸痛反复发作5年，遇劳更甚日久不愈，渐致五心烦热，口燥咽干，舌红苔少，脉弦细数，治疗宜用(　　)

A. 麦味地黄丸　　B. 左归丸　　C. 大补阴丸

D. 健步虎潜丸　　E. 右归丸

二、填空题

11. 腰痛的病因有______、______和______。

三、名词解释

12. 肾着

13. 腰软

四、简答题

14. 简述腰痛与腰软、石淋的鉴别

五、问答题

15. 腰痛的临床特点是什么？

16. 腰痛的常见病因是什么？基本病机是什么？与哪些脏腑密切相关？

17. 如何辨腰痛的表里、寒热、虚实？

18. 腰痛的治疗原则是什么？当注重调护哪些脏腑？

19. 寒湿腰痛与湿热腰痛在临床症状、治法、方药上如何区别？

20. 腰痛如何进行预防调理？

参考答案

一、选择题

1. D　2. D　3. E　4. C　5. C　6. A　7. D　8. A　9. ACD　10. BC

二、填空题

11. 感受外邪、闪挫跌仆、年老久病

其他题型答案参见本章相关内容

第三节　痹　　证

【考点重点点拨】

1. 掌握痹证的概念、病因病机、鉴别诊断、辨证要点、治则治法及分证论治。

2. 熟悉痹证的诊断。

3. 了解痹证的转归预后、预防护理及历代文献述要。

一、概念

1. 主症：肢体、筋骨、关节、肌肉等处发生疼痛、重着、酸楚麻木，或有关节屈伸不利、僵硬、肿大、变形等。

2. 病机要点：邪气侵袭肢体，闭阻经络，不通则痛。

二、病因病机

痹证的发生因正气不足，腠理不密，卫外不固，外感风、寒、湿、热之邪，致使肌肉、筋骨、关节、经络痹阻，气血运行不畅；或痰浊瘀血，阻于经隧，深入关节筋脉，不通则痛。

1. 感受风寒湿邪

由于久居湿地、严寒冻伤、贪凉露宿、睡卧当风、冒雨涉水等原因，风寒湿邪侵袭人体，流注经络，留滞关节，气血运行痹阻而成痹证。或因平素体虚，阳气不足易受风寒湿邪而成风寒湿痹。

2. 感受风湿热邪

由于久居炎热潮湿，外感风湿热邪或风寒湿邪日久，病邪从热而化，均可导致风湿热邪痹阻经脉而成痹证。或素体阳盛，内有蓄热，易受风湿热邪而成风湿热痹。

3. 正气不足

（1）劳逸不当：劳倦过度，耗伤元气，机体防御功能下降，或劳后汗出当风，外邪乘虚侵犯机体。

（2）体质亏虚：素体虚弱，或老年久病，或产后病后，气血不足，腠理空虚，卫外不固，外邪乘虚而入。

4. 饮食药物失当

饮食不节或用药不当，均可导致脾胃受损，湿热痰浊内生，痹阻经脉气血而成痹证。

5. 跌仆损伤

外伤跌仆可导致肢体筋脉受损，气血运行失畅而痹阻经脉气血为痹证。

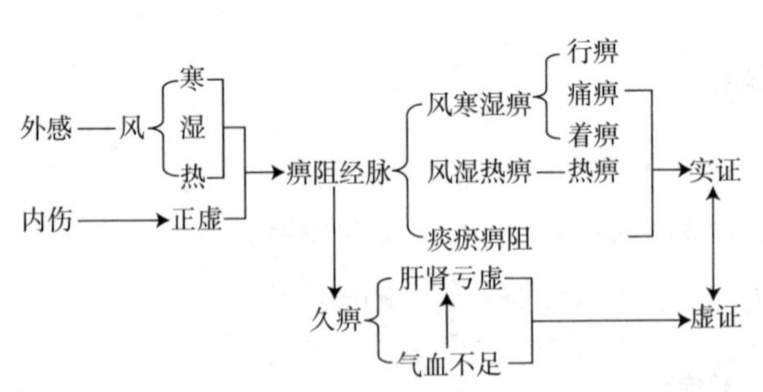

图 7－3－1　痹证病因病机要点示意图

三、诊断

1. 肢体关节肌肉疼痛，关节伸屈不利为痹证的主要证候特征。或游走疼痛，恶风寒；或痛剧，遇寒则甚，得热则缓；或重着而痛，手足沉重，肌肤麻木；或肢节焮红热痛，筋脉拘急；或关节剧痛，肿大变形，也有绵绵而痛，麻木甚者。

2. 发病及病情的轻重常与劳累及季节、气候的寒冷、潮湿等天气变化有关。

3. 不同年龄的发病的类型有一定的关系。

四、鉴别诊断

痹证须与痿证相鉴别

表 7－3－1　痹证与痿证鉴别表

	痹证	痿证
主症	关节肌肉疼痛	肢体软弱无力，无疼痛
肢体活动	因痛而影响活动	肢体无力运动
肌肉萎缩	因痛或关节僵直不能活动，日久废而不用可致肌肉萎缩	部分痿病病初即有肌肉萎缩

五、辨证论治

（一）辨证要点

1. 辨虚实

表 7－3－2　虚实辨别表

	邪实者	正虚者
病程	新病	久病
病势	发病急	发病缓
疼痛程度	痛势较剧	痛势绵绵
病机	痰瘀互结，或兼风寒湿热之邪	气血两虚，肝肾不足

2. 辨病邪

表 7-3-3 痹证病邪辨识表

病邪	症状特点	病邪	症状特点
风邪（行痹）	疼痛游走不定	热邪	关节肿胀，肌肤焮红，灼热疼痛
寒邪（痛痹）	痛势较甚，痛有定处，遇寒加重	痰邪	关节疼痛日久，肿胀局限，或见皮下结节
湿邪（着痹）	关节酸痛、重着、漫肿	瘀邪	关节肿胀，僵硬，疼痛不移，肌肤紫暗或瘀斑

（二）治则治法

1. 痹证治疗以祛邪通络，缓急止痛为基本原则，并根据邪气的偏盛，分别予以祛风、散寒、除湿、清热、祛痰、化瘀。

2. 痹证的治疗，还应重视养血活血，结合活血通络之品。

3. 治寒宜结合助阳之品；治湿宜结合健脾益气之品。

4. 久痹正虚者，应重视扶正，补肝肾、益气血。

（三）分证论治

1. 风寒湿痹证

【主症】关节肌肉疼痛，酸楚游走不定，或关节遇寒加重，得热痛缓，或关节重着，肿胀散漫。

【兼次症及舌脉】关节伸屈不利，舌质淡，舌苔薄白或白腻，脉弦紧或濡缓。

【病机要点】风寒湿邪留经络，气血阻闭不通。

【治法】祛风散寒，除湿通络。

【代表方】薏苡仁汤。

2. 风湿热痹证

【主症】关节疼痛，局部灼热红肿，痛不可触，得冷则舒。

【兼次症及舌脉】可有肌肤红斑，常伴有发热汗出、口渴。烦躁溲赤，舌质红，苔黄或黄腻，脉滑数或脉浮。

【病机要点】风湿热邪壅滞经脉，气血闭阻不通。

【治法】清热通络，祛风除湿。

【代表方】白虎加桂枝汤、宣痹汤。

3. 寒热错杂证

【主状】关节灼热肿痛，遇寒加重；或关节冷疼喜温，而又手心灼热。

【兼次症及舌脉】恶风怕冷，苔白黄，口干口苦，尿黄，舌红苔白，脉弦或紧或数。

【病机要点】寒郁化热，或经络蓄热，客寒外侵，闭阻经脉。

【治法】温经散寒，清热除湿。

【代表方】桂枝芍药知母汤。

4. 痰瘀痹阻证

【主症】关节肌肉刺痛，固定不移，或关节肌肤紫暗，肿胀，按之较硬，肢体顽麻，甚则关节僵硬变形。

【兼次症及舌脉】屈伸不利，有硬结、瘀斑、或胸闷痰多，舌质紫暗或有瘀斑，舌苔白腻，脉弦涩。

【病机要点】痰瘀互结，留滞肌肤，闭阻经脉。

【治法】化痰行瘀，蠲痹通络。

【代表方】双合汤。

5. 气血虚痹证

【主症】关节疼痛，时轻时重，气候变化或劳累后加重，形体消瘦，神疲乏力。

【兼次症及舌脉】肌肤麻木，气短自汗，面色少华，唇甲淡白，头晕目花，舌淡苔薄，脉细弱。

【病机要点】风寒湿邪久留经络，气血亏虚，经脉失养。

【治法】益气养血，和营通络。

【代表方】黄芪桂枝五物汤。

6. 肝肾虚痹证

【主症】痹证日久不愈，关节疼痛时轻时重，屈伸不利，肌肉瘦削，腰膝酸软。

【兼次症及舌脉】或畏寒肢冷、阳痿，遗精，或骨蒸劳热，心烦口干，舌质淡红，苔薄白或少津，脉沉细弱或细数。

【病机要点】肝肾不足，经脉失养。

【治法】培补肝肾，通络止痛。

【代表方】独活寄生汤。

六、转归预后

痹证因病人体质不同，感受邪毒的性质有别，多寡有异，发病轻重的不同，治疗调摄是否得当，其转归预后都不相同。

1. 一般而言，治疗及时得当，预后良好。

2. 延误治疗，风、寒、湿、热痹可迁延不愈，耗伤气血，损及肝肾，致使正虚邪恋，本虚标实，转化为虚实夹杂的尪痹。

3. 复感于邪，则邪气内舍，可转为五脏痹，多预后不良。

七、预防护理

1. 注意防寒、防潮。特别是潮湿、寒冷地区更应做好防范工作，个人应注意气候变化时适时增减衣物，不宜劳汗当风、冒雨、涉水，忌汗后用冷水洗浴，床铺被褥干燥、温暖，房间干燥、向阳。

2. 感受外邪后应积极彻底治疗，防止病邪内传；病情较重或出现全身症状者应卧床休息一段时间；行走不便者，应提防跌仆。

3. 痹证患者可配合辅助治疗，根据病情选用针灸、推拿、熏蒸、药浴、热熨、外敷等，注意有无痒疹或水疱等副反应。

4. 加强功能锻炼，促进血液循环，改善局部营养，避免关节僵硬挛缩，防止肌肉萎缩；主动活动与被动活动相结合，因人、因病制宜，适可而止，量力而行。

八、历代文献述要

1. 痹的病名，最早见于《内经》。《素问》设有“痹论”专篇，提出病因以风、寒、湿邪为主。并根据病邪的偏胜分为行痹、痛痹、着痹，还根据病邪伤人部位，将痹证分为皮痹、肌痹、脉痹、筋痹、骨痹五体痹。病邪深入，内传于五脏六腑又可导致心痹、肺痹、脾痹、肝痹和肾痹五脏痹。

2. 汉代张仲景在《金匮要略》中论述了湿痹、历节病，创桂枝附子汤、甘草附子汤、乌头汤、防己黄芪汤、麻杏薏甘汤、桂枝芍药知母汤等临床常用治痹方剂。

3. 宋代《圣惠方》、《圣济总录》等书，也都既论痹证、历节病，又论白虎病，并在风寒湿痹之外，另立热痹一门。

4. 金代刘河间《宣明论方》根据《痹论》风、寒、湿三气偏盛之说，分别拟定了防风汤、茯苓汤、茯苓川芎汤等方，热痹则用升麻汤。

5. 元代李东垣、朱丹溪另立“痛风”一名。李东垣《兰室秘藏》认为“痛风”的病因主要是血虚。朱丹溪《丹溪心法》则认为有血虚、血热、风、湿、痰、瘀之异。在治疗上拟痛风通用方，又分上下肢选择用药，对于后世影响很大。

6. 明代张景岳《景岳全书·痹》认为痹证“寒证多而热证少”。

7. 明代李中梓《医宗必读·痹》在采用祛风、除湿、散寒的常规治法外，提倡行痹参以补血，痛痹参以补火，着痹参以补脾补气之法。

8. 清代叶天士对于痹久不愈者，有“久病入络”之说，倡用活血化瘀及虫类药物，搜剔宣通络脉。

巩固与练习

一、选择题

（一）A 型题

1. 痹证的基本治疗原则是(　　)

A. 祛风散寒　　B. 祛邪通络　　C. 胜湿清热
D. 祛痰化瘀　　E. 补肝肾，益气血

2. 患者男，40 岁，因久居湿地，近 1 周出现双下肢关节、肌肉疼痛酸楚，屈伸不利，疼痛呈游走性，伴恶风、发热。舌苔薄白，脉浮缓。应诊断的病证是(　　)

A. 风寒湿痹证　　B. 风湿热痹证　　C. 寒热错杂证
D. 痰瘀痹阻证　　E. 痿证

3. 主要表现为关节痛剧，痛有定处，寒甚热缓的是(　　)

A. 行痹　　B. 痛痹　　C. 着痹

D. 热痹　　E. 尪痹

4. 风湿热痹证的主方是(　　)

A. 桂枝芍药知母汤　　B. 黄芪桂枝五物汤

C. 双合汤　　D. 白虎加桂枝汤和宣痹汤

E. 独活寄生汤

(二) B 型题

A. 行痹　　B. 痛痹　　C. 着痹

D. 热痹　　E. 尪痹

5. 痹病必兼关节剧痛、肿大、僵硬、变形，屈伸受限的是(　　)

6. 主要表现为关节酸痛、重着、漫肿(　　)

A. 经络闭阻　　B. 气机不和　　C. 血行不畅

D. 筋脉失养　　E. 骨髓失充

7. 痿证的主要病机是(　　)

8. 痹证的主要病机是(　　)

(三) X 型题

9. 与痹证治疗原则有关的是(　　)

A. 治风先治血，血行风自灭　　B. 气足自无顽麻

C. 治外者散邪为急　　D. 治脏者养正为先

E. 独取阳明

10. 内痹包括(　　)

A. 五脏痹　　B. 六腑痹　　C. 奇恒之腑痹

D. 五体痹　　E. 热痹

二、填空题

11. 痹证的病机要点是________。

三、名词解释

12. 痹证

13. 尪痹

四、简答题

14. 简述痹证与痿病的鉴别。

五、问答题

15. 痹证的主要临床特征是什么？

16. 目前临床上如何对痹证进行分类？

17. 如何理解痹证的病因病机？

18. 痹证和痿证如何从临床表现上进行区别？

19. 痹证的治疗原则是什么？

20. 痹证如何辨证论治？

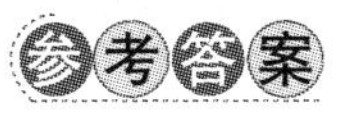

一、选择题

1. B　2. A　3. B　4. D　5. E　6. C　7. D　8. A　9. ABCD　10. ABC

二、填空题

11. 邪气闭阻经络、不通则痛。

其他题型答案参见本章相关内容

第四节　痿　　证

【考点重点点拨】

1. 掌握痿证的概念、病因病机、鉴别诊断、辨证要点、治则治法及分证论治。

2. 熟悉痿证的诊断。

3. 了解痿证的转归预后、预防护理及历代文献述要。

一、概念

1. 主症：肢体筋脉弛缓、软弱无力，日久因不能随意运动而致肌肉萎缩。

2. 病机要点：五脏受损，筋脉失养所致。

二、病因病机

痿证归因于外感、内伤和外伤 3 个方面，外感源于温热毒邪、居处伤湿或饮食不节；内伤多由素体脾肾虚弱或久病劳伤引发；外伤则与产后或跌仆闪挫有关。其病理因素主要涉及热、湿、虚、瘀，亦可夹痰、夹积等。

1. 热伤肺津，津伤不布

感受温热毒邪，高热不退，或病后余热燔灼伤津耗气，遂致四肢筋脉失养，痿弱不用。

2. 湿热浸淫，气血不运

居处伤湿，郁遏生热；饮食不节，损伤脾胃，脾运不输；可致气血运行不利，筋脉肌肉失养，发为痿证。

3. 脾胃亏虚，精微不输

脾胃素虚，或久病成虚，气血津液化源不足，致筋骨失养、关节不利、肌肉瘦削，使肢体痿弱不用。

4. 肝肾亏损，髓枯筋痿

素来肾虚，房色伤肾，或劳役太过，罢极本伤，阴精暗耗，肝血亏虚，肝肾精血不足，经脉筋骨失其濡养，致髓枯筋痿，肢体不用。

5. 瘀阻络脉，气血不运

产后恶露未尽，流于腰膝，或跌仆损伤，劳力过猛，瘀血留内，络脉不通，气血被阻，筋骨肌肉失于荣养，而导致四肢痿废不用。

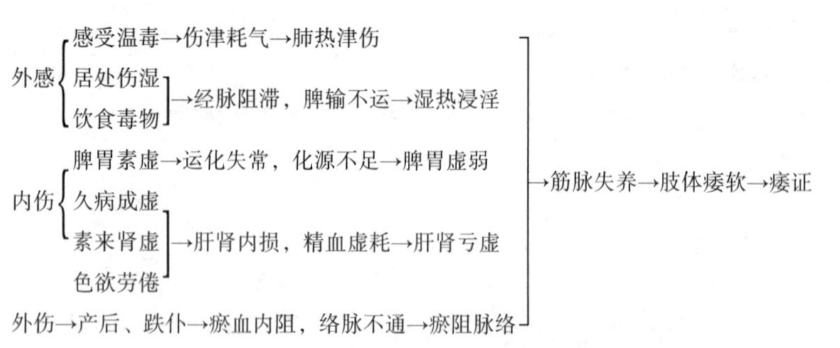

图 7-4-1　痿病病因病机要点示意图

三、诊断

1. 肢体筋脉弛缓、软弱无力，日久因不能随意运动可出现肌肉萎缩。

2. 由于肌肉萎软无力，可有睑废、视歧、声嘶低喑、抬头无力等症状，甚则影响呼吸、吞咽。

3. 部分病人发病前有感冒、腹泻病史，或有神经毒性药物接触史或家族遗传史。

四、鉴别诊断

1. 痿证须与痹证相鉴别

表 7-4-1　痿证与痹证鉴别表

	痿证	痹证
病因	外感温热、湿热之邪，或脾胃、肝肾亏虚，或外伤	正气不足，感受风、寒、湿、热之邪
病机	五脏内伤，筋脉失养	经络阻滞，气血运行不畅
主症	肢体痿弱不用，甚至肌肉萎缩，痿废不用	筋骨、肌肉、关节发生酸痛、重着、屈伸不利，甚或关节肿大灼热
兼症	肢体麻木，或肌肉瞤动	肌肤不仁、肿胀

2. 痿证须与偏枯相鉴别

表 7-4-2　痿证与偏枯鉴别表

	痿证	偏枯
病机	五脏内伤，筋脉失养	阴阳失调，气血逆乱
主症	肢体痿软不用，甚至肌肉萎缩，痿废不用	一侧上下肢偏废不用，久则患肢肌肉枯萎
兼症	肢体麻木，或肌肉瞤动	语言謇涩、口眼歪斜

3. 痿证须与痱证相鉴别

表 7-4-3　痿证与痱证鉴别表

	痿证	痱证
临床表现	肢体筋脉弛缓，软弱无力，不能随意运动，或伴有肌肉萎缩	四肢无力，伴有神志病变，语声不出

五、辨证论治

（一）辨证要点

1. 辨脏腑病证

2. 辨标本虚实

表7-4-4 痿证辨证要点

	肺热伤津	湿热浸淫	脾胃虚弱	肝肾亏虚	瘀阻络脉
病因	温热毒邪	居处伤湿 饮食不节	脾胃素虚 久病成虚	素来肾虚 色欲劳倦	产后 跌仆损伤
缓急	起病急，发展较快	起病急，发展较快	病史较久，起病与发展较慢	病史较久，起病与发展较慢	可急或缓
虚实	多属实证	多属实证	虚证或虚中夹实	虚证或虚中夹实	多属实证
所关脏腑	肺	脾胃	脾胃	肝肾	

（二）治则治法

《素问·痿论》云："治痿者独取阳明"，是从补脾胃、清胃火、去湿热以养五脏的一种重要措施。痿病不可妄用风药，这是另一治痿原则，若误用之，阳血愈亏，成坏病。朱丹溪用"泻南方、补北方"，是从清内热、滋肾阴方面，达到金水相生，滋润五脏的另一种方法。总的治法正如《医学心悟·痿》所云："不外补中祛湿、养阴清热而已"。若属元气亏损，气虚血滞成痿，又当补气化瘀；若"急痿"、"热痿"，起病急骤，发展迅速，适当使用清开灵注射液、参麦注射液等静脉输液，必要时辅助呼吸，及时救治。慎用发散解表药，故风药、表药对于本病自当慎用，这是治痿的另一重要原则。由于痿病病情复杂，因此宜采用综合治疗方案，药物治疗的同时应配合针灸推拿和康复治疗。

（三）分证论治

1. 肺热伤津

【主症】病起发热，或热后突然出现肢体软弱无力，皮肤枯燥，心烦口渴。

【兼次症及舌脉】咳呛少痰，咽干不利，小便黄少，大便干燥，舌质红，苔黄，脉细数。

【病机要点】温热犯肺，肺热津伤，筋失濡润。

【治法】清热润燥，养肺生津。

【代表方】清燥救肺汤。

2. 湿热浸淫

【主症】四肢痿软，身体困重，或麻木、微肿，尤以下肢多见。

【兼次症及舌脉】或足胫热气上腾，或有发热，胸痞脘闷，小便短赤涩痛，苔黄腻，脉细数。

【病机要点】湿热浸淫，气血不运，筋脉失养。

【治法】清热利湿，通利筋脉。

【代表方】加味二妙散。

3. 脾胃虚弱

【主症】肢体痿软无力，逐渐加重，食少，便溏，腹胀。

【兼次症及舌脉】面浮而色不华，气短，神疲乏力，苔薄白，脉细。

【病机要点】脾胃虚弱，精微不运，筋脉失荣。

【治法】补脾益气，健运升清。

【代表方】参苓白术散、补中益气汤。

4. 肝肾亏虚

【主症】起病缓慢，下肢痿软无力、腰脊酸软，不能久立。

【兼次症及舌脉】或伴目眩发落，咽干耳鸣，遗精或遗尿，或妇女月经不调，甚至步履全废，腿胫大肉渐脱。舌红少苔，脉细数。

【病机要点】肝肾亏损，精血不能濡养筋骨经脉，髓枯筋痿。

【治法】补益肝肾，滋阴清热。

【代表方】虎潜丸。

5. 瘀阻脉络

【主症】外伤之后突然下肢痿软或四肢痿软，肌肤麻木。

【兼次症及舌脉】伤处疼痛，舌质暗，脉细涩。

【病机要点】瘀血内阻，脉络不通。

【治法】益气养营，活血行瘀。

【代表方】圣愈汤、补阳还五汤。

六、转归预后

痿证的预后与感邪轻重、病程长短及正气强弱有关。

1. 以感受病邪为主的痿证，发病较快，但通过治疗，邪气逐渐祛除，正气得以恢复，经数周或数月，机体可获得痊愈或基本痊愈。若经数月仍不恢复，治疗更加困难，痊愈的可能性变小。

2. 以正气虚弱为主的痿证，发病缓慢，经治疗可中止病情发展或使机体痊愈，但病程一般较长，须坚持治疗方能取效。若正气不复，日益虚弱，肢痿逐渐加重，四肢俱痿，则患者预后较差，恢复困难。

3. 肺热津伤之证，若热邪炽盛，邪热逆传心包，出现神昏，则提示病情严重，患者预后不良。

4. 痿证过程中若出现呼吸困难、吞咽困难，是脾肺脏气极虚的表现，患者预后较差。

七、预防护理

1. 平时注意体质锻炼，慎防湿邪侵袭及房事过度。
2. 肺热、湿热成痿者，宜清淡饮食，不宜膏粱厚味、辛辣炙煿之品。
3. 脾胃亏虚者，饮食一般宜富有营养而易于消化。
4. 肝肾亏虚者可多食肉类、蹄筋、豆类、蔬菜等。
5. 适当控制体重，以免肥胖影响肢体功能锻炼。
6. 加强肢体功能训练，防止或延缓肌肉萎缩。
7. 卧床不能行动者，应帮助其起、卧、翻身，防止发生褥疮。
8. 帮助患者被动活动以减少关节的强直挛缩。

八、历代文献述要

1.《内经》对痿证有专题论述，指出本病主要病理为“肺热叶焦”，肺燥不能输精于五脏，因而五体失养，产生痿软证候，在治疗法则上，提出“治痿者独取阳明”之说，同时又有“因于湿，首如裹；湿热不攘，大筋软短，小筋弛长，软短为拘，弛长为痿”的论述，指出湿热也是痿证发病原因之一。

2. 宋代陈言《三因极一病证方论·五痿叙论》对《内经》诸痿进行了概括，直接点明“痿躄证属内脏气血不足之所为也”这一病机特点。

3. 张子和《儒门事亲·指风痹痿厥近世差玄说》把风、痹、厥证的证候与痿证作了鉴别，并对《素问》内热熏蒸肺热成痿的病机作了进一步探讨，直断“痿病无寒”。

4. 朱丹溪扩充子和之说，纠正“风痿混同”之弊，提出“泻南方、补北方”的治痿原则，在具体辨证施治方面又分列湿热、湿痰、气虚、瘀血之别，为后世开示源头。

5.《景岳全书·痿证》指出痿证非尽为火证，认为“元气败伤则精虚不能灌溉，血虚不能营养者，亦不少矣，若概从火论，则恐真阳衰败，及土衰火涸者不能堪。”补充了痿证悉从阴虚火旺之所未备。

6.《临证指南医案·痿》邹滋九更总括前论，明确指出本病为“肝、肾、肺、胃四经之病”，说明四脏气血津精不足是导致痿证的直接因素。

巩固与练习

一、选择题

（一）A 型题

1. 以肢体筋脉弛缓，软弱无力，不能随意运动为主要临床表现的中医诊断是(　　)

A. 痿证　　B. 痉证　　C. 厥证

D. 虚证　　E. 痹证

2. 下列不是痿证病因的是(　　)

A. 饮食毒物　　B. 久病房劳　　C. 跌打损伤

D. 感受寒湿　　E. 药物损害

3. 患者，男，40 岁。肢体痿软，身体困重，足胫热气上腾，发热，胸痞脘闷，舌苔黄腻，脉滑数。治疗应首选(　　)

A. 薏苡仁汤　　B. 加味二妙散　　C. 四妙丸

D. 羌活胜湿汤　　E. 干姜苓术汤

4. 痿证以肝肾亏损所致的主要症状特点是(　　)

A. 肢体困重，痿软无力，以下肢或两足痿弱为甚

B. 发热后突然出现肢体软弱无力，肌肉瘦削，皮肤干燥
C. 软弱无力，神疲肢倦，肌肉萎缩，少气懒言
D. 肢体痿软无力，下肢明显，腰膝酸软，甚至步履全废
E. 四肢痿弱，肌肉瘦削，手足麻木不仁，四肢青筋显露

（二）B 型题

A. 病起发热，或热后突然出现肢体软弱无力
B. 四肢痿软，身体困重
C. 肢体痿软无力，逐渐加重，神疲乏力
D. 外伤之后突然下肢痿软或四肢痿软，肌肤麻木
E. 突然昏仆，半身活动不利

5. 瘀阻脉络型痿证的症状为(　　)
6. 脾胃亏虚型痿证的症状为(　　)

A. 祛邪和络　B. 清热利湿　C. 活血化瘀
D. 扶正补虚　E. 益气健脾

7. 痿证虚证的主要治法(　　)
8. 痿证实证的主要治法(　　)

（三）X 型题

9. “治痿者独取阳明”的具体措施是(　　)
A. 补脾胃　B. 化痰通络　C. 清胃火
D. 清利湿热　E. 活血通络

10. 患者肢体痿软无力，逐渐加重，食少便溏，面浮而色不华，气短，神疲乏力，舌苔薄白，脉细无力。治疗可选用的方剂是(　　)
A. 补中益气汤　B. 附子理中丸　C. 参苓白术散
D. 六君子汤　E. 归脾汤

二、填空题

11. 《临证指南医案·痿》指出本病为四经之病为________、________、________、________。

三、名词解释

12. 痿躄
13. 偏枯

四、简答题

14. 痿证如何与偏枯、痱证相鉴别？

五、问答题

15. 痿证的临床主要特点是什么？

16. 如何理解痿证的发生？与哪些脏腑密切相关？

17. 临床上痿证和痹证如何区别？

18. 如何理解“治痿者独取阳明”和“泻南方、补北方”的含义？

19. 痿证如何进行辨证论治？

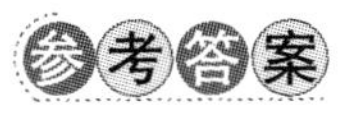

一、选择题

1. A　2. D　3. B　4. D　5. D　6. C　7. D　8. A　9. AC　10. ACD

二、填空题

11. 肝肾肺胃

其他题型答案参见本章相关内容

第五节　痉　　证

【考点重点点拨】

1. 掌握痉证的概念、病因病机、鉴别诊断、辨证要点、治则治法及分证论治。

2. 熟悉痉证的诊断。

3. 了解痉证的转归预后、预防护理及历代文献述要。

一、概念

1. 主症：以颈项强急，四肢抽搐，甚至口噤戴眼，角弓反张为主要特征。

2. 病机要点：风、寒、湿、痰、瘀等阻滞脉络，心、肝、胃、肠热邪炽盛，或阴虚血少，元气亏损，筋脉失濡，拘急挛缩，甚或邪扰神明所致。

二、病因病机

痉证的病因病机不外外感与内伤两方面。外感主要是感受风、寒、湿、热之邪，邪气壅滞经脉，或热甚动风而致痉。内伤则主要是肝肾阴虚，肝阳阴虚，肝阳上亢，阳亢化风而致痉，或阴虚血少，筋脉失养，虚风内动而致痉。

1. 感受外邪

风寒湿邪相兼为犯，阻滞壅塞经脉，气血失于运行敷布，筋脉失养而致痉证；感受湿热、温热疫病之邪，邪热入里，或燔灼肝经，引起肝风，风火相煽而致痉；或邪热弥漫阳明气分，进而热结其腑，胃津被劫，筋脉拘紧而致痉；若邪热内陷，深入心营，逆乱神明，闭塞经脉，亦可致痉。

2. 内伤气血

久病体衰，劳欲过度致肾精亏损，饮食劳倦，化源不足致气血两虚；五志七情失度而气血暗耗，产后或外伤失血过多，疮家血随脓出，过用或误用汗、吐、下法，耗伤气血津液，均可使筋脉失养而致痉。

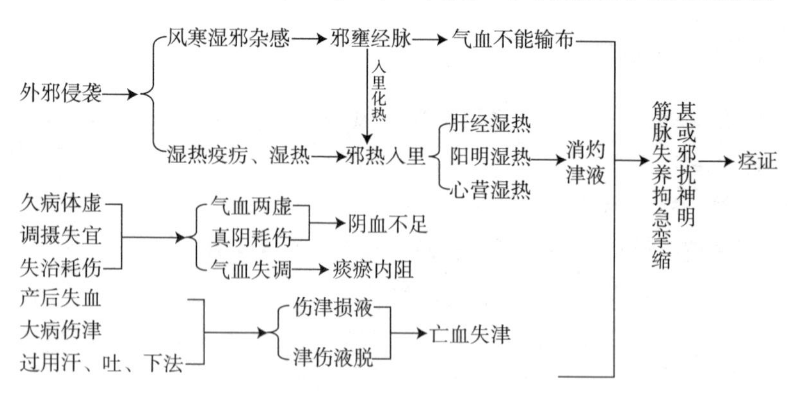

图 7-5-1 痉证病因病机要点示意图

三、诊断

1. 具有外感病史或素体气血虚弱，亡血失汗，病久虚损等病理基础。

2. 起病突然，以颈项强直，四肢抽搐或手足蠕动，甚至角弓反张为主要特征。部分危重病人可有神昏谵语等意识障碍。

四、鉴别诊断

1. 痉证须与痫病相鉴别

表 7-5-1　痉证与痫病鉴别表

	痉证	痫病
性质	属头身肢体病证	属发作性的神志异常的疾病
发病时症状	以颈项强急，四肢抽搐，甚至口噤戴眼，角弓反张为主症	常见有突然昏倒、昏不知人、口吐白沫，两目上视，四肢抽搐，或口中发出如猪羊叫声
后遗症状	不经治疗一般不会自行恢复，即使能暂时缓解，亦多有发热、头痛等症状存在	移时苏醒，醒后如常人

2. 痉证须与厥证相鉴别

表 7-5-2　痉证与厥证鉴别表

	痉证	厥证
病因病机	外感病史或素体气血虚弱，亡血失汗，病久虚损	多有内伤七情病史。阴阳失调，气机逆乱
发病时症状	起病突然，以颈项强直，四肢抽搐或手足蠕动，甚至角弓反张为主要特征	突然昏倒，以不省人事，四肢逆冷或四肢僵直，牙关紧闭为特征
鉴别要点	颈项强直	四肢逆冷，无颈项强直

3. 痉证须与中风相鉴别

表 7-5-3　痉证与中风鉴别表

	痉证	中风
发病时症状	起病突然，以颈项强直，四肢抽搐或手足蠕动，甚至角弓反张为主要特征	或有项背强直，四肢抽搐，但以半身不遂，口舌㖞斜或卒然昏仆为主要症状
后遗症	无	有

4. 痉证须与颤证相鉴别

表 7-5-4 痉证与颤证鉴别表

	痉证	颤证
起病	急性	慢性
主症	颈项强直，四肢抽搐，幅度较大、力量较猛，或手足蠕动	头部或上下肢体不自主地动作，一般多以上肢为主，动作较轻，幅度较小，多呈持续性
兼症	发热，两目上视，神昏	无发热、神昏

5. 痉证须与破伤风相鉴别

表 7-5-5 痉证与破伤风鉴别表

	痉证	破伤风
病史	多有原发疾病如外感或内伤史，而无创伤史	有创伤史及未愈伤口可查
发病时症状	主要为四肢抽搐、颈背强急，甚或角弓反张	自头面部筋肉拘挛开始，延及四肢或全身，有典型的苦笑面容

五、辨证论治

（一）辨证要点

1. 辨外感与内伤

表 7-5-6 外感与内伤辨别表

	外感	内伤
病因	外感风、寒、湿邪	肝肾阴虚，肝阳上亢或阴虚血少
病机要点	外感之邪壅阻经脉，气血不畅	内伤阴虚，肝阳上亢，阳亢化风而致痉，或阴虚血少，筋脉失养，虚风内动而致痉
证候特征	多有恶寒、发热、脉浮等表证	多无恶寒、发热

2. 辨虚实

表 7－5－7　虚证与实证辨别表

	虚证	实证
病因	内伤气血，阴津不足	外感、瘀血、痰浊
证候特征	手足蠕动，或抽搐时休时止，神疲倦怠	颈项强直，牙关紧闭，角弓反张，四肢抽搐频繁有力而幅度较大
舌脉	舌质淡或舌红无苔，脉多细数	舌苔多白腻或黄腻

（二）治则治法

痉证属急症范畴，根据急则治其标的治则，应首先止痉。外感以祛邪为主，宜祛风、散寒、除湿、清热；内伤多予扶正，宜滋养阴血，益气温阳。由于本证病机关键是阴虚血少，筋脉失养，故保津液，养阴血，荣筋脉是最为重要的原则，切不可仅用发汗、攻下之味，或镇潜息风之品，治标而忽视其本。

（三）分证论治

1. 邪壅经脉

【主症】项背强急，四肢抽搐，口噤不开。

【兼次症及舌脉】头痛恶寒发热，肢体酸重，无汗出。舌质淡红，苔薄黄或白腻，脉浮紧或濡数。

【病机要点】风寒湿邪，阻滞经络。

【治法】祛风散寒，燥湿和营。

【代表方】羌活胜湿汤。

2. 肝经热盛

【主症】项背强急，四肢抽搐，口噤啮齿，甚则角弓反张。

【兼次症及舌脉】高热头痛，心烦易怒，口苦咽干，眩晕，面红目赤。舌红绛、苔黄燥或少苔，脉弦数或弦数细。

【病机要点】肝经热盛，波及营血。

【治法】清肝潜阳，息风止痉。

【代表方】羚角钩藤汤。

3. 阳明热盛

【主症】项背强急，四肢抽搐，甚则角弓反张。

【兼次症及舌脉】壮热，汗出，口渴引饮。舌质红，苔黄燥，脉弦滑或弦数。

【病机要点】阳明热盛，灼伤津液。

【治法】清泻胃热，息风止痉。

【代表方】白虎汤合增液承气汤。

4. 阴血方虚

【主症】项背强急，四肢抽搐无力。

【兼次症及舌脉】头晕目眩，面色潮红，五心烦热，四肢麻木。舌质红，少苔或剥苔，脉细数。

【病机要点】津液耗伤，筋脉失养。

【治法】滋阴潜阳，息风止痉。

【代表方】大定风珠合四物汤。

5. 风痰入络

【主症】项背强急，四肢抽搐。

【兼次症及舌脉】头痛昏蒙，神识呆滞，胸脘满闷，手足麻木，呕吐痰涎。舌苔白腻，脉滑或弦滑。

【病机要点】痰浊中阻，上蒙清窍，经络阻塞，筋脉失养。

【治法】豁痰，息风通络止痉。

【代表方】真方白子丸。

六、转归预后

本病的预后取决于其发作的轻重、频率、持续时间的长短及原发病的轻重等因素。

1. 发作程度轻，次数少，持续时间短，痉后神志清者，病多轻，预后良好。

2. 发作时症状重，频频而作且持续不止，痉后神昏不醒者，病多重，预后较差。

3. 热甚发痉者，经正确治疗，多预后较好；气血两虚者预后多较好，但须长期调理以巩固疗效；真阴耗伤证的部分患者经调治，预后较好，部分患者可出现危重之候，预后较差。痉证患者出现变证时，若救治及时，病情可转入平稳，预后较好；若救治延误或措施不得力，则病情易急转，预后较差。

4. 痉病大多起病急，变化快，多数病人预后较差。若正气旺盛，驱邪迅速，病情得以控制，则预后较好。如见口张目瞪，昏昧无知，为肝脾精竭；若见角弓反张，离席一拳，为肝之精血耗损，筋脉失养，均属预后不良的征象。若热毒内陷，则痉厥并见，病情凶险，危及生命。

七、预防护理

1. 积极治疗易导致发痉的原发病。
2. 重视痉证的先兆表现。
3. 注意痉证发作期的处理和护理。
4. 注意痉证危重病人的护理。

八、历代文献述要

1. 痉证之名最早见于《内经》。《内经》提出了风、寒、湿、火是导致本病的常见病因，关于其病位，指出肝、经络经筋的病变是痉证发生的病理基础。《素问》在病因学上奠定了外邪致痉的理论基础，如《素问·至真要大论》认为“诸痉项强，皆属于湿”，“诸暴强直，皆属于风”。

2. 张仲景在《金匮要略·痉湿暍病脉证并治》篇中专门讨论了痉证，在病因上又提出误汗、误下、产后血虚导致津液损伤，筋脉失养以及太阳中风，邪壅经络导致的痉证。

3. 巢元方《诸病源候论·卷一·风痉候》中认为其病因是“风邪伤于太阳经，复遇寒湿”。

4. 孙思邈在《备急千金要方·八卷·论杂风状》中强调了肾与痉证发病的关系，认为“温病热盛入肾，小儿痫热盛皆痉”。

5. 陈言指出痉证病位在筋，病机是“筋无所营”。

6. 朱丹溪强调内伤致病的重要性。

7. 张景岳则明确提出了内伤致痉的理论。

8. 清代温病学说的发展使得对痉证有了进一步的认识。吴鞠通将其病机概括为寒、热、虚、实四类。

巩固与练习

一、选择题

（一）A 型题

1. 下列不是痉证病因的是(　　)

A. 久病过劳　　B. 误汗大汗　　C. 六淫之邪
D. 情志不调　　E. 失血过多

2. 痉证辨证当首辨(　　)

A. 辨内伤、外感　　B. 辨寒、热　　C. 辨气、血
D. 辨邪气　　E. 辨缓、急

3. 痉证以阳明热盛所致的主要症状特点是(　　)

A. 头痛昏蒙，神识呆滞，项背强急，四肢抽搐
B. 高热头痛，手足躁动，项背强急，四肢抽搐
C. 高热烦躁，神昏谵语，项背强急，四肢抽搐
D. 壮热汗出，项背强急，角弓反张，腹满便结
E. 头痛，项背强直，恶寒发热，口噤不能语，四肢抽搐

4. 患者，男，50 岁。高热头痛，口噤不开，手足躁动，甚则项背强直，四肢抽搐，角弓反张，舌绛红，少苔，脉弦细而数。治疗应首选(　　)

A. 丁香散　　B. 乌头汤　　C. 龙胆泻肝汤
D. 羚角钩藤汤　　E. 羌活胜湿汤

（二）B 型题

A. 外感表实无汗　　B. 头目不清，眩晕跌仆
C. 口噤不开，背强而直　　D. 项背强直
E. 表虚有汗

5. 刚痉的特点是(　　)

6. 柔痉的特点是(　　)

A. 散寒除湿 B. 祛风除湿 C. 化痰通络
D. 祛邪通络 E. 养血滋阴

7. 痉证的治则是(　　)

8. 痹证的治则是(　　)

(三) X 型题

9. 痉证的主要病机是(　　)

A. 阴虚血少津亏 B. 筋脉不得濡养 C. 阳动而阴不濡
D. 风痰挟火上逆 E. 瘀血内阻

10. 下列病证中可出现昏迷的有(　　)

A. 痉证 B. 厥证 C. 痫证
D. 中风 E. 子痫

二、填空题

11. 痉证的病理变化主要在于______，______。

三、名词解释

12. 子痫

13. 柔痉

四、简答题

14. 试述羚角钩藤汤、白虎汤、真方白子丸治疗痉证的临床特点

五、问答题

15. 痉证的临床症状特点是什么?

16. 痉证的关键病机是什么? 与哪些脏腑密切相关?

17. 临床上痉证如何与厥证、痫病、颤证相区别?

18. 痉证的治疗原则是什么?

19. 临床上痉证肝经热盛证、阳明热盛证和心营热盛证在主症、治法、方药上如何区别?

参考答案

一、选择题

1. D 2. A 3. D 4. D 5. A 6. E 7. E 8. D 9. ABC 10. BCDE

二、填空题

11. 阴虚血少，筋脉失养

其他题型答案参见本章相关内容

第六节　颤　　证

【考点重点点拨】

1. 掌握颤证的概念、病因病机、鉴别诊断、辨证要点、治则治法及分证论治。

2. 熟悉颤证的诊断。

3. 了解颤证的转归预后、预防护理及历代文献述要。

一、概念

1. 主症：以肢体或头部颤抖、摇动为诊断本病的主要依据。

2. 病机要点：肝风内动，筋脉失养。

二、病因病机

该病多因年老体弱，或情志不遂，或饮食不节，或劳欲过度起病；以肝肾阴亏、气血虚弱为本，风、痰、瘀、火为标；病位在筋脉，与肝脾、肾等脏关系密切，初期主病在肝，久则病及脾、肾、脑髓、经脉。病变初期以内风、痰瘀、火热标实为主，病程迁延则虚实夹杂，终则肾阴亏损、正气衰败，多脏受损而病势渐深。

1. 情志不遂

所愿不遂或郁怒伤肝，致肝气郁结，日久化火，耗阴化风而致颤证；肝旺克脾，或忧思伤脾，脾虚生痰，痰热内盛，引动肝阳而见风动颤振。

2. 饮食不节

长期嗜食肥甘厚味，饮酒过度，损伤脾胃，助湿生痰，阻于脉络；同时脾伤则气血生化乏源，气血虚弱不能荣于四末，筋脉失养而成颤证。

3. 劳欲过度

劳倦过度，耗伤脾胃之气，嗜食无度，摄生不慎，耗竭肾精，可致脾肾俱虚，脾胃健运失司，气血虚弱，筋脉失养，肾精亏虚，脑髓不充，筋脉失养而致颤证。

4. 年老久病

年逾四十，肝肾精血日渐亏虚，或久病体弱，气血阴阳不足，脏腑功能失调，致肝肾不足，阴虚阳亢，风阳内动，筋脉失养而发为颤证。

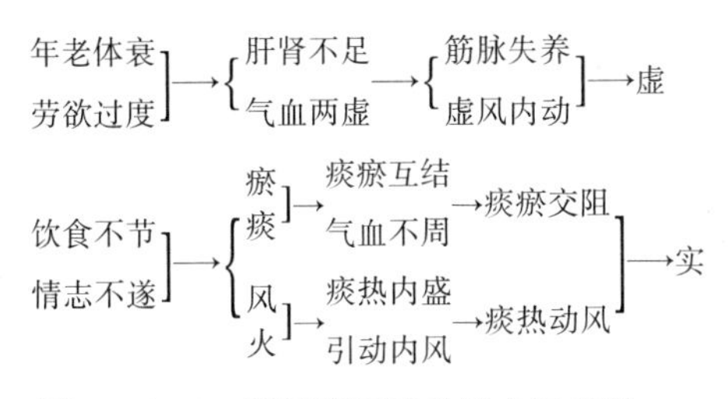

图 7－6－1　颤证病因病机要点示意图

三、诊断

1. 发病特点　多发于中老年人，男性稍多于女性。起病隐袭，渐进发展加重，不能自行缓解。

2. 临床症状　常以手颤、头或肢体颤振为主要表现，轻者头摇肢颤可以自制；重者头部、肢体震摇大动，持续不已，不能自制，继之肌强直，肢体不灵，行动迟缓，行走呈“慌张步态”，表情淡漠，面部呆滞，而呈“面具脸”。

3. 诱发因素　一般无明显诱因，也有因感受外邪、中毒或脑部病变而诱发或加重者。

四、鉴别诊断

1. 颤证须与痉证相鉴别

表 7－6－1　颤证与痉证鉴别表

	颤证	痉证
起病	慢性，隐袭	急性
病因	内伤	外感或内伤
病机要点	肝肾不足，痰热动风	阴阳失调，阳动而阴不濡
主症	肢体或头部摇动、颤抖，肌肉强直	项背强急，手足屈伸牵引，肌肉阵挛
兼症	神呆，言謇，便秘，流涎	发热，神昏

2. 颤证须与痫证相鉴别

表 7－6－2　颤证与痫证鉴别表

	颤证	痫病
病程	慢性进展性	反复发作性
病因	内伤	外感或内伤
病机要点	痰热动风，肝肾不足	气机逆乱，痰浊上扰
主症	肢体或头部摇动、颤抖，始终自知	手足搐搦，目眼上视，或角弓反张，醒后不自知
兼症	神呆，言謇，便秘，流涎	头昏沉，神疲乏力，二便失禁

3. 颤证须与瘛瘲相鉴别

表 7－6－3　颤证与瘛瘲鉴别表

	颤证	瘛瘲
起病	慢性	急性
临床表现	以头颈、手足不自主颤动、振摇为主要症状，手足颤抖动作幅度小，频率快，而无肢体抽搐牵引和发热、神昏等症状	抽搐呈持续性，有时伴短暂性间歇，手足屈伸牵引，部分病人可有发热神昏，两目上视等症状

五、辨证论治

（一）辨证要点

辨轻重、标本及虚实

表 7－6－4 颤证轻重、标本及虚实鉴别表

<table>
<tr><td rowspan="2">辨轻重</td><td>轻</td><td>颤振幅度较小，尚可自制，生活能自理，脉小弱缓慢</td></tr>
<tr><td>重</td><td>颤振幅度较大，不能自制，生活不能自理，脉虚大急疾</td></tr>
<tr><td rowspan="2">审标本</td><td>标</td><td>痰、瘀、风、火</td></tr>
<tr><td>本</td><td>肝肾不足，气血两虚</td></tr>
<tr><td rowspan="2">察虚实</td><td>虚</td><td>机体脏腑虚损的见症</td></tr>
<tr><td>实</td><td>痰瘀火风的见症</td></tr>
</table>

（二）治则治法

颤证初发以老年患者多见，肝肾不足普遍存在，老年津液输布不利，痰浊内生，阻滞经络，气血瘀滞，积久化热，引动内风，故虚实兼夹为病者多见，治疗原则为“息风”，但要分疾病早晚和证候虚实。早期以清热化痰、通络祛风为主。因该病病程较长，十年或数十年，肝肾不足更盛，且久病必虚，晚期可见气血两虚证候，当以滋补肝肾、补益气血为法则。

颤证{筋脉失养、虚风内动、痰热动风}—息风→{轻证{痰热动风→化痰清热；痰瘀交阻→化痰活血}；重证{肝肾不足→滋补肝肾；气血两虚→补益气血}}

（三）分证论治

1. 风阳内动

【主症】肢体颤动粗大，不能自制，心情紧张时颤动加重。

【兼次症及舌脉】烦躁易怒，口苦咽干，眩晕耳鸣，面赤，流涎，或有肢体麻木，语声沉重迟缓，尿赤，大便干，舌红苔黄，脉弦。

【病机要点】肝郁阳亢，化火生风，扰动筋脉。

【治法】镇肝息风，舒筋止颤。

【代表方】天麻钩藤饮合镇肝息风汤

2. 痰热动风

【主症】手颤，头或肢体颤振，头胸前倾，面垢如油。

【兼次症及舌脉】胸脘痞闷，头昏沉，口干或多汗，咯痰色黄，小便短赤，大便干。舌质红，舌苔黄或黄腻，脉弦滑或细数。

【病机要点】痰热内盛，引动内风。

【治法】化痰清热，解痉息风。

【代表方】导痰汤合羚角钩藤汤。

3. 气血两虚

【主症】肢体及头部颤振日久，程度较重，神呆懒言，项背僵直或肢体拘痉，活动减少，行走不稳。

【兼次症及舌脉】面色无华，心悸气短，自汗乏力。舌体胖嫩，边有齿痕，舌色暗淡，舌苔薄白或白腻，脉细无力或沉细。

【病机要点】气血两虚，血虚风动。

【治法】益气养血，平肝息风。

【代表方】人参养荣汤加减。

4. 阴虚风动

【主症】头摇肢颤，持物不稳，步履疾趋，筋脉拘急，肌肉瞤动。

【兼次症及舌脉】腰膝酸软，失眠心烦，头晕耳鸣，舌红，苔薄白，或红降无苔，脉细数。

【病机要点】肝肾阴虚，筋脉失养，虚风内动。

【治法】滋补肝肾，育阴息风。

【代表方】大定风珠

5. 阳气虚衰

【主症】头摇肢颤，筋脉拘挛。

【兼次症及舌脉】畏寒肢冷，四肢麻木，心悸懒言，动则气短，自汗，小便清长或自遗，大便溏，舌淡，苔薄白，脉沉细无力。

【病机要点】阳气虚衰，温煦失职，筋脉不用。

【治法】补肾助阳，温煦筋脉。

【代表方】地黄饮子

六、转归预后

1. 颤证多为中老年原发性疾病，无明显诱因，该类病程呈缓慢进展，适当治疗可以控制症状，维持患者生活自理能力，但晚期多出现呆病，行动不能而需要别人照料。

2. 继发于其他疾病者，其预后与原始病因和病情轻重密切相关。

七、预防护理

1. 颤证的预防，主要在于早期诊断和治疗。
2. 保持情绪稳定，防止情志过极。
3. 饮食宜清淡，勿嗜酒。
4. 起居有常，勿妄作劳。
5. 生活不能自理者，应由专人进行生活照料。
6. 晚期卧床者要预防褥疮。

八、历代文献述要

1. 颤证在《黄帝内经》称为“振掉”《素问·至真要大论》：“诸风掉眩，肾属于肝”。

2. 明·王肯堂《证治准绳·杂病》分析：“颤，摇也；振，动也。筋脉约束不住而莫能任持，风之象也”，同时指出颤证“壮年鲜有，中年以后乃有之，老年尤多。夫老年阴血不足，少水不能治壮火，极为难治，前哲略不治之”。

3. 明·楼英《医学纲目·颤振》认为颤振的病因“多由风热相合”，“亦有风挟湿痰者”。

4. 明·孙一奎《赤水玄珠·颤振》认为颤证的基本病机是本虚标实，虚实夹杂之候。提出治疗本证应“清上补下”，以扶正祛邪，标本同治为原则。

5. 清·张路玉《张氏医通》卷六指出，本病主要是风、火、痰为患，更阐述了颤证与瘛疭的区别：“颤振与瘛疭相类，瘛疭则手足牵引而或伸或屈；颤振则震动而不屈也，也有头摇手不动者。盖木盛则生风生火，上冲于头，故头为颤振；若散于四末，则手足动而头不动也”。并按脾胃虚弱、心气虚热、心虚夹痰、肾虚、实热积滞等13个证候提出论治方药，并通过脉象判断预后，从而使颤证的理法方药，趋于充实。

6. 清·高鼓峰《医宗己任编》强调气血亏虚是颤振的重要原因。治疗“须大补气血，人参养荣汤或加味人参养荣汤；若身摇不得眠者，十味温胆汤倍加人参，或加味温胆汤。”高氏等以大补气血治疗本病虚证，至今仍为临床治疗虚性颤证的重要方法。

巩固与练习

一、选择题

（一）A型题

1. 颤证的病位在(　　)

A. 筋脉　　B. 脑髓　　C. 筋骨
D. 肌肉　　E. 关节

2. 与颤证关系最密切的脏腑是(　　)

A. 肝、胃、肾　　B. 心、脾、肾　　C. 肝、脾、肾
D. 心、肝、脾　　E. 心、肺、脾

3. 下列哪项不是颤证的病因(　　)

A. 年老体弱　　B. 五志过极　　C. 劳逸失当
D. 感受寒湿　　E. 饮食不节

4. 患者，女，40岁。头摇肢颤，面色无华，表情淡漠，心悸气短，自汗乏力，眩晕，纳呆。舌胖大，边有齿痕，苔薄白，脉沉细无力。治疗应首选(　　)

A. 天麻钩藤饮　　B. 归脾汤　　C. 加味四物汤
D. 人参养荣汤　　E. 半夏白术天麻汤

（二）B型题

A. 双合汤　　B. 宣痹汤　　C. 薏苡仁汤
D. 真方白子丸　　E. 导痰汤

5. 痉证风痰入络证宜选用的方剂是(　　)

6. 颤证痰热动风证宜选用的方剂是(　　)

A. 手足震颤，肌肉强直，头部刺痛

B. 肢体痿软无力，逐渐加重，神疲乏力

C. 头摇肢颤，畏寒肢冷，四肢麻木，心悸懒言

D. 头摇肢颤，腰膝酸软，失眠心烦，头晕、耳鸣

E. 突然昏仆，半身活动不利

7. 阴虚风动型颤证的症状为(　　)

8. 阳气虚衰型颤证的症状为(　　)

（三）X 型题

9. 颤证虚证的治法是(　　)

A. 滋补肝肾　　B. 益气养血　　C. 调补阴阳

D. 补脾益肾　　E. 清热化痰

10. 颤证的辨证要点包括(　　)

A. 证候虚实　　B. 脏腑经络　　C. 病情轻重

D. 寒热虚实　　E. 外感内伤

二、填空题

11. 颤证的基本病机为______，______。

三、名词解释

12. 瘛瘲

13. 振掉

四、简答题

14. 简述颤证与痫证、痉证的区别

五、问答题

15. 颤证的临床主要特征是什么？

16. 如何理解颤证的标和本，其发病与哪些脏腑有关？

17. 颤证如何与痉证、痫证相鉴别？

18. 颤证的治疗原则是什么？

19. 阐述颤证的辨证论治？

20. 颤证如何进行调护?

一、选择题

1. B 2. C 3. D 4. D 5. D 6. E 7. D 8. C 9. ABC 10. AC

二、填空题

11. 肝风内动，筋脉失养

其他题型答案参见本章相关内容

方剂索引

一 画

[1] 一贯煎（《柳州医话》）：沙参　麦冬　当归　生地黄　枸杞子　川楝子

二 画

[2] 丁香柿蒂散（《卫生宝鉴》）：丁香　柿蒂　青皮　陈皮

[3] 丁香透膈散（《医学入门》）：丁香　木香　麦芽　青皮　肉豆蔻　沉香　藿香　陈皮　厚朴　人参　茯苓　砂仁　香附　白术　生姜　大枣

[4] 丁香散（《三因极一病证方论》）：丁香　柿蒂　良姜　甘草

[5] 七味白术散（《小儿药证直诀》）：人参　茯苓　炒白术　甘草　藿香叶　木香　葛根

[6] 七味都气丸（《医宗已任编》）：熟地黄　山茱萸　山药　茯苓　丹皮　泽泻　五味子

[7] 七福饮（《景岳全书》）：熟地　当归　人参　白术　炙甘草　远志　杏仁

[8] 二仙汤（《妇产科学》）：仙茅　仙灵脾　巴戟天　当归　黄柏　知母

[9] 二冬汤（《医学心悟》）：天冬　麦冬　天花粉　黄芩　知母　人参　荷叶　甘草

[10] 二术二陈汤（《古今医统》）：苍术　白术　半夏　陈皮　茯苓　炙甘草

[11] 二至丸（《医方集解》）：女贞子　旱莲草

[12] 二阴煎（《景岳全书》）：生地　麦冬　枣仁　生甘草　玄参

茯苓　黄连　木通　灯芯　竹叶

[13] 二陈汤（《太平惠民和剂局方》）：半夏　陈皮　茯苓　炙甘草

[14] 二神散（《仁斋直指》）：海金沙　滑石

[15] 人参养荣汤（《太平惠民和剂局方》）：人参　黄芪　白术　茯苓　甘草　当归　白芍　熟地黄　陈皮　桂心　五味子　远志

[16] 人参养营汤（《太平惠民和剂局方》）：人参　甘草　当归　白芍　熟地　肉桂　大枣　黄芪　白术　茯苓　五味子　远志　陈皮　生姜

[17] 人参胡桃汤（《重订严氏济生方》）：人参　胡桃肉

[18] 人参蛤蚧散（《御药院方》）：人参　蛤蚧　甘草　杏仁　茯苓　贝母　桑白皮　知母

[19] 八正散（《太平惠民和剂局方》）：木通　车前子　萹蓄　瞿麦　滑石　甘草梢　大黄　山栀　灯芯

[20] 八珍汤（《正体类要》）：人参　白术　茯苓　甘草　当归　白芍药　川芎　熟地　生姜　大枣

[21] 十全大补汤（《太平惠民和剂局方》）：熟地　白芍　当归　川芎　人参　白术　茯苓　炙甘草　黄芪　肉桂

[22] 十灰散（《十药神书》）：大蓟　小蓟　侧柏叶　荷叶　茜草根　山栀　白茅根　大黄

[23] 十枣汤（《伤寒论》）：大戟　甘遂　芫花　大枣

三　画

[24] 三子养亲汤（《韩氏医通》）：苏子　白芥子　莱菔子

[25] 三才封髓丹（《卫生宝鉴》）：天冬　熟地黄　人参　黄柏　砂仁　甘草

[26] 三仁汤（《温病条辨》）：杏仁　飞滑石　白通草　白蔻仁　竹叶　厚朴　生苡仁　半夏

[27] 三圣散（《儒门事亲》）：瓜蒌　防风　藜芦

[28] 三拗汤（《太平惠民和剂局方》）：麻黄　杏仁　生甘草

生姜

［29］三黄丸（《奇效良方》）：大黄　黄芩　黄柏

［30］下瘀血汤（《金匮要略》）：大黄　桃仁　䗪虫

［31］千金苇茎汤（《备急千金要方》）：鲜芦根　薏苡仁　冬瓜仁　桃仁

［32］千金定志丸（《备急千金要方》）：人参　茯苓　菖蒲　远志

［33］千金温脾汤（《备急千金要方》）：大黄　当归　干姜　附子　人参　芒硝　甘草

［34］大补元煎（《景岳全书》）：人参　炒山药　熟地黄　杜仲　枸杞子　当归　山茱萸　炙甘草

［35］大补阴丸（《丹溪心法》）：知母　黄柏　熟地黄　龟板　猪脊髓

［36］大定风珠（《温病条辨》）：白芍药　阿胶　生龟板　生地黄　火麻仁　五味子　生牡蛎　麦冬　炙甘草　生鸡子黄　生鳖甲

［37］大建中汤（《金匮要略》）：蜀椒　干姜　人参　饴糖

［38］大承气汤（《伤寒论》）：大黄　厚朴　枳实　芒硝

［39］大青龙汤（《伤寒论》）：麻黄　杏仁　桂枝　甘草　石膏　生姜　大枣

［40］大柴胡汤（《伤寒论》）：柴胡　黄芩　半夏　枳实　白芍药　大黄　生姜　大枣

［41］大黄甘草汤（《金匮要略》）：大黄　甘草

［42］大黄附子汤（《金匮要略》）：大黄　附子　细辛

［43］大黄黄连泻心汤（《伤寒论》）：大黄　黄连

［44］大黄䗪虫丸（《金匮要略》）：地鳖虫　干漆　干地黄　甘草　水蛭　白芍　杏仁　黄芩　虻虫　蛴螬虫　大黄

［45］小半夏加茯苓汤（《金匮要略》）：半夏　生姜　茯苓

［46］小半夏汤（《金匮要略》）：半夏　生姜

［47］小建中汤（《伤寒论》）：桂枝　芍药　甘草　生姜　大枣　饴糖

［48］小承气汤（《伤寒论》）：大黄　厚朴　枳实

[49] 小青龙汤（《伤寒论》）：麻黄　桂枝　芍药　甘草　干姜　细辛　半夏　五味子

[50] 小柴胡汤（《伤寒论》）：柴胡　黄芩　半夏　人参　甘草　生姜　大枣

[51] 小陷胸汤（《伤寒论》）：黄连　半夏　瓜蒌实

[52] 小蓟饮子（《济生方》）：生地黄　小蓟　滑石　通草　炒蒲黄　淡竹叶　藕节　当归

[53] 川芎茶调散（《太平惠民和剂局方》）：薄荷　防风　香附　羌活　白芷　甘草　川芎　荆芥

[54] 己椒苈黄丸（《金匮要略》）：防己　椒目　葶苈子　大黄

四　画

[55] 中满分消丸（《兰室秘藏》）：厚朴　枳实　黄连　黄芩　知母　半夏　陈皮　茯苓　猪苓　泽泻　砂仁　干姜　姜黄　人参　白术　炙甘草

[56] 丹参饮（《时方歌括》）：丹参　檀香　砂仁

[57] 丹栀逍遥散（《医统》）：当归　白芍药　白术　柴胡　茯苓　甘草　煨姜　薄荷　丹皮　山栀

[58] 乌头汤（《金匮要略》）：川乌　麻黄　芍药　黄芪　甘草

[59] 乌头桂枝汤（《金匮要略》）：乌头　桂枝　芍药　生姜　甘草　大枣

[60] 乌梅丸（《伤寒论》）：乌梅　黄连　黄柏　人参　当归　附子　桂枝　蜀椒　干姜　细辛

[61] 五仁丸（《世医得效方》）：桃仁　杏仁　柏子仁　松子仁　郁李仁　橘皮

[62] 五汁安中饮（验方）：韭汁　牛乳　生姜汁　梨汁　藕汁

[63] 五皮饮（《华氏中藏经》）：桑白皮　橘皮　生姜皮　大腹皮　茯苓皮

[64] 五皮散（《华氏中藏经》）：桑白皮　橘皮　生姜皮　大腹皮　茯苓皮

[65] 五参汤（验方）：沙参　玄参　党参　丹参　苦参　炙甘草　桂枝　黄芪　五味子

[66] 五味消毒饮（《医宗金鉴》）：金银花　野菊花　蒲公英　紫花地丁　紫背天葵

[67] 五苓散（《伤寒论》）：桂枝　白术　茯苓　猪苓　泽泻

[68] 五磨饮子（《医方集解》）：乌药　沉香　槟榔　枳实　木香

[69] 六一散（《伤寒标本心法类萃》）：滑石　甘草

[70] 六君子汤（《医学正传》）：人参　炙甘草　茯苓　白术　陈皮　法半夏

[71] 六君子汤（《校注妇人良方》）：人参　炙甘草　茯苓　白术　陈皮　制半夏　生姜　大枣

[72] 六味地黄丸（《小儿药证直诀》）：山茱萸　熟地黄　山药　泽泻　牡丹皮　茯苓

[73] 六磨汤（《证治准绳》）：乌药　沉香　槟榔　枳实　木香　大黄

[74] 化积丸（《类证治裁》）：三棱　莪术　阿魏　海浮石　香附　雄黄　槟榔　苏木　瓦楞子　五灵脂

[75] 化铁金丹（《回春》）：黄芪　人参　白术　当归　川芎　陈皮　青皮　香附　乌药　槟榔　枳壳　枳实　木香　沉香　苍术　山楂肉　神曲　草果　麦芽　草豆蔻　萝卜子　苏子　白芥子　三棱　莪术　厚朴　小茴香　白矾　牙皂　黄连　赤芍　柴胡　龙胆草　甘草　大黄　牵牛　乳香　没药　阿魏　硇砂　皮硝

[76] 化痰通络汤（《临床中医内科学》）：茯苓　半夏　白术　天麻　胆南星　天竺黄　丹参　香附　大黄

[77] 升阳益胃汤（《脾胃论》）：黄芪　半夏　人参　炙甘草　独活　防风　白芍　羌活　橘皮　茯苓　柴胡　泽泻　白术　黄连

[78] 升降散（《伤寒瘟疫条辨》）：僵蚕　蝉蜕　姜黄　大黄

[79] 升陷汤（《医学衷中参西录》）：黄芪　知母　柴胡　桔梗　升麻

[80] 天王补心丹（《摄生秘剖》）：人参　玄参　丹参　茯苓　五

味子　远志　桔梗　当归　天冬　麦冬　柏子仁　酸枣仁　生地黄　辰砂

[81] 天台乌药散（《医学发明》）：天台乌药　木香　茴香　青皮　高良姜　槟榔　川楝子　巴豆

[82] 天麻钩藤饮（《杂病证治新义》）：天麻　钩藤　生石决明　川牛膝　桑寄生　杜仲　山栀　黄芩　益母草　朱茯神　夜交藤

[83] 太无神术散（《医方集解》）：苍术　厚朴　陈皮　藿香　石菖蒲　甘草

[84] 孔圣枕中丹（《备急千金要方》）：龟板　龙骨　远志　菖蒲

[85] 少腹逐瘀汤（《医林改错》）：小茴香　干姜　延胡索　没药　当归　川芎　肉桂　赤芍药　蒲黄　五灵脂

[86] 心肾两交汤（《辨证录》）：熟地　山茱萸　人参　当归　炒枣仁　白芥子　麦冬　肉桂　黄连

[87] 无比山药丸（《太平惠民和剂局方》）：山药　茯神　泽泻　熟地　山茱萸　巴戟天　菟丝子　杜仲　牛膝　五味子　肉苁蓉　赤石脂

[88] 月华丸（《医学心悟》）：天冬　麦冬　生地黄　熟地黄　山药　百部　沙参　川贝母　茯苓　阿胶　三七　獭肝　白菊花　桑叶

[89] 木防己汤（《金匮要略》）：木防己　石膏　桂枝　人参

[90] 木香顺气散（《沈氏尊生书》）：木香　青皮　橘皮　甘草　枳壳　川朴　乌药　香附　苍术　砂仁　桂心　川芎

[91] 止嗽散（《医学心悟》）：荆芥　桔梗　甘草　陈皮　白前　百部　紫菀

[92] 牛黄清心丸（《痘疹世医心法》）：牛黄　朱砂　黄连　黄芩　栀子　郁金

五　画

[93] 仙方活命饮（《校注妇人良方》）：白芷　贝母　防风　赤芍药　当归尾　甘草　皂角刺　穿山甲　天花粉　乳香　没药　金银花　陈皮

[94] 代抵当丸（《证治准绳》）：大黄　当归尾　生地　穿山甲　芒硝　桃仁　肉桂

[95] 加味二妙散（《丹溪心法》）：苍术　黄柏　萆薢　防己　当归　川牛膝　龟板

[96] 加味四斤丸（《三因极一病证方论》）：肉苁蓉　菟丝子　牛膝　木瓜　鹿茸　熟地　天麻　五味子

[97] 加味四物汤（《金匮翼》）：生地　当归　白芍　蔓荆子　川芎　黄芩　菊花　炙草

[98] 加味过敏煎（《名中医治病绝招》）：银柴胡　乌梅　防风　五味子

[99] 加味桔梗汤（《医学心悟》）：桔梗　甘草　贝母　橘红　金银花　薏苡仁　葶苈子　白及

[100] 加味清胃散（《张氏医通》）：生地黄　丹皮　当归　黄连　连翘　犀角　升麻　生甘草

[101] 加减固本丸（《类证治裁》）：熟地　天冬　麦冬　炙草　茯苓　人参　菖蒲　远志　朱砂

[102] 加减葳蕤汤（《通俗伤寒论》）：玉竹　葱白　桔梗　白薇　豆豉　薄荷　炙甘草　大枣

[103] 半夏白术天麻汤（《医学心悟》）：半夏　白术　天麻　陈皮　茯苓　甘草　生姜　大枣

[104] 半夏泻心汤（《伤寒论》）：半夏　黄芩　干姜　人参　甘草　黄连　大枣

[105] 半夏厚朴汤（《金匮要略》）：半夏　厚朴　紫苏　茯苓　生姜

[106] 半夏秫米汤（《黄帝内经》）：半夏　秫米

[107] 右归丸（《景岳全书》）：熟地黄　山药　山茱萸　枸杞子　杜仲　菟丝子　当归　附子　肉桂　鹿角胶

[108] 右归饮（《景岳全书》）：熟地　山萸肉　枸杞子　山药　杜仲　甘草　附子　肉桂

[109] 四七汤（《太平惠民和剂局方》）：苏叶　制半夏　厚朴　茯苓　生姜　大枣

[110] 四君子汤（《太平惠民和剂局方》）：人参 白术 茯苓 炙甘草

[111] 四妙丸（《成方便读》）：黄柏 苍术 牛膝 薏仁

[112] 四味回阳饮（《景岳全书》）：人参 制附子 炮姜 炙甘草

[113] 四神丸（《证治准绳》）：补骨脂 肉豆蔻 吴茱萸 五味子 生姜 大枣

[114] 四逆汤（《伤寒论》）：附子 干姜 炙甘草

[115] 四逆散（《伤寒论》）：柴胡 白芍药 枳壳 甘草

[116] 四海舒郁丸（《疡医大全》）：青木香 陈皮 海蛤粉 海带 海藻 昆布 海螵蛸

[117] 圣愈汤（《兰室秘藏》）：生地黄 熟地黄 川芎 人参 当归 黄芪

[118] 失笑散（《太平惠民和剂局方》）：五灵脂 蒲黄

[119] 左归丸（《景岳全书》）：熟地黄 山药 山茱萸 枸杞子 菟丝子 鹿角胶 龟板胶 川牛膝

[120] 左归饮（《景岳全书》）：熟地 山茱萸 枸杞子 山药 茯苓 甘草

[121] 左金丸（《丹溪心法》）：黄连 吴茱萸

[122] 平胃散（《太平惠民和剂局方》）：苍术 厚朴 橘皮 甘草 生姜 大枣

[123] 归芪建中汤（《金匮要略》合方）：当归 黄芪 饴糖 桂枝 芍药 生姜 大枣 甘草

[124] 归脾丸（归脾汤）（《济生方》）：党参 黄芪 白术 茯神 酸枣仁 龙眼肉 木香 炙甘草 当归 远志 生姜 大枣

[125] 正气天香散（《保命歌括》）：乌药 香附 干姜 紫苏 陈皮

[126] 玉女煎（《景岳全书》）：石膏 熟地黄 麦冬 知母 牛膝

[127] 玉枢丹（《外科正宗》）：山慈菇 续随子 大戟 麝香 雄黄 朱砂 五倍子

[128] 玉屏风散（《丹溪心法》）：黄芪 白术 防风

[129] 玉真丸（玉真散）（《外科正宗》）：南星 防风 白芷 天

麻　羌活　白附子

［130］瓜蒌薤白半夏汤（《金匮要略》）：瓜蒌实　薤白　半夏　白酒

［131］甘麦大枣汤（《金匮要略》）：甘草　小麦　大枣

［132］甘姜苓术汤（《金匮要略》）：甘草　干姜　茯苓　白术

［133］甘草干姜汤（《伤寒论》）：甘草　干姜

［134］甘遂半夏汤（《金匮要略》）：甘遂　半夏　白芍　蜂蜜

［135］甘露消毒丹（《温热经纬》）：滑石　茵陈　黄芩　石菖蒲　川贝　木通　藿香　射干　连翘　薄荷　白豆蔻

［136］生姜甘草汤（《备急千金要方》）：生姜　人参　甘草　大枣

［137］生脉饮（生脉散）（《备急千金要方》）：人参　麦冬　五味子

［138］生铁落饮（《医学心悟》）：天冬　麦冬　贝母　胆星　橘红　远志　石菖蒲　连翘　茯苓　茯神　玄参　钩藤　丹参　辰砂　生铁落

［139］生慧汤（《辨证录》）：熟地　山茱萸　远志　生枣仁　柏子仁　茯神　人参　菖蒲　白芥子

［140］白虎加人参汤（《金匮要略》）：知母　石膏　甘草　粳米　人参

［141］白虎加桂枝汤（《金匮要略》）：知母　石膏　甘草　粳米　桂枝

［142］白虎汤（《伤寒论》）：石膏　知母　甘草　粳米

［143］白金丸（验方）：白矾　郁金

［144］石韦散（《证治准绳》）：石韦　冬葵子　瞿麦　滑石　车前子

［145］龙虎丸（验方）：牛黄　巴豆霜　辰砂　砒石

［146］龙胆泻肝汤（《兰室秘藏》）：龙胆草　泽泻　木通　车前子　当归　柴胡　生地黄（近代方有黄芩　栀子）

［147］交泰丸（《韩氏医通》）：黄连　肉桂

［148］再造散（《伤寒六书》）：黄芪　人参　桂枝　甘草　附子　细辛　羌活　防风　川芎　煨生姜

六　画

［149］地黄饮子（《宣明论方》）：生地黄　巴戟天　山萸肉　石斛

肉苁蓉　五味子　肉桂　麦冬　炮附子　石菖蒲　远志　生姜　大枣　薄荷

[150] 地榆散（验方）：地榆　茜根　黄芩　黄连　山栀　茯苓

[151] 如意解毒散（《景岳全书》）：桔梗　甘草　黄芩　黄连　黄柏　山栀

[152] 安宫牛黄丸（《温病条辨》）：牛黄　郁金　犀角　黄连　朱砂　冰片　珍珠　山栀　雄黄　黄芩　麝香　金箔衣

[153] 安神定志丸（《医学心悟》）：茯苓　茯神　远志　人参　石菖蒲　龙齿

[154] 导水茯苓汤（《普济方》）：泽泻　赤茯苓　白术　麦门冬　紫苏　木瓜　槟榔　陈皮　砂仁　木香　大腹皮

[155] 导赤散（《小儿药证直诀》）：生地黄　木通　竹叶　甘草

[156] 导痰汤（《校注妇人良方》）：半夏　陈皮　枳实　茯苓　甘草　制南星　生姜

[157] 当归六黄丸、当归六黄汤（《兰室秘藏》）：当归　生地　熟地　黄芪　黄连　黄芩　黄柏

[158] 当归贝母苦参丸（《金匮要略》）：当归　贝母　苦参

[159] 当归四逆汤（《伤寒论》）：当归　桂枝　芍药　细辛　甘草　通草　大枣

[160] 当归龙荟丸（《宣明论方》）：当归　龙胆草　栀子　黄连　黄柏　黄芩　芦荟　大黄　木香　麝香　青黛

[161] 当归补血汤（《内外伤辨惑论》）：黄芪　当归

[162] 朱砂安神丸（《医学发明》）：黄连　朱砂　生地黄　归身　炙甘草

[163] 朱雀丸（《百一选方》）：茯神　沉香

[164] 百合固金汤（《医方集解》）：百合　生地黄　熟地黄　麦冬　甘草　炒芍药　玄参　桔梗　当归　贝母

[165] 竹叶石膏汤（《伤寒论》）：（淡）竹叶　石膏　半夏　麦门冬　人参　甘草　粳米

[166] 竹茹汤（《医心方》）：青竹茹　生姜　半夏　茯苓　橘皮

［167］红灵丹（《齐氏医案》）：明雄　朱砂　礞石　火消　月石　麝香　洋片　佛金

［168］至宝丹（《太平惠民和剂局方》）：朱砂　麝香　安息香　金银箔　犀角　牛黄　琥珀　雄黄　玳瑁　龙脑

［169］舟车丸（《景岳全书》）：黑丑　甘遂　芫花　大戟　大黄　青皮　陈皮　木香　槟榔　轻粉

［170］芍药甘草汤（《伤寒论》）：白芍药　炙甘草

［171］芎芷石膏汤（《医宗金鉴》）：川芎　白芷　石膏　菊花　藁本　羌活

［172］血府逐瘀汤（《医林改错》）：桃仁　红花　生地黄　当归　白芍　川芎　牛膝　枳壳　桔梗

［173］血郁汤（《证治准绳》）：香附　牡丹皮　赤曲　川通草　穿山甲　降香　苏木　山楂肉　麦芽　红花

［174］防己黄芪汤（《金匮要略》）：防己　白术　黄芪　甘草　生姜　大枣

［175］防风汤（《宣明论方》）：防风　秦艽　麻黄　杏仁　葛根　赤茯苓　当归　肉桂　黄芩　生姜　大枣　甘草

七　画

［176］启膈散（《医学心悟》）：沙参　茯苓　丹参　川贝　郁金　砂仁壳　荷叶　杵头糠

［177］吴茱萸汤（《伤寒论》）：吴茱萸　人参　大枣　生姜

［178］寿星丸（《杂病源流犀烛》）：姜远志　人参　黄芪　白术　甘草　当归　生地　白芍　茯苓　陈皮　肉桂　胆星　琥珀　朱砂　五味子

［179］局方玄菟丸（《太平惠民和剂局方》）：菟丝子　五味子　白茯苓　干莲肉

［180］局方至宝丹（《太平惠民和剂局方》）：朱砂　麝香　安息香　金银箔　犀角　牛黄　琥珀　雄黄　玳瑁　龙脑

［181］扶老丸（《辨证录》）：人参　白术　茯神　黄芪　当归　熟

地　山茱萸　玄参　菖蒲　柏子仁　生枣仁　麦冬　龙齿　白芥子

［182］更衣丸（《先醒斋医学广笔记》）：芦荟　朱砂

［183］杏苏散（《温病条辨》）：杏仁　苏叶　桔梗　半夏　茯苓　甘草　前胡　橘红　枳壳　生姜　大枣

［184］杞菊地黄丸（《医级》）：菊花　枸杞子　山茱萸　熟地黄　山药　泽泻　牡丹皮　茯苓

［185］沉香散（《金匮翼》）：沉香　石韦　滑石　当归　橘皮　白芍　冬葵子　甘草　王不留行

［186］来复丹（《太平惠民和剂局方》）：玄精石　硝石　硫黄　橘皮　青皮　五灵脂

［187］沙参麦冬汤（《温病条辨》）：沙参　麦冬　玉竹　桑叶　生甘草　天花粉　生扁豆

［188］沙参清肺汤（验方）：北沙参　桔梗　黄芪　太子参　合欢皮　白及　甘草　薏苡仁　冬瓜仁

［189］羌活胜湿汤（《内外伤辨惑论》）：羌活　独活　藁本　防风　炙甘草　川芎　蔓荆子

［190］良附丸（《良方集腋》）：高良姜　香附

［191］苍术难名丹（《世医得效方》）：苍术　茴香　川楝子　川乌　破故纸　白茯苓　龙骨

［192］苏子降气汤（《太平惠民和剂局方》）：苏子　橘皮　半夏　当归　前胡　厚朴　肉桂　甘草　生姜

［193］苏合香丸（《太平惠民和剂局方》）：麝香　安息香　丁香　青木香　白檀香　沉香　香附　荜茇　诃子　朱砂　白术　犀角　苏合香油　冰片　乳香

［194］补中益气丸（补中益气汤）（《脾胃论》）：人参　黄芪　白术　甘草　当归　陈皮　升麻　柴胡

［195］补天大造丸（《医学心悟》）：人参　白术　当归　酸枣仁　炙黄芪　远志　白芍　山药　茯苓　枸杞子　河车粉　龟板　鹿角　熟地

［196］补气运脾汤（《统旨方》）：人参　白术　茯苓　甘草　黄芪

陈皮　砂仁　半夏曲　生姜　大枣

［197］补阳还五汤（《医林改错》）：黄芪　归尾　赤芍　地龙　川芎　桃仁　红花

［198］补阴益气煎（《景岳全书》）：人参　当归　山药　熟地黄　陈皮　炙甘草　升麻　柴胡

［199］补肝汤（《医宗金鉴》）：当归　白芍　川芎　熟地　酸枣仁　木瓜　炙甘草

［200］补肺汤（《永类钤方》）：人参　黄芪　熟地　五味子　紫菀　桑白皮

［201］补髓丹（《百一选方》）：杜仲　补骨脂　鹿茸　没药

［202］身痛逐瘀汤（《医林改错》）：秦艽　川芎　桃仁　红花　甘草　羌活　没药　当归　五灵脂　香附　牛膝　地龙

［203］还少丹（《洪氏集验方》）：干山药　牛膝　山茱萸　白茯苓　五味子　肉苁蓉　石菖蒲　巴戟　远志　杜仲　楮实　茴香　枸杞子　熟干地黄

［204］附子粳米汤（《金匮要略》）：炮附子　粳米　半夏　甘草　大枣

［205］附子理中汤（附子理中丸）（《太平惠民和剂局方》）：炮附子　人参　白术　炮姜　炙甘草

［206］麦门冬汤（《金匮要略》）：麦冬　人参　半夏　甘草　粳米　大枣

［207］麦味地黄丸（《寿世保元》）：麦冬　五味子　山茱萸　熟地黄　山药　泽泻　牡丹皮　茯苓

［208］龟鹿二仙膏（《医便》）：鹿角　龟板　人参　枸杞

八　画

［209］参芪地黄汤（验方）：人参　黄芪　地黄　山萸肉　山药　茯苓　丹皮　泽泻

［210］参苏饮（《太平惠民和剂局方》）：人参　苏叶　葛根　前胡　法半夏　茯苓　甘草　桔梗　枳壳　木香　陈皮　生姜　大枣

［211］参附龙牡汤（验方）：人参　附子　煅龙骨　煅牡蛎

［212］参附汤（《正体类要》）：人参　附子

［213］参苓白术丸（《太平惠民和剂局方》）：人参　白术　山药　莲子肉　炙甘草　茯苓　薏苡仁　砂仁　桔梗　白扁豆　神曲

［214］参苓白术散（《太平惠民和剂局方》）：人参　白术　山药　莲子肉　炙甘草　茯苓　薏苡仁　砂仁　桔梗　白扁豆

［215］参茸地黄丸（验方）：人参　鹿茸　熟地黄　山药　茯苓　丹皮　泽泻　山茱萸

［216］参蛤散（《普济方》）：人参　蛤蚧

［217］定志丸（《备急千金要方》）：党参　茯苓　石菖蒲　远志　甘草

［218］定喘汤（《摄生众妙方》）：白果　麻黄　桑白皮　款冬花　半夏　杏仁　苏子　黄芩　甘草

［219］定痫汤（定痫丸）（《医学心悟》）：天麻　川贝母　姜半夏　茯苓　茯神　胆南星　石菖蒲　全蝎　甘草　僵蚕　琥珀　灯草　陈皮　远志　丹参　麦冬　朱砂

［220］实脾饮（《济生方》）：附子　干姜　白术　甘草　厚朴　木香　草果　槟榔　木瓜　生姜　大枣　茯苓

［221］建瓴汤（《医学衷中参西录》）：山药　牛膝　赭石　龙骨　牡蛎　地黄　芍药　柏子仁

［222］抵当汤（《伤寒论》）：水蛭　虻虫　大黄　桃仁

［223］易老麦门冬饮子（验方）：麦冬　沙参　太子参　白术　黄精　玄参　生地　枸杞子　葛根　莲子　地骨皮

［224］河车大造丸（《医方集解》）：紫河车　党参　熟地黄　杜仲　天门冬　麦门冬　龟板　黄柏　牛膝　茯苓

［225］河车大造丸（《扶寿精方》）：紫河车　熟地黄　杜仲　天冬　麦冬　龟板　黄柏　牛膝

［226］泻心汤（《金匮要略》）：大黄　黄芩　黄连

［227］泻白散（《小儿药证直诀》）：桑白皮　地骨皮　梗米　甘草

［228］炙甘草汤（《伤寒汤》）：炙甘草　人参　桂枝　生姜　阿胶

当归　干姜

［229］知柏地黄丸（《医宗金鉴》）：知母　黄柏　熟地黄　山茱肉　山药　茯苓　丹皮　泽泻

［230］苓桂术甘汤（《金匮要略》）：茯苓　桂枝　白术　甘草

［231］虎潜丸（《丹溪心法》）：熟地　龟板　知母　黄柏　虎骨　白芍　锁阳　陈皮　干姜

［232］转呆汤（《辨证录》）：人参　半夏　附子　茯神　生酸枣仁　神曲　当归　白芍　天花粉　柴胡　柏子仁　菖蒲

［233］金水六君煎（《景岳全书》）：法夏　陈皮　茯苓　当归　熟地　炙甘草

［234］金铃子散（《素问病机气宜保命集》）：金铃子　延胡索

［235］金匮肾气丸（《金匮要略》）：桂枝　附子　熟地黄　山萸肉　山药　茯苓　丹皮　泽泻

［236］金锁固精丸（《医方集解》）：沙苑蒺藜　芡实　莲须　龙骨　牡蛎　莲子肉

［237］青麟丸（《续名医类案》）：大黄　黄柏　黄芩　猪苓　赤苓　泽泻　木通　车前子　米仁　萆薢　侧柏　玄参　广皮　薄荷　制香附

九　画

［238］保元汤（《博爱心鉴》）：人参　黄芪　肉桂　甘草　生姜

［239］保和丸（《丹溪心法》）：神曲　山楂　麦芽　茯苓　半夏　陈皮　连翘　莱菔子

［240］保真汤（《十药神书》）：人参　白术　黄芪　甘草　赤白茯苓　五味子　当归　生地黄　熟地黄　天冬　麦冬　赤芍药　白芍药　柴胡　厚朴　地骨皮　黄柏　知母　莲心　陈皮　生姜　大枣

［241］养心汤（《证治准绳》）：黄芪　茯苓　茯神　当归　川芎　炙甘草　半夏曲　柏子仁　酸枣仁　远志　五味子　肉桂　人参

［242］养阴固肾汤（自拟方）：生地 30g　白芍 30g　女贞子 10g　旱莲草 30g　猪苓 30g　黄柏 10g　丹皮 10g　石韦 30g　地龙 30g

［243］冠心苏和丸（《本草从新》）：苏合香　冰片　乳香　檀香

青木香

［244］复元活血汤（《医学发明》）：柴胡　栝楼根　当归　红花　甘草　穿山甲　大黄　桃仁

［245］拯阳理劳汤（《医宗必读》）：人参　黄芪　肉桂　当归　白术　甘草　陈皮　五味子　生姜　大枣

［246］指迷茯苓丸（《指迷方》）：茯苓　枳壳　半夏　芒硝

［247］星蒌承气汤（《临床中医内科学》）：胆南星　全瓜蒌　生大黄　芒硝

［248］春泽汤（《医方集解》）：白术　桂枝　猪苓　泽泻　茯苓　人参

［249］枳术丸（《内外伤辨惑论》）：枳实　白术

［250］枳实导滞丸（《内外伤辨惑论》）：大黄　枳实　黄芩　黄连　神曲　白术　茯苓　泽泻

［251］枳实薤白桂枝汤（《金匮要略》）：枳实　厚朴　薤白　桂枝　瓜蒌

［252］柏叶汤（《金匮要略》）：侧柏叶　干姜　艾叶　马通汁

［253］栀子清肝汤（《证治准绳》）：栀子　丹皮　赤芍　菊花　川芎　柴胡

［254］洗心汤（《辨证录》）：人参　甘草　半夏　陈皮　附子　茯神　生酸枣仁　神曲　菖蒲

［255］济川煎（《景岳全书》）：当归　牛膝　肉苁蓉　泽泻　升麻　枳壳

［256］济生肾气丸（《济生方》）：熟地黄　山药　山茱萸　丹皮　茯苓　泽泻　炮附子　桂枝　川牛膝　车前子

［257］牵正散（《杨氏家藏方》）：白附子　僵蚕　全蝎

［258］神交汤（《辨证录》）：人参　麦冬　巴戟天　柏子仁　山药　芡实　玄参　丹参　茯神　菟丝子

［259］独参汤（《景岳全书》）：人参

［260］独活寄生汤（《备急千金要方》）：干地黄　杜仲　牛膝　桑寄生　当归　芍药　川芎　人参　茯苓　甘草　独活　细辛　桂心　秦

艽　防风

［261］神术散（《医学心悟》）：苍术　陈皮　厚朴　甘草　藿香　砂仁

［262］胃苓汤（《丹溪心法》）：甘草　茯苓　苍术　陈皮　白术　官桂　泽泻　猪苓　厚朴　生姜　大枣

［263］茜根散（《景岳全书》）：茜草根　黄芪　阿胶　侧柏叶　生地黄　甘草

［264］茯神散（《奇效良方》）：茯神　羌活　麻黄　龙齿　赤芍药　甘草　蔓荆子　薏苡仁　麦门冬　人参　防风　犀角

［265］茵陈五苓散（《金匮要略》）：茵陈蒿　桂枝　茯苓　白术　泽泻　猪苓

［266］茵陈术附汤（《医学心悟》）：茵陈蒿　白术　附子　干姜　炙甘草　肉桂

［267］茵陈蒿汤（《伤寒论》）：茵陈蒿　山栀　大黄

［268］荆防败毒散（《外科理例》）：荆芥　防风　羌活　独活　柴胡　前胡　川芎　枳壳　茯苓　桔梗　甘草

［269］顺气导痰汤（验方）：半夏　陈皮　茯苓　甘草　生姜　胆星　枳实　木香　香附

［270］顺气和中汤（《证治准绳》）：黄芪　人参　白术　白芍　当归　陈皮　甘草　柴胡　升麻　蔓荆子　川芎　细辛

［271］香苏散（《太平惠民和剂局方》）：香附　苏叶　陈皮　甘草

［272］香连丸（《太平惠民和剂局方》）：黄连　木香

［273］香附旋覆花汤（《温病条辨》）：生香附　旋覆花　苏子霜　苡仁　半夏　茯苓　橘皮

［274］香砂六君子汤（香砂六君子丸）（《时方歌括》）：木香　砂仁　陈皮　半夏　党参　白术　茯苓　甘草

［275］香茸丸（《证治准绳》）：麝香　鹿茸　麋茸　苁蓉　熟地

十　画

［276］凉膈散（《太平惠民和剂局方》）：大黄　芒硝　甘草　山栀

薄荷　黄芩　连翘

［277］射干麻黄汤（《金匮要略》）：射干　麻黄　细辛　紫菀　款冬花　半夏　五味子　生姜　大枣

［278］柴平汤（柴平煎）（《重订通俗伤寒论》）：银柴胡　黄芩　人参　半夏　甘草　陈皮　苍术　厚朴　赤苓　鲜生姜

［279］柴枳半夏汤（《医学入门》）：柴胡　黄芩　半夏　瓜蒌仁　枳壳　桔梗　杏仁　青皮　甘草

［280］柴胡桂枝干姜汤（《伤寒论》）：柴胡　桂枝　干姜　栝楼根　黄芩　牡蛎　甘草

［281］柴胡疏肝散（《景岳全书》）：柴胡　枳壳　芍药　甘草　香附　川芎　陈皮

［282］栝蒌薤白半夏汤（《金匮要略》）：瓜蒌　薤白　白酒　半夏

［283］桂枝加厚朴杏子汤（《伤寒论》）：桂枝　芍药　炙甘草　生姜　大枣　厚朴　杏仁

［284］桂枝甘草龙骨牡蛎汤（《伤寒论》）：桂枝　炙甘草　煅龙骨　煅牡蛎

［285］桂枝汤（《伤寒论》）：桂枝　芍药　甘草　生姜　大枣

［286］桂枝芍药知母汤（《金匮要略》）：桂枝　芍药　知母　炙甘草　麻黄　白术　防风　炮附子　生姜

［287］桂枝茯苓丸（《金匮要略》）：桂枝　茯苓　丹皮　桃仁　芍药

［288］桃仁红花煎（《素庵医案》）：丹参　赤芍　桃仁　红花　制香附　延胡索　青皮　当归　川芎　生地

［289］桃红四物汤（《医宗金鉴》）：桃仁　红花　当归　熟地黄　白芍　川芎

［290］桃红饮（《类证治裁》）：桃仁　红花　川芎　当归尾　威灵仙

［291］桃花汤（《伤寒论》）：赤石脂　干姜　粳米

［292］桃核承气汤（《伤寒论》）：桃核　大黄　桂枝　甘草　芒硝

［293］桑白皮汤（《景岳全书》）：桑白皮　半夏　苏子　杏仁　贝母　黄芩　黄连　山栀　生姜

［294］桑杏汤（《温病条辨》）：桑叶　杏仁　沙参　浙贝母　豆豉

山栀　梨皮

［295］桑菊饮（《温病条辨》）：桑叶　菊花　连翘　薄荷　桔梗　杏仁　芦根　甘草

［296］桔梗汤《济生方》：桔梗　甘草

［297］桑螵蛸散（《本草衍义》）：桑螵蛸　远志　菖蒲　龙骨　人参　茯神　当归　龟板

［298］桔梗白散（《外台秘要》）：桔梗　贝母　巴豆

［299］桔梗杏仁煎（《景岳全书》）：桔梗　杏仁　甘草　金银花　贝母　枳壳　红藤　连翘　夏枯草　百合　麦冬　阿胶

［300］海藻玉壶汤（《医宗金鉴》）：海藻　昆布　海带　陈皮　半夏　青皮　连翘　贝母　当归　川芎　独活　甘草

［301］消风丸（《保婴撮要》）：牛胆南星　羌活　独活　防风　天麻　人参　荆芥　川芎　细辛

［302］消瘰丸（《医学心悟》）：玄参　浙贝母　牡蛎

［303］涤痰汤（《济生方》）：制半夏　制南星　陈皮　枳实　茯苓　人参　石菖蒲　竹茹　甘草　生姜

［304］润肠丸（《沈氏尊生书》）：当归　生地　麻仁　桃仁　枳壳

［305］益气固肾汤（自拟方）：黄芪30g　仙灵脾15g　金樱子10g　芡实10g　猪苓30g　炒白术10g　炒山楂10g　川芎10g　石韦15g

［306］益元散（《医方集解》）：滑石　甘草　朱砂

［307］益胃汤（《温病条辨》）：沙参　麦冬　生地黄　玉竹　冰糖

［308］真人养脏汤（《太平惠民和剂局方》）：诃子　罂粟壳　肉豆蔻　白术　人参　木香　肉桂　炙甘草　当归　白芍

［309］真武汤（《伤寒论》）：炮附子　白术　茯苓　芍药　生姜

［310］秦艽鳖甲散（《卫生宝鉴》）：地骨皮　柴胡　秦艽　知母　鳖甲　当归　青蒿　乌梅

［311］脏连丸（验方）：猪大肠　黄连　赤芍　当归　槐花　阿胶珠　槐角　地榆　荆芥　地黄　黄芩

［312］调补肾元汤（自拟方）：杜仲20g　川断15g　生地20g　枸杞子15g　猪苓30g　白芍15g　山药15g　丹参20g　山楂15g　仙灵脾15g

［313］调胃承气汤（《伤寒论》）：大黄　芒硝　甘草

［314］逍遥散（《太平惠民和剂局方》）：柴胡　白术　白芍药　当归　茯苓　炙甘草　薄荷　煨姜

［315］通郁汤（《辨证录》）：白芍　茯神　人参　熟地　玄参　麦冬　当归　柴胡　菖蒲　白芥子　白术

［316］透脓散（《外科正宗》）：生黄芪　当归　穿山甲　皂角刺　川芎

［317］通幽汤（《脾胃论》）：生地黄　熟地黄　桃仁泥　红花　当归　炙甘草　升麻

［318］通窍活血汤（《医林改错》）：赤芍　川芎　桃仁　红花　老葱　鲜姜　红枣　麝香

［319］通脉四逆汤（《伤寒论》）：附子　干姜　甘草

［320］通瘀煎（《景岳全书》）：当归尾　山楂　香附　红花　乌药　青皮　泽泻　木香

［321］逢土丹（《石室秘录》）：人参　附子　白术　菖蒲　半夏　枣仁

［322］高枕无忧散（《古今医鉴》）：人参　石膏　陈皮　姜半夏　白茯苓　枳实　竹茹　麦门冬　龙眼肉　甘草　酸枣仁

十一画

［323］控涎丹（《三因极一病证方论》）：甘遂　大戟　白芥子

［324］旋覆代赭汤（《伤寒论》）：旋覆花　代赭石　人参　半夏　炙甘草　生姜　大枣

［325］旋覆花汤（《金匮要略》）：旋覆花　新绛　葱

［326］清化通肾汤（自拟方）：银花 20g　连翘 20g　黄芩 10g　藿香 10g　佩兰 10g　厚朴 10g　猪苓 30g　地龙 30g　泽泻 15g　桑白皮 10g　鸡血藤 30g

［327］清心莲子饮（《太平惠民和剂局方》）：黄芩　麦门冬　地骨皮　车前子　炙甘草　莲肉　白茯苓　炙黄芪　人参

［328］清心滚痰丸（《沈氏尊生书》）：大黄　黄芩　青礞石　犀角

皂角　朱砂　沉香　麝香

［329］清火涤痰汤（《医醇賸义》）：丹参　麦冬　茯神　柏子仁　贝母　橘红　胆星　僵蚕　菊花　杏仁

［330］清肺化痰汤（《风痨臌膈》）：山栀　黄芩　知母　贝母　麦冬　桑皮　桔梗　茯苓　橘红　瓜蒌仁　甘草

［331］清金化痰汤（《统旨方》）：黄芩　山栀　桔梗　麦冬　桑白皮　贝母　知母　瓜蒌仁　橘红　茯苓　甘草

［332］清胆汤（经验方）：柴胡　郁金　川楝子　元胡　黄连　栀子　蒲公英　大黄　白芍　金钱草　瓜蒌

［333］清骨散（《证治准绳》）：银柴胡　胡黄连　秦艽　鳖甲　地骨皮　青蒿　知母　甘草

［334］清营汤（《温病条辨》）：犀角　生地黄　玄参　竹叶心　麦门冬　丹参　黄连　金银花　连翘

［335］清震汤（《素问病机气宜保命集》）：升麻　苍术　荷叶

［336］清瘴汤（验方）：青蒿　柴胡　茯苓　知母　陈皮　半夏　黄芩　黄连　枳实　常山　竹茹　滑石　甘草　朱砂

［337］清燥救肺汤（《医门法律》）：石膏　桑叶　麦冬　火麻仁　阿胶　枇杷叶　杏仁　人参　甘草

［338］清肺饮（《证治汇补》）：茯苓　黄芩　桑白皮　麦冬　车前子　山栀　木通　泽泻

［339］清暑益气汤（《温热经纬》）：西洋参　石斛　麦冬　黄连　竹叶　荷梗　知母　甘草　粳米　西瓜翠衣

［340］清解养肾汤（自拟方）：银花20g　连翘20g　黄芩10g　菊花15g　猪苓30g　蝉衣10g　地龙30g　丹皮10g　元参20g　陈皮10g　赤芍20g

［341］理中丸（汤）（《伤寒论》）：人参　白术　干姜　炙甘草

［342］羚羊角汤（《医醇賸义》）：羚羊角　龟板　生地　丹皮　白芍　柴胡　薄荷　蝉衣　菊花　夏枯草　石决明

［343］羚角钩藤汤（《通俗伤寒论》）：羚羊角　桑叶　川贝　鲜生地　钩藤　滁菊花　生白芍　生甘草　竹茹　茯神

［344］菖蒲郁金汤（《温病全书》）：石菖蒲　炒栀子　鲜竹叶　牡丹皮　郁金　连翘　灯心　木通　淡竹沥　紫金片

［345］银翘散（《温病条辨》）：金银花　连翘　竹叶　荆芥　桔梗　牛蒡子　芦根　淡豆豉　薄荷　甘草

［346］鹿角胶丸（《医学正传》）：鹿角胶　鹿角霜　熟地　当归身　人参　川牛膝　菟丝子　白茯苓　白术　杜仲　虎胫骨　龟板

［347］鹿茸补涩丸（《沈氏尊生书》）：人参　黄芪　菟丝子　桑螵蛸　莲肉　茯苓　肉桂　山药　附子　鹿茸　桑白皮　龙骨　补骨脂　五味子

［348］麻子仁丸（《伤寒论》）：麻子仁　芍药　枳实　大黄　厚朴　杏仁

［349］麻杏二三汤（焦树德方）：炙麻黄　杏仁　化橘红　半夏　茯苓　紫苏子　莱菔子　白芥子　诃子　甘草　茶叶

［350］麻杏石甘汤（《伤寒论》）：麻黄　杏仁　石膏　炙甘草

［351］麻黄连翘赤小豆汤（《伤寒论》）：麻黄　连翘　生梓白皮　杏仁　赤小豆　甘草　生姜　大枣

［352］麻黄汤（《伤寒论》）：麻黄　桂枝　杏仁　炙甘草

［353］麻黄附子细辛汤（《伤寒论》）：麻黄　附子　细辛

［354］黄土汤（《金匮要略》）：灶心黄土　甘草　干地黄　白术　炮附子　阿胶　黄芩

［355］黄芩泻白散（《伤寒太白》）：黄芩　桑白皮　地骨皮　生甘草　粳米

［356］黄芪六一汤（《和剂局方》）：黄芪　甘草

［357］黄芪汤（《金匮翼》）：黄芪　陈皮　火麻仁　白蜜

［358］黄芪建中汤（《金匮要略》）：黄芪　白芍　桂枝　炙甘草　生姜　大枣　饴糖

［359］黄芪鳖甲散（《太平惠民和剂局方》）：人参　肉桂　苦梗　生干地黄　半夏　紫菀　知母　赤芍药　黄芪　甘草　桑白皮　天门冬　鳖甲　秦艽　白茯苓　地骨皮　柴胡

［360］黄连平胃散（《医宗金鉴》）：黄连　陈皮　厚朴　甘草　苍术

[361] 黄连汤（《伤寒论》）：黄连　甘草　干姜　桂枝　人参　半夏　大枣

[362] 黄连阿胶汤（《伤寒论》）：黄连　阿胶　黄芩　鸡子黄　芍药

[363] 黄连香薷饮（《类证活人书》）：黄连　香薷　厚朴

[364] 黄连清心饮（《沈氏尊生书》）：黄连　生地黄　当归　甘草　酸枣仁　茯神　远志　人参　莲子肉

[365] 黄连理中汤（验方）：黄连　人参　白术　干姜　炙甘草

[366] 黄连温胆汤（《千金方》）：半夏　陈皮　枳实　竹茹　黄连　茯苓　甘草　大枣

[367] 黄连解毒汤（《外台秘要》）：黄连　黄柏　黄芩　栀子

[368] 猪苓汤（《伤寒论》）：猪苓　茯苓　泽泻　阿胶　滑石

十二画

[369] 斑龙丸（《景岳全书》）：熟地黄　菟丝子　补骨脂　柏子仁　茯苓　鹿角胶　鹿角霜

[370] 景岳寿脾煎（《景岳全书》）：人参　当归　白术　山药　干姜　酸枣仁　远志　莲肉　炙甘草

[371] 椒目瓜蒌汤（《医醇賸义》）：椒目　瓜蒌　桑白皮　葶苈子　橘红　半夏　茯苓　苏子　蒺藜　生姜

[372] 普济消毒饮（《东垣十书》）：黄芩　黄连　连翘　玄参　板蓝根　马勃　牛蒡子　僵蚕　升麻　柴胡　陈皮　桔梗　甘草　薄荷

[373] 温胆汤（《备急千金要方》）：半夏　橘皮　甘草　枳实　竹茹　生姜

[374] 温脾汤（《备急千金要方》）：附子　干姜　人参　甘草　大黄

[375] 滋水清肝饮（《医宗己任篇》）：熟地　当归　白芍　丹皮　酸枣仁　山茱萸　茯苓　山药　柴胡　山栀　泽泻

[376] 滋生青阳汤（《医醇賸义》）：生地　白芍　丹皮　麦冬　石斛　天麻　甘菊　石决明　柴胡　桑叶　薄荷　灵磁石　青黛

[377] 滋肾通关丸（《兰室秘藏》）：知母　黄柏　肉桂

[378] 犀角地黄汤（《备急千金要方》）：犀角　生地黄　丹皮　芍药

［379］犀角散（《备急千金要方》）：犀角　黄连　升麻　山栀　茵陈

［380］犀黄丸（《外科全生集》）：犀角　麝香　乳香　没药

［381］猴枣散（验方）：猴枣　羚羊角　天竺黄　川贝母　沉香　青礞石　麝香　硼砂

［382］痛泻要方（《景岳全书》）：白术　白芍　防风　炒陈皮

［383］程氏萆薢分清饮（《医学心悟》）：萆薢　车前子　茯苓　莲子心　菖蒲　黄柏　丹参　白术

［384］紫雪丹（《太平惠民和剂局方》）：黄金　寒水石　磁石　滑石　石膏　犀角屑　羚羊角屑　青木香　沉香　玄参　升麻　甘草　丁香　朴硝　硝石　麝香　朱砂

［385］葛根汤（《伤寒论》）：葛根　麻黄　桂枝　芍药　生姜　炙甘草　大枣

［386］葛根芩连汤（《伤寒论》）：葛根　黄芩　黄连　炙甘草

［387］葱白七味饮（《外台秘要》）：豆豉　葛根　生姜　麦冬　干地黄　葱白

［388］葱豉汤（《肘后备急方》）：葱白　豆豉

［389］葶苈大枣泻肺汤（《金匮要略》）：葶苈子　大枣

［390］越婢加半夏汤（《金匮要略》）：麻黄　石膏　生姜　大枣　甘草　半夏

［391］越婢加术汤（《金匮要略》）：麻黄　石膏　甘草　大枣　白术　生姜

［392］越鞠丸（《丹溪心法》）：川芎　苍术　香附　山栀　神曲

［393］疏凿饮子（《济生方》）：商陆　泽泻　赤小豆　椒目　木通　茯苓皮　大腹皮　槟榔　生姜　羌活　秦艽

［394］疏散通肾汤（自拟方）：麻黄 10g　蝉蜕 10g　桂枝 10g　茯苓 20g　黄芪 20g　泽泻 15g　猪苓 20g　陈皮 10g　防己 10g

［395］疏散清肾汤（自拟方）：麻黄 10g　连翘 30g　赤小豆 30g　银花 20g　黄芩 10g　猪苓 30g　山楂 20g　蝉蜕 10g

［396］黑锡丹（《太平惠民和剂局方》）：黑锡　硫黄　沉香　附子　葫芦巴　阳起石　茴香　补骨脂　肉豆蔻　金铃子　木香　肉桂

十三画

[397] 新加香薷饮（《温病条辨》）：香薷　银花　鲜扁豆花　厚朴　连翘

[398] 暖肝煎（《景岳全书》）：肉桂　小茴香　茯苓　乌药　枸杞子　当归　沉香　生姜

[399] 槐花散（《本事方》）：槐花　侧柏叶　荆芥炭　炒枳壳

[400] 解语丹（《医学心悟》）：白附子　石菖蒲　远志　天麻　全蝎　羌活　南星　木香　甘草

十四画

[401] 膈下逐瘀汤（《医林改错》）：五灵脂　当归　川芎　桃仁　丹皮　赤芍药　乌药　延胡索　甘草　香附　红花　枳壳

[402] 酸枣仁汤（《金匮要略》）：酸枣仁　知母　川芎　茯苓　甘草

[403] 膏淋汤（《医学衷中参西录》）：山药　芡实　龙骨　牡蛎　生地黄　党参　白芍

十五画以上

[404] 增液汤（《温病条辨》）：玄参　麦冬　生地

[405] 增液承气汤（《温病条辨》）：玄参　麦冬　细生地　大黄　芒硝

[406] 潜阳汤（《医方简义》）：熟地　茯神　山药　泽泻　丹皮　萸肉　龟甲　鳖甲　生牡蛎　莲须　琥珀

[407] 镇肝息风汤（《医学衷中参西录》）：怀牛膝　生赭石　生龙骨　生牡蛎　生龟板　生杭芍　玄参　天冬　川楝子　生麦芽　茵陈　甘草

[408] 薏苡仁汤（《类证治裁》）：薏苡仁　苍术　羌活　独活　防风　川乌　麻黄　桂枝　当归　川芎　生姜　甘草

[409] 赞育丹（《景岳全书》）：熟地黄　当归　杜仲　巴戟肉　肉苁蓉　淫羊藿　蛇床子　肉桂　白术　枸杞子　仙茅　山茱萸　韭子

附子　（或加人参　鹿茸）

［410］黛蛤散（《中国药典》）：青黛　海蛤壳

［411］礞石滚痰丸（《养生主论》）：煅青礞石　大黄　黄芩　沉香　朴硝

［412］藿香正气散（《太平惠民和剂局方》）：藿香　紫苏　白芷　桔梗　白术　厚朴　半夏曲　大腹皮　茯苓　橘皮　甘草　大枣　生姜

［413］鳖甲煎丸（《金匮要略》）：鳖甲　乌扇　柴胡　黄芩　干姜　鼠妇　大黄　桃仁　丹皮　紫葳　芍药　桂枝　蜣螂　葶苈子　石韦　瞿麦　半夏　厚朴　赤硝　人参　阿胶　蜂房　䗪虫

［414］癫狂梦醒汤（《医林改错》）：桃仁　柴胡　香附　木通　赤芍药　半夏　大腹皮　青皮　陈皮　桑白皮　苏子　甘草

［415］蠲痹汤（《医学心悟》）：羌活　独活　海风藤　秦艽　桂心　当归　川芎　乳香　木香　桑枝　炙甘草